"十四五"职业教育国家规划教材

国家卫生健康委员会"十四五"规划教材
全国中等卫生职业教育"十四五"规划教材

供药剂、制药技术应用专业用

实用医学基础

第 2 版

主　编　曲永松

副主编　何永芳　卢诗军

编　者（以姓氏笔画为序）

于　宁（山东中医药高等专科学校）

于　琨（淄博市中心医院）

卢诗军（黑龙江护理高等专科学校）

曲永松（山东省莱阳卫生学校）

刘恩辰（山东省临沂卫生学校）

杨银田（威海市卫生学校）

何永芳（长治卫生学校）

周　燕（山东省莱阳卫生学校）

潘书言（长春市第二中等专业学校）

人民卫生出版社
·北 京·

图书在版编目（CIP）数据

实用医学基础 / 曲永松主编 . —2 版 . —北京：
人民卫生出版社，2022.7（2025.4重印）
ISBN 978–7–117–33260–6

Ⅰ.①实⋯ Ⅱ.①曲⋯ Ⅲ.①基础医学 —医学院校 —
教材 Ⅳ.①R3

中国版本图书馆 CIP 数据核字（2022）第 103331 号

人卫智网	www.ipmph.com	医学教育、学术、考试、健康，购书智慧智能综合服务平台
人卫官网	www.pmph.com	人卫官方资讯发布平台

实用医学基础
Shiyong Yixue Jichu
第 2 版

主　　编：曲永松
出版发行：人民卫生出版社（中继线 010-59780011）
地　　址：北京市朝阳区潘家园南里 19 号
邮　　编：100021
E - mail：pmph @ pmph.com
购书热线：010-59787592　010-59787584　010-65264830
印　　刷：三河市国英印务有限公司
经　　销：新华书店
开　　本：850×1168　1/16　印张：17.5　插页：1
字　　数：332 千字
版　　次：2015 年 4 月第 1 版　2022 年 7 月第 2 版
印　　次：2025 年 4 月第 5 次印刷
标准书号：ISBN 978-7-117-33260-6
定　　价：52.00 元
打击盗版举报电话：010-59787491　E-mail：WQ @ pmph.com
质量问题联系电话：010-59787234　E-mail：zhiliang @ pmph.com
数字融合服务电话：4001118166　E-mail：zengzhi @ pmph.com

为全面贯彻党的十九大和全国职业教育大会会议精神，落实《国家职业教育改革实施方案》《国务院办公厅关于加快医学教育创新发展的指导意见》等文件精神，更好地服务于现代卫生职业教育快速发展，满足卫生事业改革发展对医药卫生职业人才的需求，人民卫生出版社在全国卫生职业教育教学指导委员会的指导下，经过广泛的调研论证，全面启动了全国中等卫生职业教育药剂、制药技术应用专业第二轮规划教材的修订工作。

本轮教材围绕人才培养目标，遵循卫生职业教育教学规律，符合中等职业学校学生的认知特点，实现知识、能力和正确价值观培养的有机结合，体现中等卫生职业教育教学改革的先进理念，适应专业建设、课程建设、教学模式与方法改革创新等方面的需要，激发学生的学习兴趣和创新潜能。

本轮教材具有以下特点：

1. 坚持传承与创新，强化教材先进性　教材修订继续坚持"三基""五性""三特定"原则，基本知识与理论以"必需、够用"为度，强调基本技能的培养；同时适应中等卫生职业教育的需要，吸收行业发展的新知识、新技术、新方法，反映学科的新进展，对接职业标准和岗位要求，丰富实践教学内容，保证教材的先进性。

2. 坚持立德树人，突出课程思政　本套教材按照《习近平新时代中国特色社会主义思想进课程教材指南》要求，坚持立德树人、德技并修、育训结合，坚持正确价值导向，突出体现卫生职业教育领域课程思政的实践成果，培养学生的劳模精神、劳动精神、工匠精神，将中华优秀传统文化、革命文化、社会主义先进文化有机融入教材，发挥教材启智增慧的作用，引导学生刻苦学习、全面发展。

3. 依据教学标准，强调教学实用性　本套教材依据专业教学标准，以人才培养目标为导向，以职业技能培养为根本，设置了"学习目标""情境导入""知识链接""案例分析""思考题"等模块，更加符合中等职业学校学生的学习习惯，有利于学生建立对工作岗位的认识，体现中等卫生职业教育的特色，将专业精神、职业精神和工匠精神融入教材内容，充分体现教材的实用性。

4. 坚持理论与实践相结合，推进纸数融合建设　本套教材融传授知识、培养能力、提高素质为一体，重视培养学生的创新、获取信息及终身学习的能力，突出教材的实践性。在修订完善纸质教材内容的同时，同步建设了多样化的数字化教学资源，通过在纸质教材中添加二维码的方式，"无缝隙"地链接视频、微课、图片、PPT、自测题及文档等富媒体资源，激发学生的学习热情，满足学生自主性的学习要求。

众多教学经验丰富的专家教授以严谨负责的态度参与了本套教材的修订工作，各参编院校对编写工作的顺利开展给予了大力支持，在此对相关单位与各位编者表示诚挚的感谢！教材出版后，各位教师、学生在使用过程中，如发现问题请反馈给我们（renweiyaoxue@163.com），以便及时更正和修订完善。

人民卫生出版社

2022年4月

根据国务院印发的《国家职业教育改革实施方案》和《职业院校教材管理办法》，坚持以立德树人为根本，以服务发展为宗旨，以促进就业为导向，人民卫生出版社组织编写全国中等卫生职业教育"十四五"规划教材《实用医学基础》(第2版)，供中等卫生职业院校药剂、制药技术应用专业用。

本教材适应药剂和制药技术应用专业的技术进步和生产方式变革以及社会公共服务的需要，注重"三基"，保证"五性"，坚持"必需、够用、实用"的原则，力求卫生职业教育与岗位"零距离"。

本教材在编写过程中始终围绕教材编写的总体原则和编写要求进行，根据实用医学基础知识的规律和特点，针对培养目标和培养对象，从分析药剂及制药技术应用专业课程和国家执业药师资格考试大纲对实用医学基础知识的需求入手，在上版《实用医学基础》的基础上进行了教材的修订编写工作，对编写框架进行了重建，对编写内容进行了补充和完善，既保留了上版的精华，又有所创新。

教材的编写框架采用"项目-任务"形式，体现工作过程系统化的职业教育理念。为了契合最新版国家执业药师资格考试大纲，《实用医学基础》(第2版)中临床医学部分的内容有较大幅度的增删；根据上版教材在使用过程中的反馈信息，对基础医学部分的内容进行了完善。同时，为了培养具有时代使命和时代担当的"时代新人"，教材更新了思政案例内容。

本教材编写人员由来自全国7所院校的资深教师和1家医院的临床专家担任。在编写过程中，编写人员认真负责，参考了大量的相关教材，查阅了大量国内外文献资料；同时本教材的编写工作得到了山东省莱阳卫生学校、山东中医药高等专科学校、黑龙江护理高等专科学校、山东省临沂卫生学校、威海市卫生学校、长治卫生学校、长春市第二中等专业学校和淄博市中心医院等单位领导及同行的大力支持和帮助，在此表示衷心感谢。

由于编写时间仓促，编写水平有限，错误和不妥之处在所难免，敬请同行及广大读者不吝赐教，提出宝贵意见，以便本教材再版时能够得到进一步的完善。

曲永松

2022年3月

项目一
认识实用医学基础

学习目标

- 掌握人体的组成和分部、常用解剖学术语和常用生理学概念。
- 了解学习实用医学基础的基本方法。
- 学会按形态描述人体的分部。
- 具有应用解剖学的基础知识正确描述人体器官位置的能力。

学前导语

　　我国文化历史源远流长，传统医学中的解剖学起源很早。远在春秋战国时期（公元前770—公元前221年）《黄帝内经》记载："若夫八尺之士，皮肉在此，外可度量切循而得之。"可见两千多年前，我国的医学家已经有在尸体上进行解剖工作的记录。中华人民共和国成立后，在党的教育方针指引下，我国的医药卫生教育事业取得了蓬勃发展。

　　随着显微镜的出现，组织学和细胞学应运而生。后来，胚胎学、生理学、病理学和生物化学相继出现，一直发展到今天的人类基因组研究和生殖工程学。

　　作为一名药剂专业或制药技术应用专业的学生，同学们有幸能更深入地去学习了解人体的奥秘，探究疾病、健康和药物相关知识的真谛，可以为祖国的健康事业作出自己的贡献。

任务 1-1　实用医学基础概述

实用医学基础是一门介绍正常人体形态结构和功能、常见疾病的病因分析、常见疾病症状的初步分析与判断、常见疾病的诊疗常识的综合课程。它包含了人体解剖学、组织学、生理学等基础医学知识和诊断学、内科学等临床医学知识，是药剂和制药技术应用专业的专业基础课程之一，具有重要的基础地位。只有正确认识并掌握正常人体形态结构和功能、常见疾病的病因和症状分析，才能更好地理解疾病的发生和转归规律，理解药物对人体的作用机制，才能更好地指导临床合理用药，才能更好地服务患者，造福人类。

❓ 课堂互动

说一说：学习实用医学基础的重要性。

🔗 知识链接

医学的结构体系

医学按照研究内容、研究对象和研究方法主要分为基础医学、临床医学和预防医学3个部分，每部分都包含若干专门的学科。此外医学还包括特种医学和医学边缘学科等。

任务 1-2　人体的组成和分部

（一）人体的组成

细胞是人体结构和功能的基本单位。形态相似、功能相近的细胞和细胞间质结合在一起，形成组织。人体有4种基本组织，即上皮组织、结缔组织、肌组织和神经组织。几种不同的组织形成具有一定形态并完成一定功能的结构称为器官，如心、肝、脾、肺、肾等。若干个共同完成某一特定生理功能的器官连接在一起称系统。人体有9大系统，包括运动系统、消化系统、呼吸系统、泌尿系统、生殖系统、内分泌系统、循环系统、感觉器和神经系统。其中消化系统、呼吸系统、泌尿系统和生殖系统的大多数器官都位于体腔内，并借一定的孔道与外界相通，总称内脏。

（二）人体的分部

人体按外形可分为头、颈、躯干和四肢4个部分。头的前部称面，颈的后部称项。躯干分为胸部、腹部、背部、盆会阴部等。四肢分为上肢和下肢，上肢又分肩、臂、前臂和手；下肢又分臀、大腿、小腿和足。

⑦ 课堂互动 ——————————————————————————————

做一做：在活体上指出人体的各组成部分。

任务 1-3　常用解剖学术语和生理学概念

（一）常用解剖学术语

为了正确描述人体各器官的位置关系，国际上规定了统一的描述用语。

1. 解剖学姿势　解剖学姿势是人体直立、两眼向前平视，上肢下垂、下肢并拢，手掌和足尖向前。描述人体任何器官和结构的位置关系均应以此姿势为标准。

⑦ 课堂互动 ——————————————————————————————

做一做：正确摆出解剖学姿势并指出与立正姿势的区别。

2. 轴　轴是通过人体某部或某结构的假想线，人体共有3种相互垂直的轴（图1-1）。

（1）矢状轴：呈前后方向，与冠状轴和垂直轴相互垂直的假想线。

（2）冠状轴：呈左右方向，与矢状轴和垂直轴相互垂直的假想线。

（3）垂直轴：呈上下方向，与人体长轴平行的假想线。

3. 面　人体或其任何一个局部，均可在解剖学姿势条件下作出3个相互垂直的切面，即矢状面、冠状面与水平面（图1-1）。

（1）矢状面：在前后方向上垂直纵切人体将人体分为左、右2个部分的切面称矢状面。通过人体正中线的矢状面，称正中矢状面，它将人体分成左、右对称的2个部分。

（2）冠状面：在左右方向上垂直纵切人体将人体分为前、后2个部分的切面称冠状面。

（3）水平面：在水平方向上，将人体横切为上、下2个部分的切面称水平面。

4. 方位术语　按照人体的解剖学姿势，又规定了一些表示方位的术语。

（1）上和下：近头顶者为上，近足底者为下。

（2）前和后：近腹侧面者为前，近背侧面者为后。

（3）内侧和外侧：近正中矢状面者为内侧，远离正中矢状面者为外侧。

（4）内和外：是描述空腔器官相互位置关系的术语，近内腔者为内，远离内腔者为外。

图1-1　人体的轴和面

（5）浅和深：是描述与体表相对位置关系的术语，近体表者为浅，远离体表而距人体内部中心近者为深。

（6）近侧和远侧：用于描述四肢各部相互位置关系的术语。距肢体附着部近者为近侧，距肢体附着部远者为远侧。

（二）常用生理学概念

1. 刺激和反应

（1）刺激：是能被人体感受并产生反应的环境变化。刺激的种类包括：物理性刺激，如声、光、电和辐射等；化学性刺激，如药物、酸、碱等；生物性刺激，如病毒、细菌等；社会心理性刺激，如情绪变化等。刺激引起人体产生反应需具备3个条件，即刺激的强度、作用时间和刺激的频率。

（2）反应：是人体或组织细胞受到刺激后所产生的活动变化。其基本形式是兴奋和抑制。兴奋是指人体或组织细胞受刺激后由相对静止变为活动或活动增强的变化；抑制是指人体或组织细胞受刺激后由活动变为相对静止或活动减弱的变化。

2. 兴奋性　是人体对刺激发生反应的能力或特性。它是人体生命活动的一个重要特征。

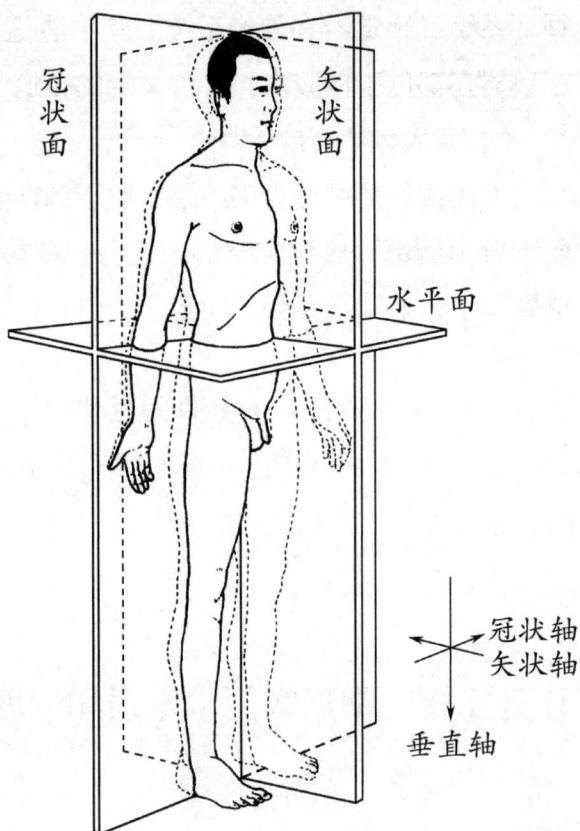

人体不同的组织其兴奋性的高低不同，同一组织在不同的环境下或不同的功能状态下其兴奋性的高低也不同。组织兴奋性的高低可用阈值进行衡量。阈值是指引起组织兴奋的最小刺激强度。强度等于阈值的刺激称阈刺激；强度高于阈值的刺激称阈上刺激；强度低于阈值的刺激称阈下刺激。如果用阈刺激可引起组织兴奋表明组织的兴奋性正常；如果用阈下刺激可引起组织兴奋表明组织的兴奋性高于正常；如果用阈上刺激可引起组织兴奋表明组织的兴奋性低于正常。人体内的神经、肌肉和腺体3种组织的兴奋性比较高，通常将它们称为可兴奋组织或易兴奋组织。

任务 1-4　实用医学基础的学习方法

实用医学基础是一门基础医学和临床医学相结合的综合课程，针对其特点采取相应的学习方法是学好实用医学基础的关键。

（一）重视理论和实践的结合

实用医学基础是一门理论性和实践性都很强的课程，在进行理论学习的同时要注重与实践的结合：一是实用医学基础中有关形态结构的描述多、名词多，不易记忆，因此要重视实训课，充分利用解剖标本、模型、组织切片、挂图、活体观察及信息化手段等，加深理解，增进记忆；二是对临床病症的学习要结合典型病例分析，重视临床示教，培养科学的临床思维能力和分析解决问题的能力。

（二）重视局部和整体的关系

学习实用医学基础必须具备局部和整体相统一的理念。人体是一个统一的有机整体，任何局部都不可能离开整体而存在，局部和整体之间存在着密切的联系和影响。患病时，虽然病变发生在局部，但它的影响却可能是全身性的。另外机体的整体状态也会影响局部病变的发展。

（三）注意形态结构和功能的联系

人体的形态结构和功能是相互联系、相互影响的，形态结构的变化可导致功能的改变，功能的改变也会影响形态结构的变化。

（四）运用发展的观点

进化论指出，人是由低等动物进化而来的，因此人保留了许多低等动物的特征，如身体两侧对称等，了解这些发展可以更好地理解人体的形态和结构。而且人体的疾病是一个不断发展变化的过程，在学习人体常见疾病时既要看到疾病的典型表现，又要想到它的发展和转归，这样才能全面、准确地认识疾病。

● ···· 小结 ··

1. 细胞是人体结构和功能的基本单位。
2. 人体的基本组织包括上皮组织、结缔组织、肌组织和神经组织。
3. 解剖学术语是为了正确描述人体各器官的位置关系而统一规定的描述用语。
4. 刺激是能被人体感受并产生反应的环境变化。反应是人体或组织细胞受到刺激后所产生的活动变化。兴奋性是人体对刺激发生反应的能力或特性。

● ···· 思考与练习 ··

1. 简述人体的组成和分部。
2. 简述解剖学姿势、刺激、反应的概念。
3. 简述人体的方位术语。
4. 简述实用医学基础的学习方法。

（曲永松）

项目二
认识细胞和基本组织

学习目标

- 熟悉细胞的结构及细胞膜的生理；熟悉基本组织的分类和分布。
- 了解细胞的增殖和细胞的生物电现象；了解显微镜的构造。
- 学会显微镜的使用。
- 具有应用细胞和基本组织相关知识分析、解释相关临床病症的能力。

学前导语

中医药书籍浩繁，《本草纲目》是其中集大成之一。《本草纲目》是我国明朝药物学家李时珍历时27年编写而成的，其不仅为中国药物学的发展作出了重大贡献，而且对世界医药学、植物学、动物学、矿物学等的发展也产生了深远的影响。先后被译成日、法、德、英、拉丁、俄、朝鲜等十余种语言在国外出版，被西方人称为"东方医学巨著"。书中首创了按药物自然属性逐级分类的纲目体系，这种分类方法是现代生物分类学的重要方法之一。

作为一名药剂专业或制药技术应用专业的学生，同学们应该将祖国优秀的传统中医药文化发扬光大。

任务 2-1　细胞

一、细胞的结构

人体细胞尽管各式各样，但都具有共同的基本结构。在光学显微镜下（简称光镜）和电子显微镜下（简称电镜），细胞均可分为细胞膜、细胞质和细胞核3个部分（图2-1和图2-2）。

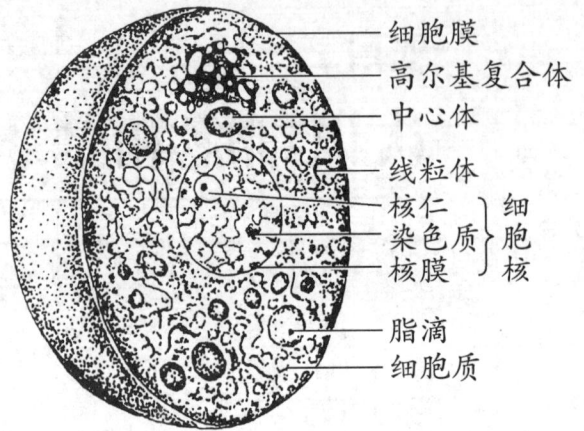

图2-1　光镜下的细胞结构示意图

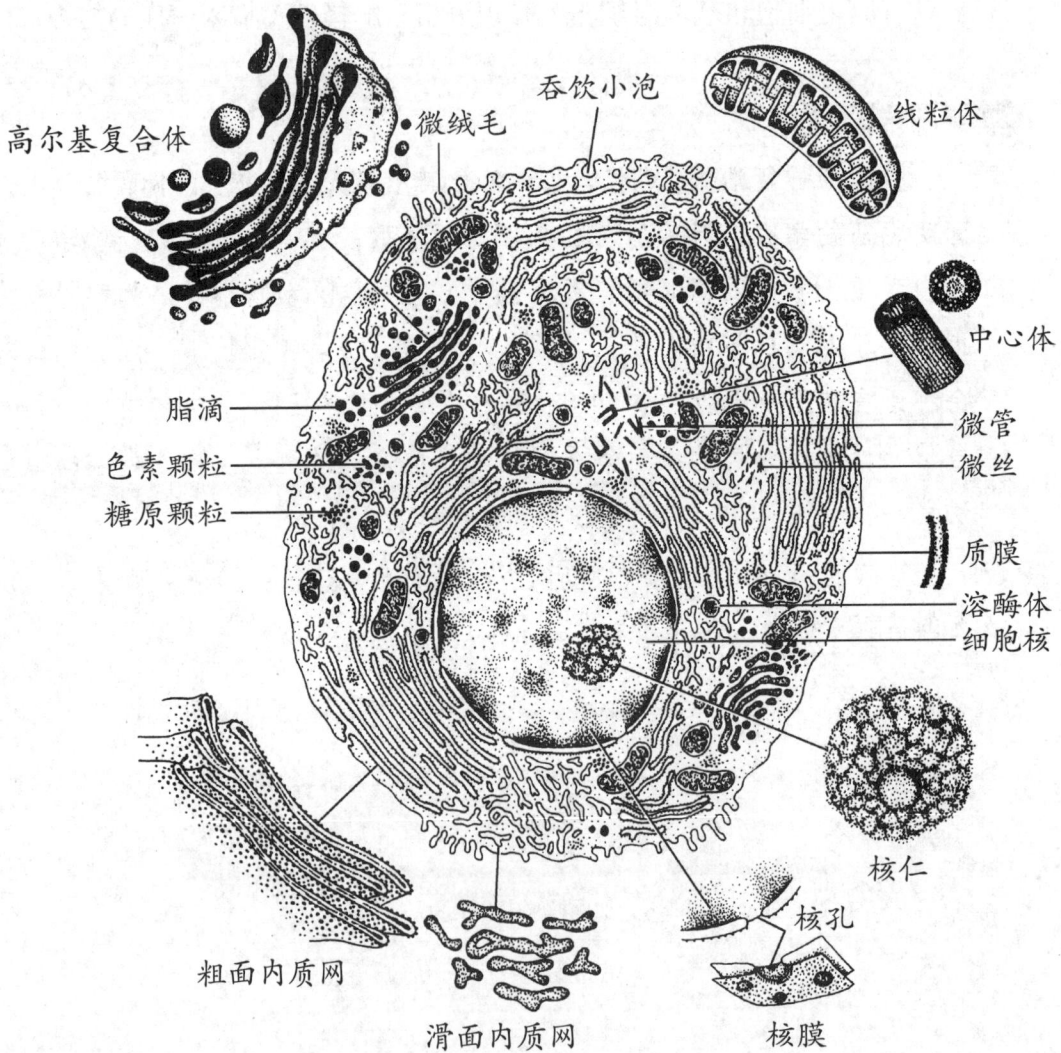

图2-2　电镜下的细胞结构示意图

（一）细胞膜

细胞膜是细胞表面的一层薄膜，主要由脂质、蛋白质和糖类组成。细胞膜光镜下难以分辨。电镜下，细胞膜呈两暗夹一明的3层结构，即内、外两层呈深暗色；中间一层呈浅色（图2-3）。细胞内的膜性细胞器也有相似的3层结构。常称此种膜为单位膜。液态镶嵌模型学说认为：单位膜是以液态的脂质双分子层为基架，其中镶嵌着蛋白质，这些蛋白质具有重要的生理功能，如物质转运功能、受体功能及免疫功能等。

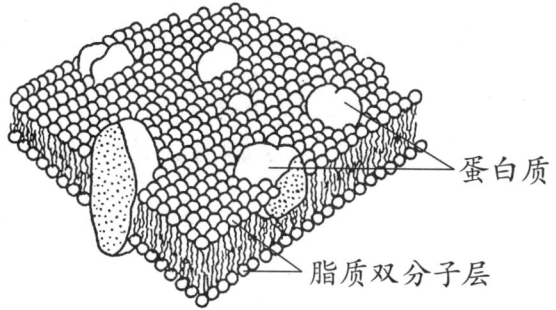

图2-3　细胞膜电镜结构示意图

（二）细胞质

细胞质位于细胞膜与细胞核之间，是细胞完成多种生命活动的场所，包括基质、细胞器和内含物3个部分。

1. 基质　呈透明黏稠半流动的胶体状态。基质中含有水、无机盐、脂质、糖类、蛋白质、氨基酸和核苷酸等，其中许多蛋白质是有特定催化功能的酶。基质是细胞质内有形成分的生活环境，又是细胞进行多种物质代谢的重要场所。

2. 细胞器　是指悬浮于细胞质基质中的有形成分，具有一定的形态结构，执行一定的生理功能。光镜下可见到的细胞器有线粒体、高尔基复合体、中心体等；电镜下除看到上述细胞器外，还可以看到内质网、核糖体、溶酶体及细胞骨架（微管、微丝和中间丝）等细胞器（图2-2）。细胞器承载着细胞的生长、维持、修复和控制等方面的功能（表2-1）。

表2-1　主要细胞器的名称、形态结构和功能

细胞器	形态结构		功能
线粒体	光镜下呈颗粒状或粗线状；电镜下呈椭圆形；由双层单位膜围成，外膜光滑，内膜折叠成嵴，含多种酶		分解氧化细胞内的营养物质，产生能量（ATP）
内质网	由单位膜围成的管或扁平囊	（有核糖体附着）粗面内质网	与蛋白质合成有关
		（无核糖体附着）滑面内质网	与糖、脂类、固醇类激素的合成有关

细胞器	形态结构	功能
高尔基复合体	光镜下呈网状；电镜下为重叠的扁平囊、大泡和小泡。由单位膜围成	对蛋白质进行加工、浓缩；形成分泌颗粒或溶酶体
溶酶体	由单位膜围成球泡状结构，含多种酸性水解酶	消化分解细胞内衰老的细胞器和细胞所吞噬的异物
微体	由单位膜围成的卵圆形小体，含过氧化氢酶	对细胞起保护作用
核糖体	电镜下呈椭圆形小体，由RNA和蛋白质构成	合成蛋白质
中心体	由两个互相垂直的中心粒构成	参与细胞分裂
细胞骨架	包括微管、微丝和中间丝	构成细胞支架，参与细胞运动和细胞分裂

3. 内含物　内含物是指细胞质内一些不固定的有形成分，但不是细胞器，如脂滴、糖原、色素颗粒等，它们或是细胞贮存的营养物质，或是细胞的代谢产物。

（三）细胞核

除血小板和成熟的红细胞外，人体内所有细胞都有细胞核。在电镜下观察，细胞核主要由核膜、核仁、染色质和核基质构成（图2-4）。

1. 核膜　为核表面的一层薄膜。核膜上有核孔，是细胞核和细胞质之间进行物质交换的通道。

2. 核仁　为圆形或椭圆形的颗粒状结构，一般为1~2个，位置不定，常偏于核的一侧。

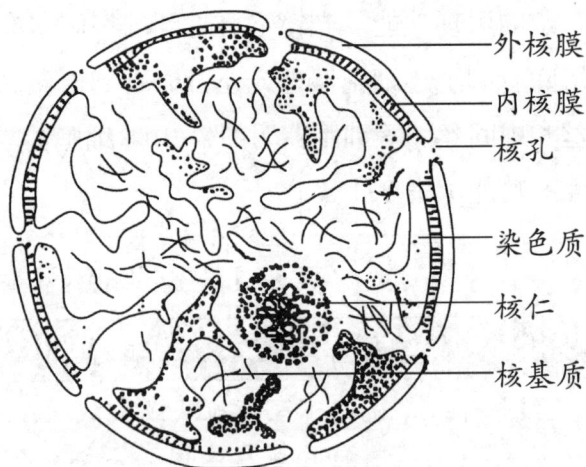

图2-4　细胞核立体结构模式图

3. 染色质与染色体　电镜下，染色质呈细丝状结构，其化学成分主要是DNA和蛋白质。DNA是人体细胞遗传的物质基础。在细胞分裂期，染色质细丝螺旋化，盘曲缠绕成一条条粗棒状的结构，即染色体。所以染色质与染色体是同一物质在细胞不同时期的2种表现形式。人体细胞有46条染色体，组成23对。其中22对为常染色体；

另一对为性染色体，决定人类的性别，男性为XY，女性为XX。

4. 核基质　呈透明胶状物，含水、无机盐、各种蛋白质等，为核内代谢活动提供适宜的环境。

💬 **课堂互动**

说一说：细胞的基本结构。

🔗 **知识链接**

细胞的发现

细胞是英国物理学家罗伯特·胡克于1665年发现的。胡克将软木切成薄片，放在他自己制造的光学显微镜下观察，发现软木薄片上有许多蜂窝状的小室，他把这种小室称为"cell"（细胞）。实际上胡克当时所观察到的是只剩下细胞壁的死细胞，但胡克的工作使人们对生物体结构的认识进入到细胞这个微观领域。

二、细胞的基本生理过程

（一）细胞的增殖

1. 细胞增殖的方式　细胞增殖是细胞生命活动的重要特征之一，通过细胞增殖，细胞的数量增加，生物体不断生长。细胞分裂是生物体增加细胞数量的唯一方式，细胞分裂有3种方式。

（1）无丝分裂：主要发生在细菌等原核细胞的增殖过程中，人体口腔上皮等迅速分裂的组织细胞，创伤修复、炎症、癌变等病理性组织及衰老细胞中也存在无丝分裂。

（2）有丝分裂：是真核生物细胞的主要分裂方式。根据核的形态变化将有丝分裂过程分为前期、中期、后期、末期4个时期（图2-5）。

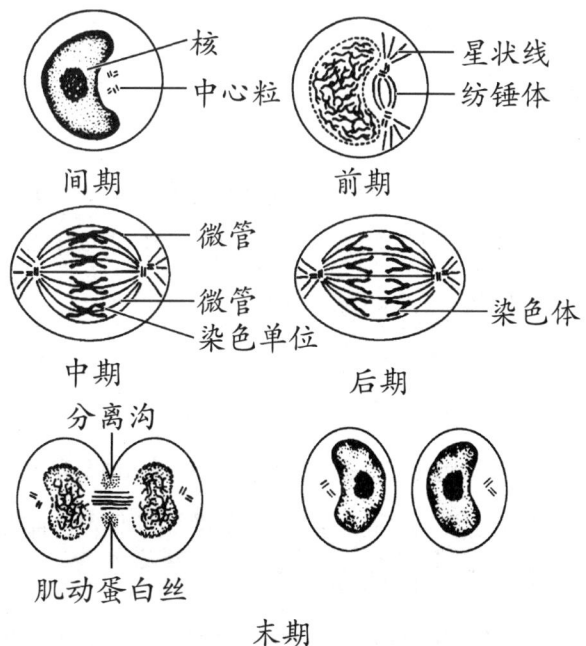

图2-5　细胞有丝分裂过程

（3）减数分裂：减数分裂是有性生殖的高等生物形成生殖细胞（精子和卵子）时，进行的一种特殊的有丝分裂，包括第一次减数分裂和第二次减数分裂。细胞的DNA复制1次，细胞连续分裂2次，子细胞染色体数目比母细胞减少一半（图2-6）。

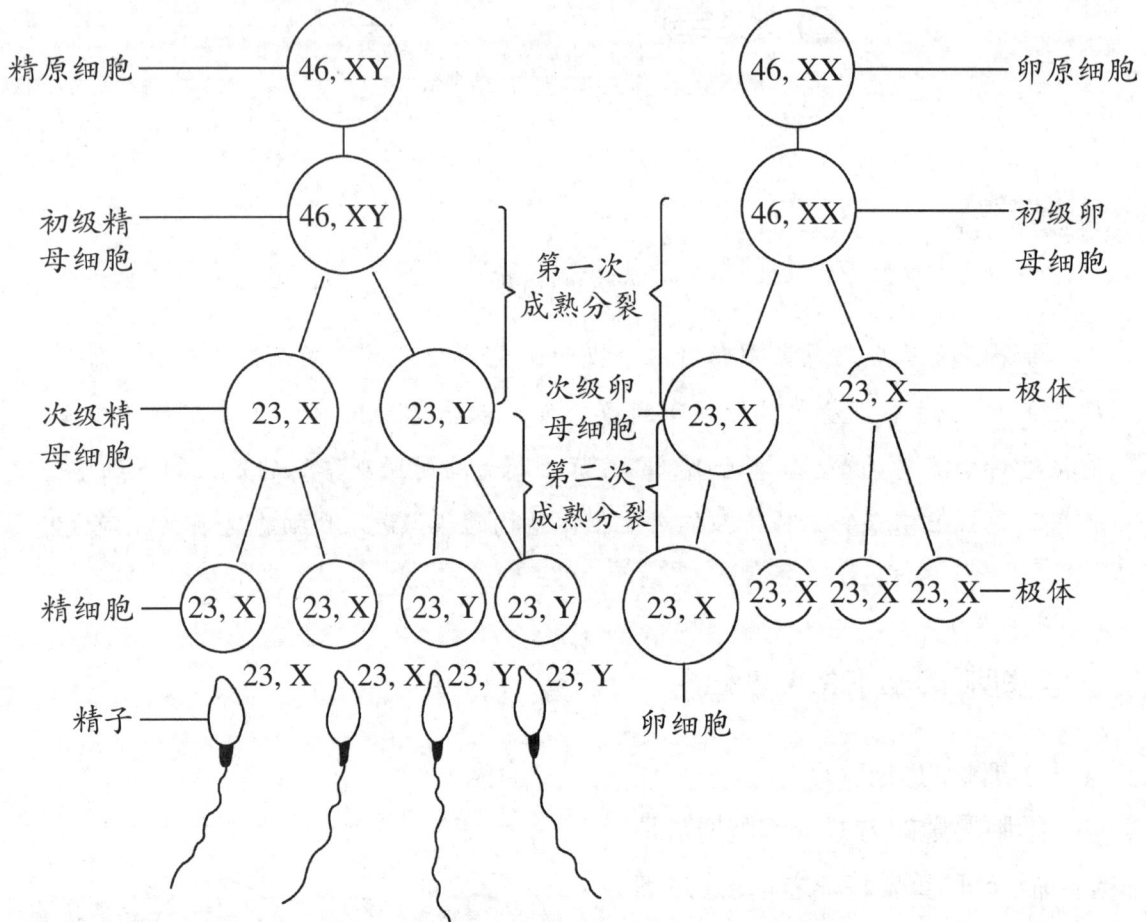

图2-6　生殖细胞的形成过程

2. **细胞周期**　细胞周期（细胞增殖周期）是指连续分裂的细胞从上一次有丝分裂结束，到下一次有丝分裂结束所经历的全过程。细胞周期可分为4个时期，即G1期、S期、G2期和M期（图2-7）。

（二）细胞膜的生理

1. **细胞膜的物质转运功能**

（1）单纯扩散：单纯扩散是指脂溶性小分子物质从细胞膜的高浓度一侧向低浓度一侧转运的过程。由于细胞膜的基架是脂质双分子层，因此，只有脂溶性物质才能以此方式转运，如O_2、CO_2等。

（2）易化扩散：水溶性或脂溶性很小的小分子物质在膜蛋白的帮助下，由膜的高浓度一侧向低浓度一侧转运的过程，称为易化扩散。根据参与的膜蛋白不同，将易化扩散分为2种，载体易化扩散和通道易化扩散。载体和通道都是一些贯穿脂质双分子层的镶嵌蛋白质。

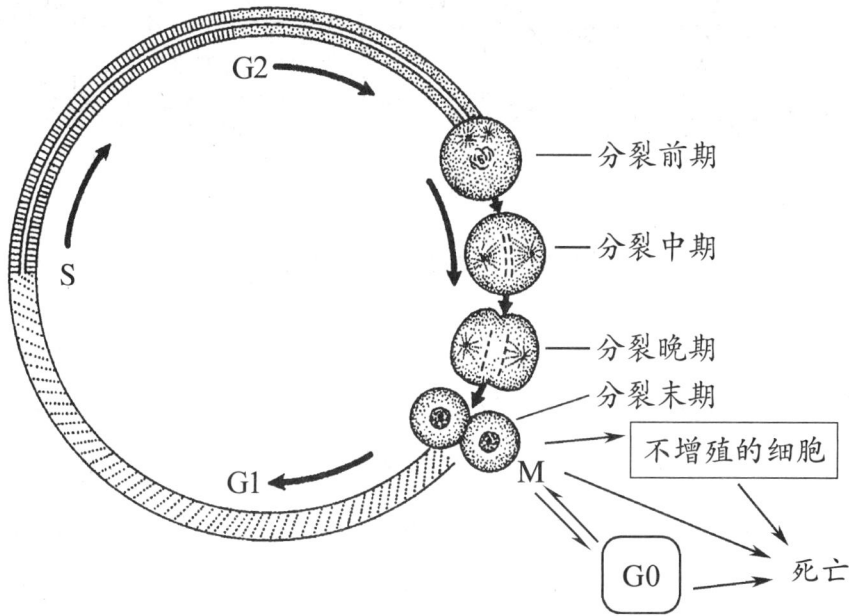

图2-7　细胞周期示意图

1）载体易化扩散：载体能在细胞膜的一侧与被转运物质结合，通过蛋白质构型改变而将物质运至膜的另一侧。如葡萄糖、氨基酸等物质就是由相应的载体转运的（图2-8）。

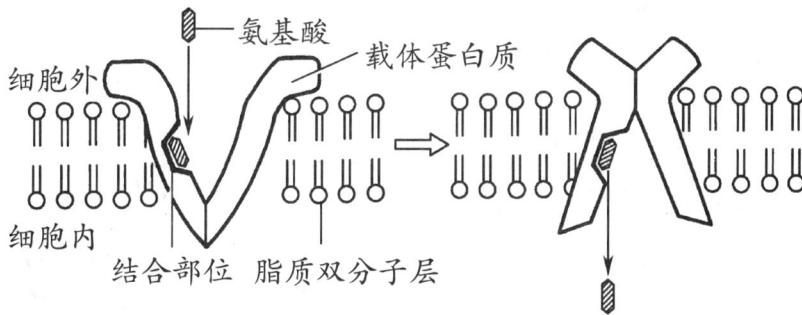

图2-8　载体转运示意图

2）通道易化扩散：通道易化扩散主要转运各种离子，如Na^+、K^+、Ca^{2+}、Cl^-等。通道的开闭是通过"闸门"控制的，故又称门控通道（图2-9）。

（3）主动转运：离子或小分子物质在膜上"泵"的作用下，逆浓度差或逆电位差的耗能转运过程，称为主动转运。

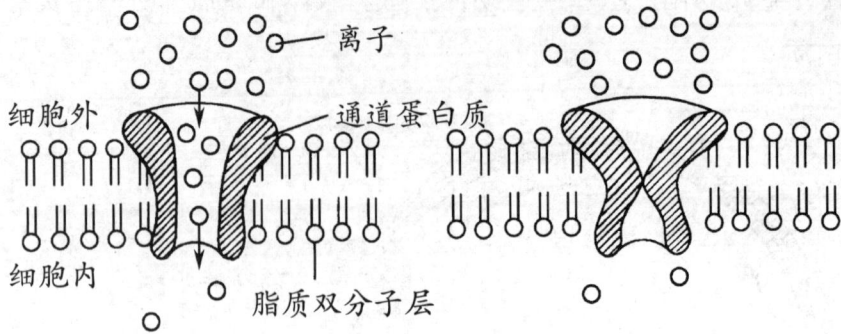

图2-9　通道转运示意图

细胞膜上有多种离子泵，最主要的是Na^+-K^+泵，简称Na^+泵，Na^+泵实际上是一种Na^+-K^+依赖式ATP酶。当细胞内Na^+浓度增高和/或细胞外K^+浓度增高时，Na^+泵就被激活，将细胞外K^+运至细胞内，同时将细胞内Na^+运至细胞外，从而形成和保持细胞内高K^+、低Na^+，细胞外高Na^+、低K^+的生理状态（图2-10）。

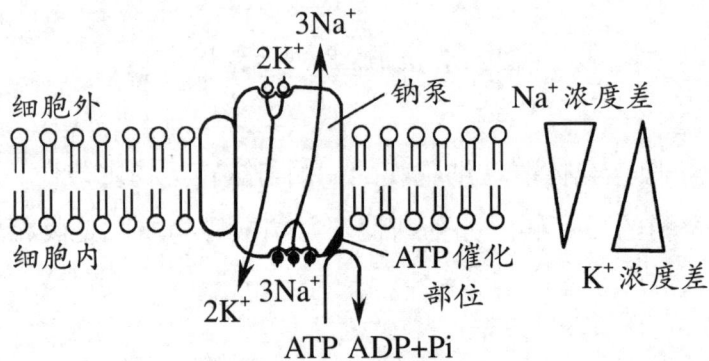

图2-10　钠泵转运示意图

（4）入胞作用：入胞是指大分子或团块物质通过细胞膜的运动从细胞外进入细胞内的过程，包括吞噬和吞饮2种形式（图2-11）。

1）吞噬：固体物质的入胞过程，如粒细胞吞噬细菌的过程。

2）吞饮：液态物质的入胞过程，如小肠上皮对营养物质的吸收。

（5）出胞作用：出胞是指大分子或团块物质通过细胞膜的运动从细胞内排至细胞外的过程（图2-11）。

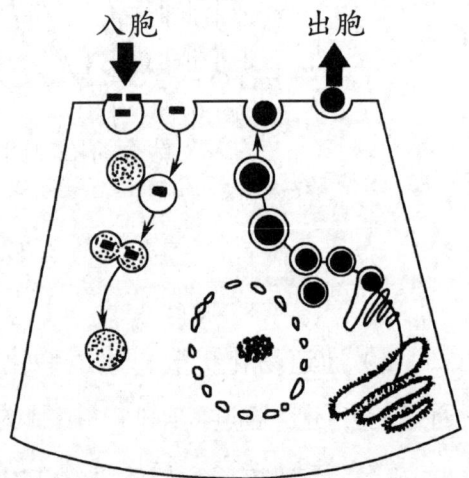

图2-11　入胞和出胞示意图

2. 细胞膜的受体功能　细胞膜的受体是指细胞膜上能与某些化学物质进行特异性结合并诱发生物效应的特殊生物分子。其化学本质通常是蛋白质。

(?) 课堂互动 ————————————————————————————————————

说一说：细胞膜的生理作用。

——

（三）细胞的生物电现象

一切活细胞无论处于静息状态还是活动状态都存在电现象，这种电现象称为生物电。由于生物电发生在细胞膜的两侧，故称为跨膜电位，简称膜电位，包括静息电位和动作电位。

1. 静息电位　静息电位是指细胞处于静息状态时，细胞膜两侧存在的内负外正的电位差。它是动作电位产生的基础。不同的组织其静息电位值不同。静息电位是K^+跨膜外流形成的。

2. 动作电位　细胞接受刺激时，在静息电位的基础上发生一次快速的、可扩布性的电位变化，称为动作电位。动作电位是细胞兴奋的标志。动作电位是Na^+跨膜内流和K^+跨膜外流形成的。

任务 2-2　基本组织

构成人体形态结构和功能的基本单位是细胞。许多形态结构相似、功能相同或相近的细胞和细胞间质结合在一起形成具有一定形态和功能的细胞群，称为组织。按其结构和功能特点，可将人体组织分为上皮组织、结缔组织、肌组织和神经组织。

一、上皮组织

上皮组织简称上皮，是由大量紧密排列的上皮细胞和少量细胞间质构成。依其形态、分布和功能的不同，分为被覆上皮、腺上皮和特殊上皮3大类。上皮组织具有保护、吸收、分泌、排泄和感觉等功能。本部分仅讲述被覆上皮和腺上皮。

（一）被覆上皮

被覆上皮是指分布于人体的体表、衬贴在体腔及有腔器官内表面的上皮。一般所说的上皮是指被覆上皮。

1. 被覆上皮的结构特征　被覆上皮的种类较多，但都具有以下共同特征：①细胞多，且排列紧密，呈膜状，细胞间质少；②上皮细胞有明显的极性，即有游离面和基底面，朝向有腔器官的腔面或身体表面的一端游离称游离面，与游离面相对的一端称基底面；③上皮组织一般无血管。

2. 被覆上皮的类型及分布　根据上皮细胞的层数，被覆上皮分为单层上皮和复层上皮2种。其中单层上皮根据细胞的形态可分为4种，复层上皮根据细胞的形态可分为2种（表2-2）。

表2-2　被覆上皮的分类

按细胞层数	按细胞形态	主要分布
单层上皮	单层扁平上皮	心、血管及淋巴管，胸膜、腹膜和心包膜等
	单层立方上皮	肾小管、小叶间胆管及甲状腺滤泡等
	单层柱状上皮	胃、肠、胆囊和子宫等
	假复层纤毛柱状上皮	呼吸道黏膜
复层上皮	复层扁平上皮	皮肤、口腔、食管和阴道等
	变移上皮	肾盂、输尿管和膀胱等

（被覆上皮）

（1）单层扁平上皮：由一层扁平细胞紧密排列而成（图2-12）。单层扁平上皮分布广泛：①衬贴于心、血管及淋巴管内腔面的单层扁平上皮，称内皮，内皮薄而光滑，有利于液体的流动和物质交换；②被覆于胸膜、腹膜和心包膜等处的单层扁平上皮，称间皮，间皮光滑湿润，可减少器官活动时相互间的摩擦。

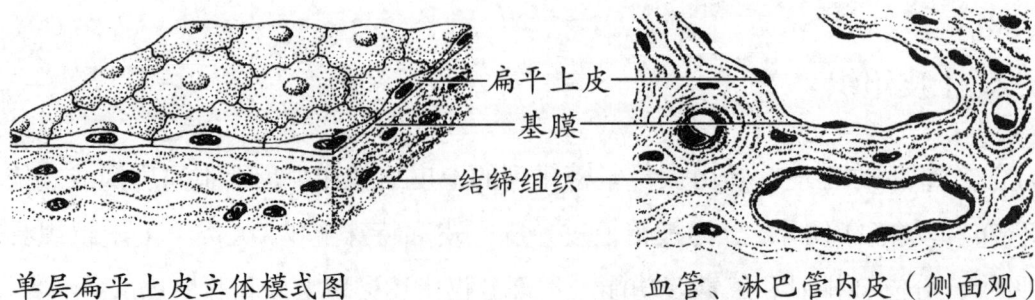

单层扁平上皮立体模式图　　　　血管、淋巴管内皮（侧面观）

图2-12　单层扁平上皮模式图

（2）单层立方上皮：由一层立方形的细胞紧密排列而成（图2-13）。这种上皮分布于肾小管、小叶间胆管及甲状腺滤泡等处，具有分泌和吸收功能。

（3）单层柱状上皮：由一层棱柱状细胞紧密排列而成（图2-14）。单层柱状上皮多分布于胃、肠、胆囊和子宫等器官的腔面，具有保护、分泌和吸收等功能。

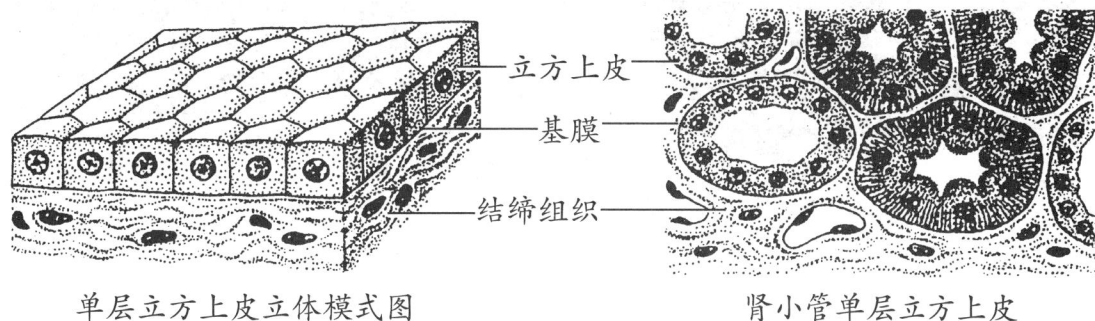

立方上皮
基膜
结缔组织

单层立方上皮立体模式图　　　　肾小管单层立方上皮

图2-13　单层立方上皮模式图

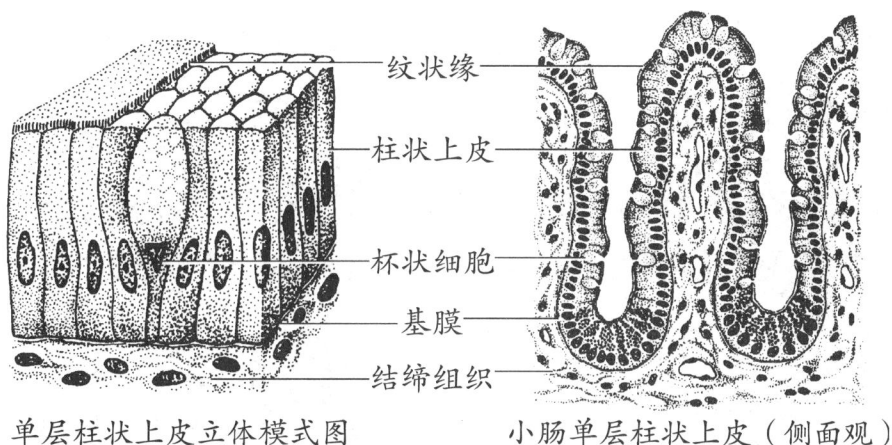

纹状缘
柱状上皮
杯状细胞
基膜
结缔组织

单层柱状上皮立体模式图　　　　小肠单层柱状上皮（侧面观）

图2-14　单层柱状上皮模式图

（4）假复层纤毛柱状上皮：由柱状细胞、杯状细胞、梭形细胞及锥体形细胞等构成，这种上皮每个细胞都与基膜接触，但只有柱状细胞及杯状细胞的顶端抵达上皮游离面，看上去似多层，实为一层，因而称为假复层纤毛柱状上皮（图2-15）。这种上皮主要分布于呼吸道黏膜，其中柱状细胞的纤毛具有节律性摆动的特性，杯状细胞分泌的黏液能黏附尘粒，对呼吸道起湿润和清洁保护作用。

（5）复层扁平上皮：又称复层鳞状上皮（图2-16），由多层形态不同的细胞紧密排列而成。分布于皮肤的复层扁平上皮，其表层细胞不断角化、脱落，而分布于口腔、食管和阴道等处的复层扁平上皮不角化。复层扁平上皮具有耐摩擦、阻止异物侵入和损伤后再生修复等作用。

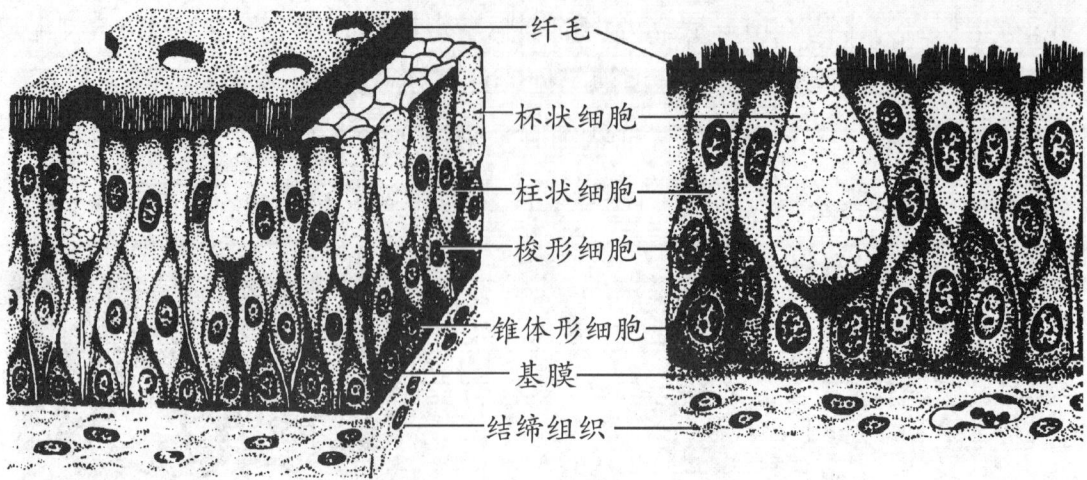

纤毛
杯状细胞
柱状细胞
梭形细胞
锥体形细胞
基膜
结缔组织

假复层纤毛柱状上皮立体模式图　　　　气管黏膜上皮（侧面观）

（顶面、侧面观）

图2-15　假复层纤毛柱状上皮模式图

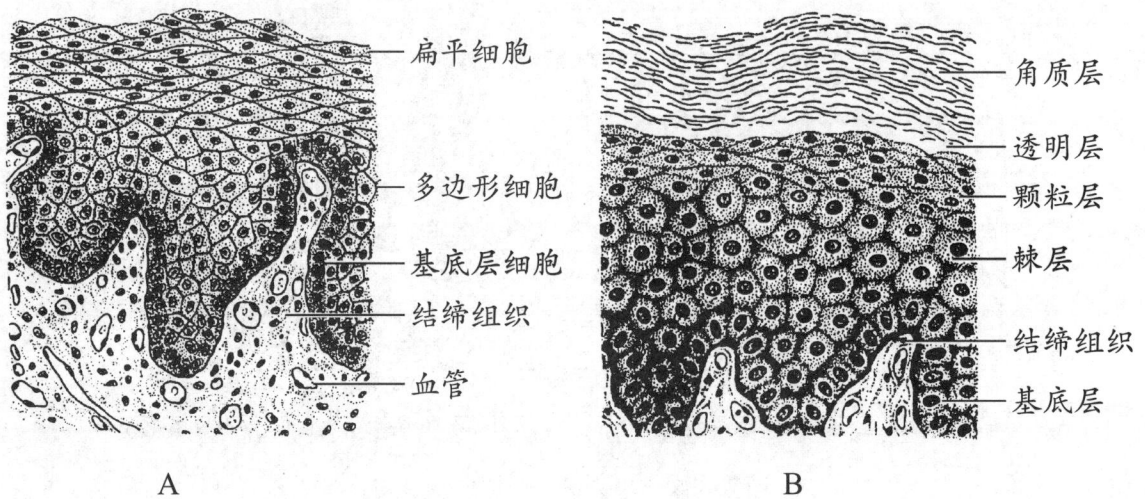

扁平细胞
多边形细胞
基底层细胞
结缔组织
血管

角质层
透明层
颗粒层
棘层
结缔组织
基底层

A　　　　　　　　　　　　　　　　　B

图2-16　复层扁平上皮模式图

A. 未角化复层扁平上皮；B. 角化复层扁平上皮

⊙ **课堂互动**

说一说：皮肤的作用。

（6）变移上皮：又称移行上皮，分布于肾盂、输尿管和膀胱等处。其特点是上皮细胞的大小、形状和层数可随器官的收缩与扩张而发生改变（图2-17和图2-18）。

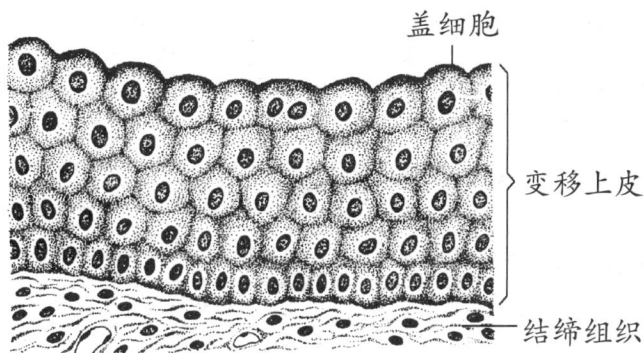

图2-17 变移上皮模式图（膀胱空虚时）

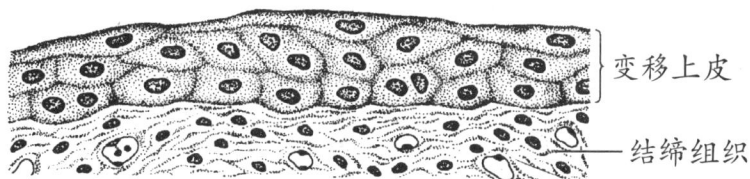

图2-18 变移上皮模式图（膀胱充盈时）

（二）腺上皮和腺

腺上皮是指以分泌功能为主的上皮，而腺则是以腺上皮为主要成分构成的具有分泌功能的器官。腺依其分泌物的排出方式不同分为外分泌腺和内分泌腺。外分泌腺的分泌物经导管排到体表或体腔内，如汗腺、唾液腺等；内分泌腺没有导管，也称无管腺，其分泌物经血液和淋巴或组织液输送，如甲状腺、肾上腺等。

二、结缔组织

结缔组织由细胞和大量细胞间质构成。主要特点是：①细胞种类多，但数量少，其形态、功能各异，且分布稀疏无极性；②细胞间质多，形态多样，包括无定形均质状的基质和细丝状的纤维。

在体内结缔组织主要起连接、支持、营养、修复和保护等作用。它包括纤维性的固有结缔组织、固态的软骨组织和骨组织及液态的血液等，其分类如下：

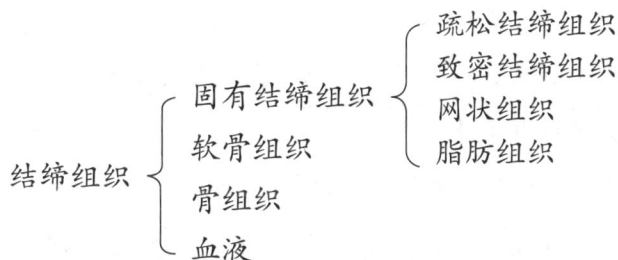

结缔组织 { 固有结缔组织 { 疏松结缔组织 / 致密结缔组织 / 网状组织 / 脂肪组织 ; 软骨组织 ; 骨组织 ; 血液 }

（一）疏松结缔组织

疏松结缔组织结构疏松，形似蜂窝，故又称蜂窝组织。其特点是细胞种类多且分散，纤维排列松散，基质含量较多。在体内疏松结缔组织分布广泛，它位于器官之间、组织之间及细胞之间，起连接、支持、营养、防御和修复等作用（图2-19）。

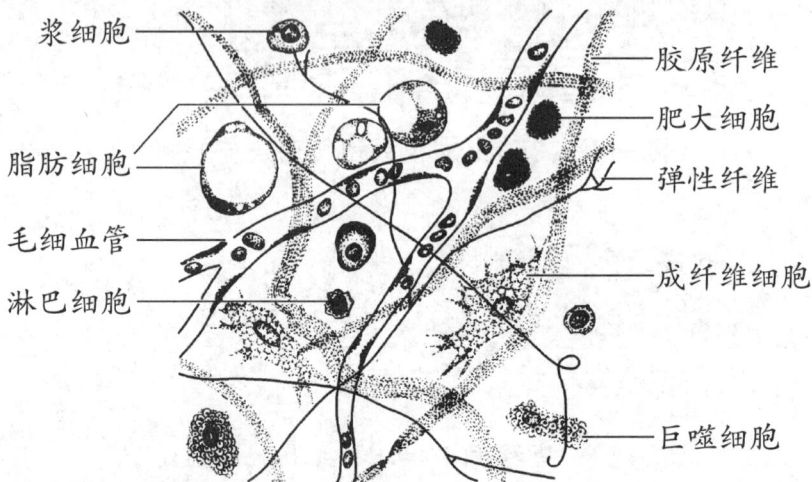

图2-19　疏松结缔组织铺片模式图

1. 细胞

（1）成纤维细胞：是疏松结缔组织中最主要的细胞，成纤维细胞能合成基质和纤维，具有较强的再生能力，在人体发育及创伤修复期间，增殖分裂尤为活跃。

（2）巨噬细胞：广布于疏松结缔组织内，巨噬细胞是血液中的单核细胞进入结缔组织后形成的，具有活跃的变形运动能力，具有吞噬体内衰老死亡的细胞、肿瘤细胞、异物和参与免疫应答等功能。

（3）浆细胞：呈圆形或卵圆形，能合成和分泌免疫球蛋白即抗体，参与体液免疫。

（4）肥大细胞：常成群分布于小血管周围，胞质内充满粗大的异染性颗粒，颗粒内含肝素、组胺、白三烯等生物活性物质。肝素有抗凝血作用；组胺和白三烯可引起荨麻疹、哮喘等过敏反应。

（5）脂肪细胞：单个或成群分布，脂肪细胞能合成和贮存脂肪，参与脂类代谢。

2. 细胞间质　包括基质和纤维。

（1）纤维：有3种，即胶原纤维、弹性纤维和网状纤维。

1）胶原纤维：新鲜时呈白色，故又称白纤维。胶原纤维韧性大，抗拉力强，但弹性较差，它是结缔组织具有支持作用的物质基础。

2）弹性纤维：新鲜时呈黄色，故又称黄纤维。纤维较细，有分支并交织成网。

弹性纤维弹性好，但韧性差，其弹性会随着年龄的增长而逐渐减弱。

3）网状纤维：数量最少，纤维细短而分支较多，常相互交织成网。网状纤维主要存在于网状组织。

（2）基质：疏松结缔组织中的基质较多，呈无定形的胶体状，其化学成分主要为蛋白多糖和水。基质中含有从毛细血管渗出的液体，称**组织液**。组织液是组织细胞和血液之间进行物质交换的媒介。

（二）致密结缔组织

致密结缔组织结构致密，由细胞和细胞间质构成。细胞主要是成纤维细胞，细胞间质包括基质和纤维。其特点是细胞和基质成分少，纤维成分多、粗大且排列紧密，纤维主要是胶原纤维和弹性纤维。该组织主要分布于肌腱、韧带、皮肤真皮、巩膜、硬脑膜及许多器官的被膜等处，有支持、连接和保护等作用（图2-20）。

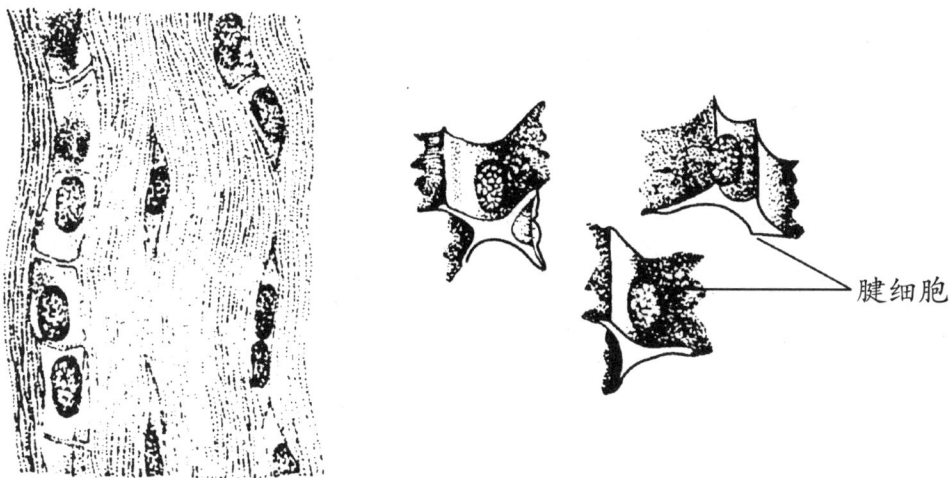

腱细胞

图2-20　致密结缔组织（肌腱与腱细胞）

（三）网状组织

网状组织由细胞和细胞间质构成。细胞为网状细胞，网状细胞为多突起的星形细胞，细胞突起彼此相互连接成网。细胞间质主要由网状纤维和基质构成，网状纤维相互交织分布于基质中。网状组织存在于造血器官和淋巴组织等处，构成血细胞的发生和淋巴细胞发育的微环境（图2-21）。

（四）脂肪组织

脂肪组织主要由大量脂肪细胞群集而成，并由少量疏松结缔组织分隔成许多脂肪小叶（图2-22）。脂肪组织主要分布于皮下、网膜、系膜和黄骨髓等处。具有贮存脂肪、支持、缓冲、保护脏器和维持体温等作用。

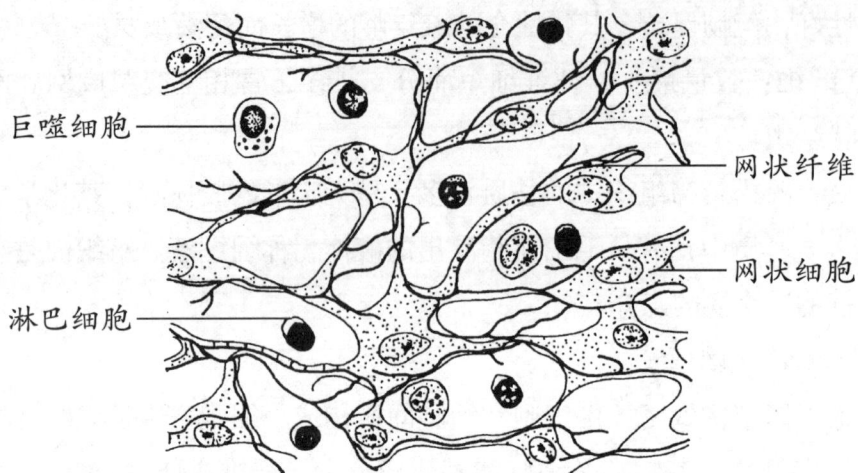

图2-21 网状组织

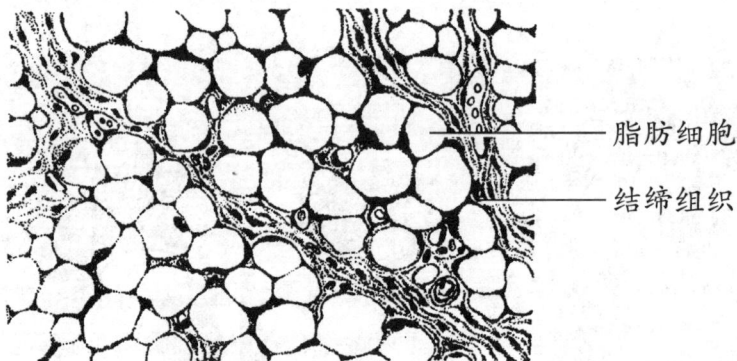

图2-22 脂肪组织

（五）软骨组织和软骨

软骨组织由软骨细胞和细胞间质构成。软骨是由软骨组织及其周围的软骨膜构成。软骨膜由致密结缔组织构成。

1. 软骨组织的结构

（1）细胞间质：细胞间质由纤维和基质构成，呈均质状。基质主要成分为蛋白多糖和水，呈凝胶状。包埋在基质中的纤维主要有胶原纤维和弹性纤维。

（2）软骨细胞：包埋于软骨基质中。

2. 软骨的分类　软骨依其细胞间质中所含纤维成分的不同分为透明软骨、弹性软骨和纤维软骨。

（六）骨组织和骨

骨组织是人体内一种坚硬的结缔组织，由骨细胞和坚硬的细胞间质构成。骨由骨组织、骨膜和骨髓等构成。

1. 骨组织的一般结构

（1）细胞间质：骨组织的细胞间质是一种钙化的细胞间质，由有机物和无机物构成。有机物含量少，其成分为胶原纤维和基质，基质呈凝胶状，具有黏合作用；无机物含量较多，其主要成分为磷酸钙和碳酸钙等。

骨胶原纤维被基质黏合在一起，并有钙盐沉积构成薄板状结构，称骨板。骨板内或骨板之间由细胞间质形成的小腔，称骨陷窝，骨陷窝向周围呈放射状排列的细小管道，称骨小管，相邻骨陷窝的骨小管相互连通（图2-23）。

（2）骨细胞：骨细胞位于骨陷窝内，其表面有很多突起伸入骨小管内，相邻骨细胞突起彼此相互接触（图2-23）。

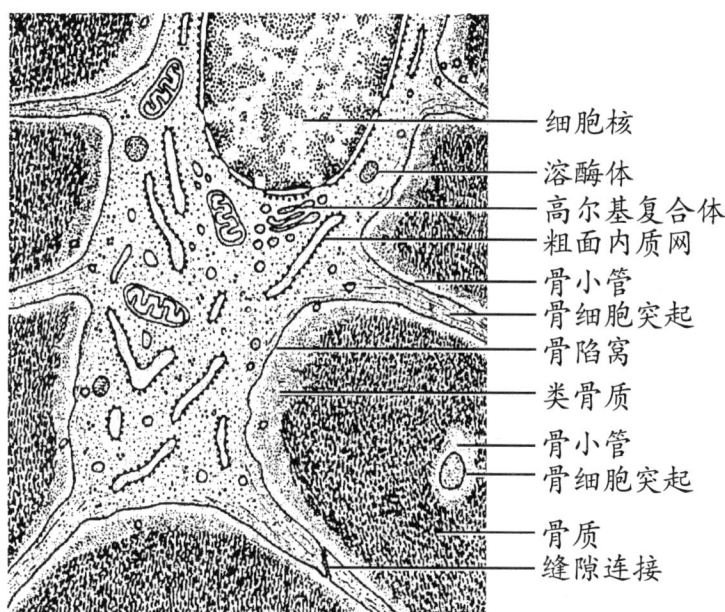

图中标注：
细胞核
溶酶体
高尔基复合体
粗面内质网
骨小管
骨细胞突起
骨陷窝
类骨质
骨小管
骨细胞突起
骨质
缝隙连接

图2-23　骨细胞超微结构模式图

② 课堂互动

说一说：骨组织的一般结构。

2. 骨的结构　以长骨为例说明骨的结构（图2-24）。

骨是人体的主要支架，同时也是人体内最大的"钙库"，体内90%的钙以骨盐的形式贮存在骨内。

骨主要由骨组织构成，其表面覆盖有骨膜和关节软骨，内部为骨髓腔，骨髓填充其中，骨组织形成的骨板构成了骨密质和骨松质。

（1）骨密质：位于长骨的骨干和骨骺的表面，由致密规则排列的骨板及分布于骨板内、骨板间的骨细胞构成。

（2）骨松质：主要位于长骨两端的骨骺内。由许多细片状或针状骨小梁交织而成，骨小梁则由不规则骨板及骨细胞构成。小梁之间有很多空隙，其内含红骨髓等。

（七）血液

血液是流动于心血管内的液态结缔组织，约占成人体重的7%，血液由血浆和血细胞组成。

1. 血浆　血浆为淡黄色的液体，相当于细胞间质，约占血液容积的55%，其中90%是水，其余为血浆蛋白（包括白蛋白、球蛋白、纤维蛋白原）、酶、营养物质（糖、脂类、维生素）、代谢产物、激素及无机盐等。

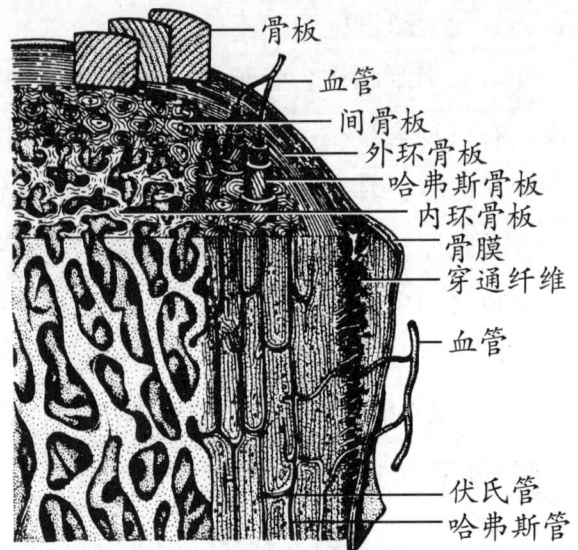

图2-24　长骨结构模式图

血液流出血管后，溶解状态的纤维蛋白原将转变成不溶解状态的纤维蛋白，血液凝固成血块，其析出的淡黄色透明液体，称血清。

2. 血细胞　血细胞约占血液容积的45%，包括红细胞、白细胞和血小板。正常情况下血细胞有稳定的形态结构、数量和比例。血细胞的形态结构，通常采用Wright或Giemsa染色的血液涂片标本进行光镜观察（见书末彩图）。

（1）红细胞：是血液中数量最多的一种细胞。成熟的红细胞，呈双凹圆盘状，中央较薄，周缘较厚，表面光滑。无细胞核及细胞器。在胞质中充满大量血红蛋白（Hb）。红细胞的数量：健康成人，男性为（4.0~5.5）$\times 10^{12}$/L，女性为（3.5~5.0）$\times 10^{12}$/L。Hb的正常含量，男性为120~150g/L，女性为110~140g/L。Hb使血液显示红色，具有结合和运输O_2与CO_2的功能。若外周血中红细胞数少于3.0$\times 10^{12}$/L或Hb低于100g/L，称为贫血。

（2）白细胞：是一种无色、有核、呈球形的血细胞，胞体一般比红细胞大，能通过变形穿过毛细血管壁进入疏松结缔组织中，具有防御和免疫功能。健康成年人白细胞总数为（4.0~10.0）$\times 10^9$/L。

光镜下，白细胞依其胞质中有无特殊颗粒分为有粒白细胞和无粒白细胞两类。有粒白细胞按特殊颗粒的嗜色性不同，分为中性粒细胞、嗜酸性粒细胞和嗜碱性粒细胞；无粒白细胞分单核细胞和淋巴细胞2种。

1）中性粒细胞：占白细胞总数的50%~70%，具有十分活跃的变形运动和吞噬功能。

2）嗜酸性粒细胞：占白细胞总数的0.5%~3%。它能吞噬抗原抗体复合物，释放组胺酶灭活组胺，从而减轻过敏反应。嗜酸性粒细胞有抗过敏和抗寄生虫作用。在过敏性疾病（如支气管哮喘）或寄生虫病时，血液中嗜酸性粒细胞会明显增多。

3）嗜碱性粒细胞：占白细胞总数的0%~1%，功能与肥大细胞相似，参与过敏反应。

4）单核细胞：占白细胞总数的3%~8%，是白细胞中体积最大的细胞。单核细胞具有活跃的变形运动和一定的吞噬能力，它在血液中停留1~2天后，离开血管进入结缔组织或其他组织，分化为具有吞噬功能的巨噬细胞。

5）淋巴细胞：占白细胞总数的20%~30%。根据淋巴细胞的发生部位，淋巴细胞可分为T淋巴细胞、B淋巴细胞等。T淋巴细胞参与细胞免疫；B淋巴细胞参与体液免疫。

（3）血小板：是骨髓中巨核细胞胞质脱落而成，故无细胞核，但有一些细胞器，表面细胞膜完整，呈双凸圆盘状，其体积小。健康成人为（100~300）×10^9/L。血小板在止血、凝血过程中起重要作用。

⊙ 课堂互动 ————————————————

认一认：在书末彩图上指一指、认一认各种血细胞。

三、肌组织

肌组织主要由肌细胞构成，在肌细胞之间有少量的结缔组织、丰富的血管、淋巴管和神经等。肌细胞细长呈纤维状，又称肌纤维。根据形态结构和功能特点，肌组织可分为骨骼肌、心肌和平滑肌3类。

（一）骨骼肌

骨骼肌借肌腱附于骨骼上，主要由许多平行排列的骨骼肌纤维构成。骨骼肌收缩迅速而有力，并受意识支配，属随意肌，因骨骼肌纤维在光镜下有明显的横纹，又称横纹肌。

光镜下，骨骼肌纤维呈细长的圆柱状，长短不一。胞核呈扁椭圆形，数量较多，位于细胞周缘，紧靠肌膜（图2-25）。

（二）心肌

心肌主要由心肌纤维构成，其间有少量的结缔组织和丰富的毛细血管，分布于心脏和邻近心脏的大血管根部的管壁中。心肌收缩具有自动节律性，缓慢而持久，不易疲劳，且不受意识支配，属不随意肌。

光镜下，心肌纤维呈短圆柱状，有分支，彼此吻合成网。相邻心肌纤维的连接处形成的结构称闰盘，在一般染色标本中其着色较深，呈横行或阶梯状细线。心肌纤维在纵切面上也显示横纹，但不如骨骼肌纤维的明显（图2-26）。

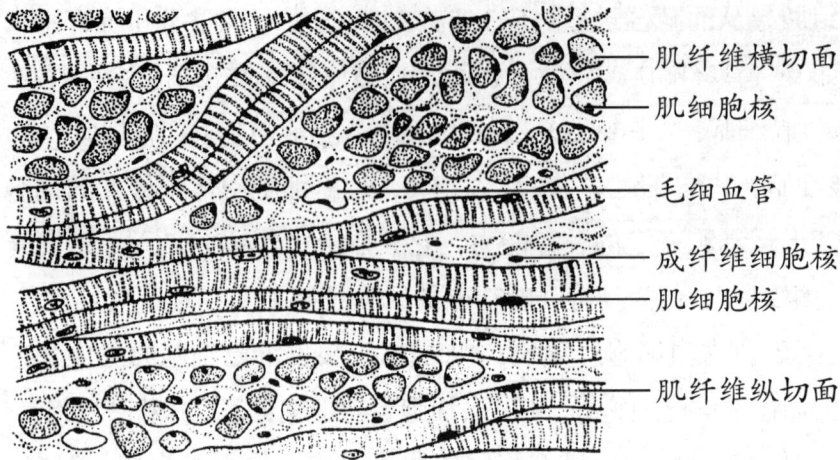

图2-25　骨骼肌

肌纤维横切面
肌细胞核
毛细血管
成纤维细胞核
肌细胞核
肌纤维纵切面

（三）平滑肌

平滑肌主要由平滑肌纤维构成，广泛分布于许多内脏器官管壁和血管壁等处。

平滑肌纤维呈长梭形，大小不一。平滑肌纤维除少数在内脏器官中呈单个分散存在外，绝大部分平行成束或成层排列，在同一层平滑肌纤维多平行排列并相互嵌合（图2-27）。

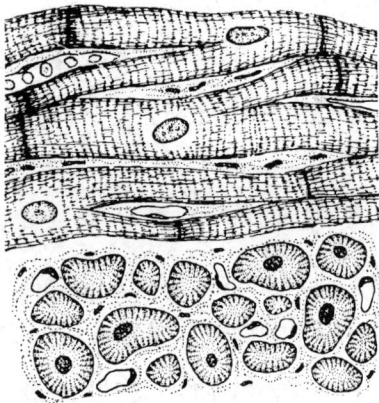

图2-26　心肌

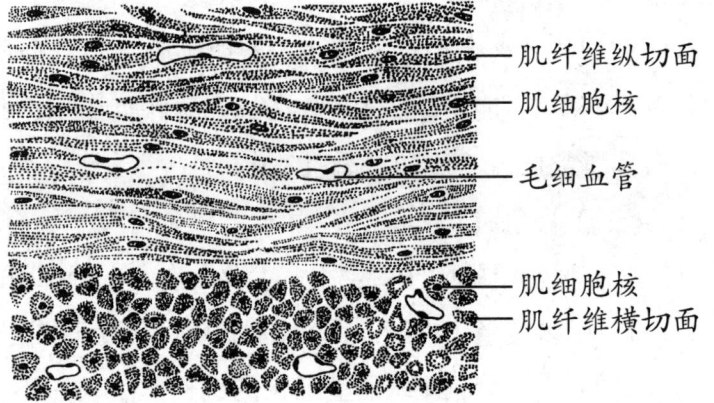

图2-27　平滑肌

肌纤维纵切面
肌细胞核
毛细血管
肌细胞核
肌纤维横切面

四、神经组织

神经组织由神经细胞和神经胶质细胞构成。神经细胞是神经系统的基本结构和功能单位，故又称神经元。它具有接受刺激、传导冲动和整合信息的生理功能，有些神经元还具有内分泌功能。神经胶质细胞不具有神经元的生理功能，但对神经元起支持、保护、绝缘和营养等作用。

（一）神经元

神经元由胞体和突起2个部分组成（图2-28）。

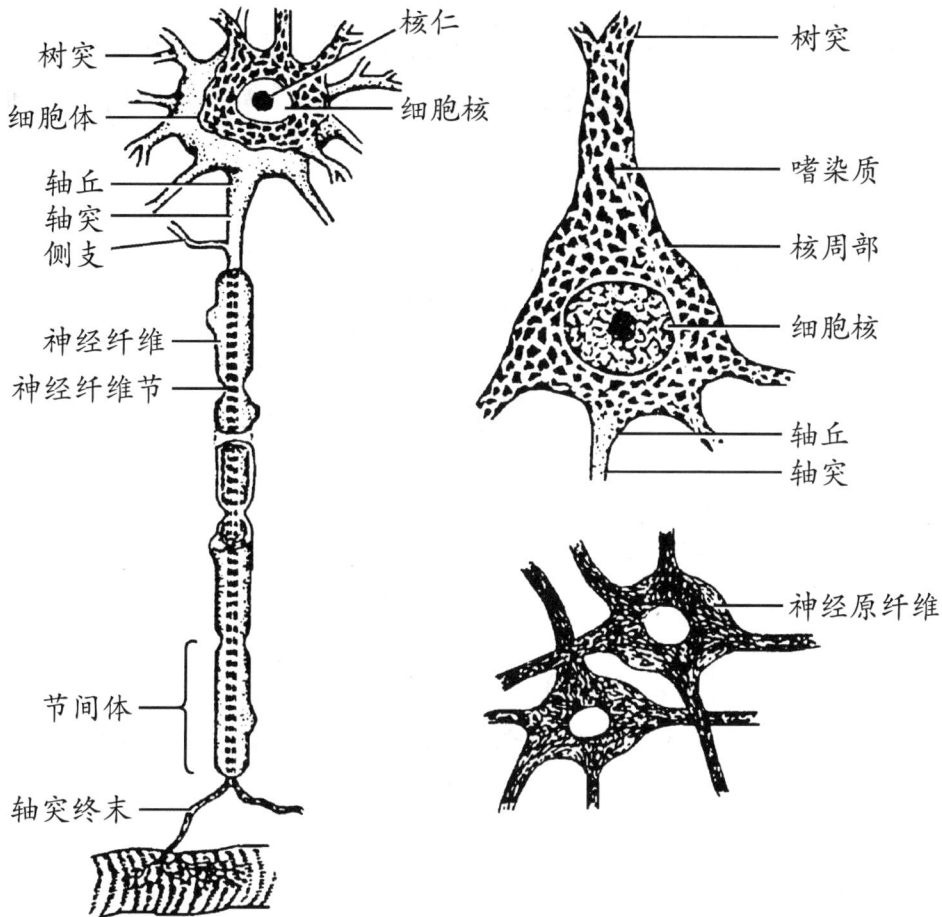

图2-28　神经元结构模式图

1. 神经元的结构

（1）胞体：大小不一，形态各异，有圆形、星形、梭形、锥体形等多种形态，是神经元的代谢和营养中心。细胞质内除含有一般细胞器外，还含有2种神经元特有的细胞器即嗜染质（能合成蛋白质和神经递质）和神经原纤维（具有支持神经元、参与神经递质及离子等物质的运输）。

（2）突起：突起由神经元的细胞膜和细胞质突出形成，依据其形态结构和功能可分为树突和轴突2种。

1）树突：较短有分支，呈树枝状，每个神经元有1个或多个树突，其主要功能是接受刺激，并将神经冲动传给胞体。

2）轴突：一般比树突细，呈细索状。每个神经元只有1个轴突，其长短不一。轴突的主要功能是将神经冲动由胞体传递给其他神经元或效应器。

2. 神经元的分类 神经元通常以突起的数目和功能2种方法进行分类。

（1）按神经元的突起数目分类：①多极神经元，从神经元胞体发出多个突起，其中1个轴突，多个树突；②双极神经元，从神经元胞体发出两个突起，1个轴突，1个树突；③假单极神经元，神经元从胞体只发出1个突起，但在离胞体不远处，突起即分为两个分支，一个为周围突，分布到外周组织和器官，另一支为中枢突，伸向脑和脊髓（图2-29）。

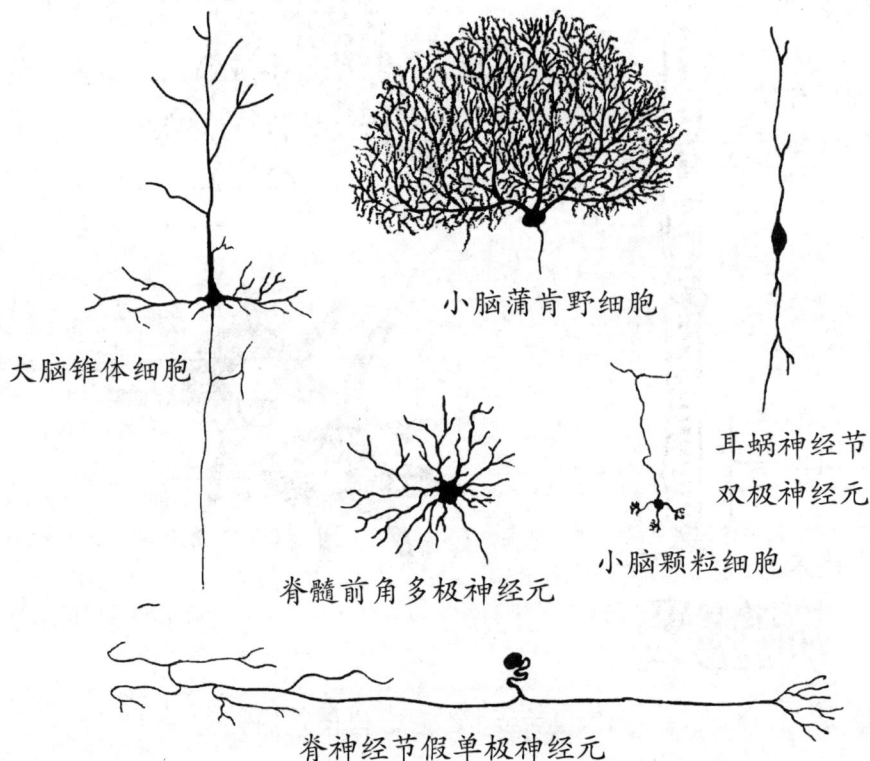

小脑蒲肯野细胞

大脑锥体细胞

耳蜗神经节
双极神经元

脊髓前角多极神经元

小脑颗粒细胞

脊神经节假单极神经元

图2-29 几种不同形态的神经元模式图

（2）按神经元的功能分类：①感觉神经元，也称传入神经元，多为假单极神经元，可接受体内、外环境各种刺激，将刺激转化为神经冲动传向中枢；②运动神经元，也称传出神经元，多为多极神经元，它能把中枢发出的神经冲动传给肌肉或腺体调节其活动；③中间神经元，也称联络神经元，介于感觉和运动两类神经元之间，起联络作用。

3. 突触 突触是神经元与神经元之间，或神经元与其他效应细胞（肌细胞、腺细胞）之间的一种特化的细胞连接，它是神经元传递信息的重要结构。

突触按神经冲动传递方式不同，可分为电突触和化学性突触两类。电突触即缝隙连接，神经元之间以电流作为信息媒介。化学性突触以神经递质作为传递信息的载体，即一般所说的突触。

电镜下观察，化学性突触包括3个部分（图2-30）。

（1）突触前部：可释放神经递质。

（2）突触后部：膜上具有特异性接受神经递质的受体。

（3）突触间隙：是突触前部和突触后部之间的狭小间隙。

化学性突触神经冲动传导的特点是单向性的，即只能由突触前神经元传到突触后神经元，不能逆向传导。

图2-30　化学性突触超微结构模式图

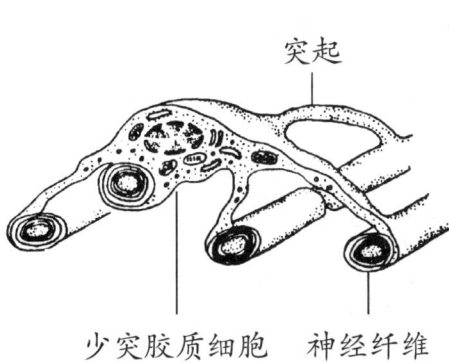

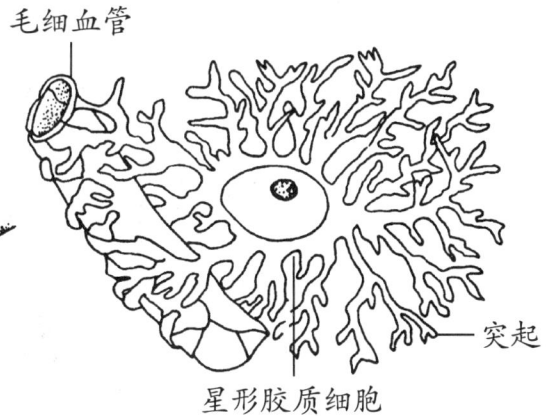

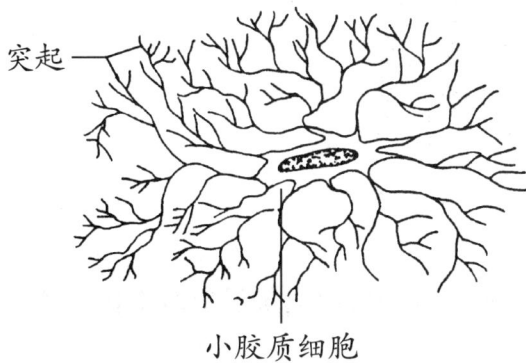

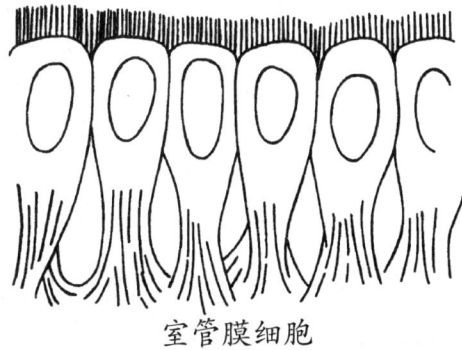

（二）神经胶质细胞

神经胶质细胞广泛分布于神经系统中，根据其分布的位置不同，分为中枢神经系统的胶质细胞（图2-31）和周围神经系统的胶质细胞。

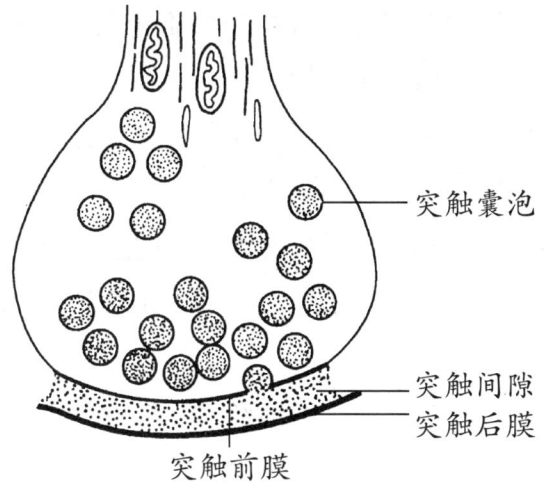

图2-31　中枢神经系统的几种神经胶质细胞模式图

中枢神经系统胶质细胞主要有星形胶质细胞、少突胶质细胞和小胶质细胞3种，星形胶质细胞在神经冲动的传导过程中起绝缘作用，并参与血-脑屏障的构成。少突胶质细胞参与中枢神经系统中有髓神经纤维髓鞘的构成。小胶质细胞来源于血液中的单核细胞，具有吞噬功能。

周围神经系统的胶质细胞主要包括神经膜细胞，也称施万细胞，它包裹在神经元突起的外面，参与构成周围神经系统的神经纤维，有营养、保护和绝缘作用。

（三）神经纤维

神经纤维是由神经元的长突起和包在它外面的神经胶质细胞构成的结构。神经纤维根据有无髓鞘可分为两类。

1. 有髓神经纤维

（1）周围神经系统的有髓神经纤维：周围神经系统的有髓神经纤维是由位于中央的神经元的长突起及周围的髓鞘和神经膜构成（图2-32）。

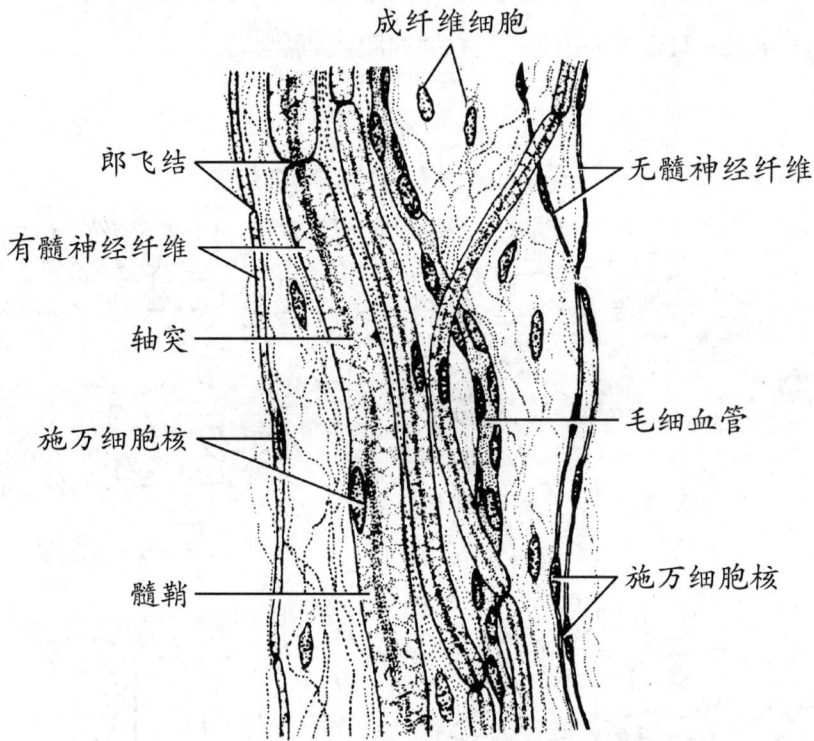

图2-32　周围神经纤维模式图

（2）中枢神经系统的有髓神经纤维：中枢神经系统的有髓神经纤维的髓鞘是由少突胶质细胞的突起包卷而成。

2. 无髓神经纤维　周围神经系统的无髓神经纤维由较细的神经元突起和包在它外面的神经膜细胞构成，但神经膜细胞不形成髓鞘。

无髓神经纤维神经冲动的传导速度比有髓神经纤维慢。

（四）神经末梢

神经末梢是周围神经纤维的终末部分终止于其他组织或器官内所形成的一些特殊结构。按其功能的不同可分为两大类。

1. 感觉神经末梢　感觉神经末梢是感觉神经纤维的终末部分与所在组织共同形成的结构，又称感受器。它能接受体内、外环境的各种刺激，并将刺激转化为神经冲动，传向中枢，产生感觉。感受器种类很多，根据形态结构的不同，可分两类（图2-33）。

（1）游离神经末梢：是感觉神经纤维的终末脱去髓鞘反复分支而成，能感受冷、热和痛觉刺激。

（2）有被囊神经末梢：神经纤维末梢外面包裹有结缔组织被囊，种类较多，常见的有以下几种。①触觉小体，能感受触觉；②环层小体，能感受压觉和振动觉；③肌梭，能感受肌纤维的伸缩变化，在骨骼肌的活动中起重要调节作用。

2. 运动神经末梢　运动神经末梢是运动神经纤维的终末部分，分布于肌组织和腺体所形成的结构，又称效应器。其功能是支配肌纤维的收缩和调节腺体的分泌。

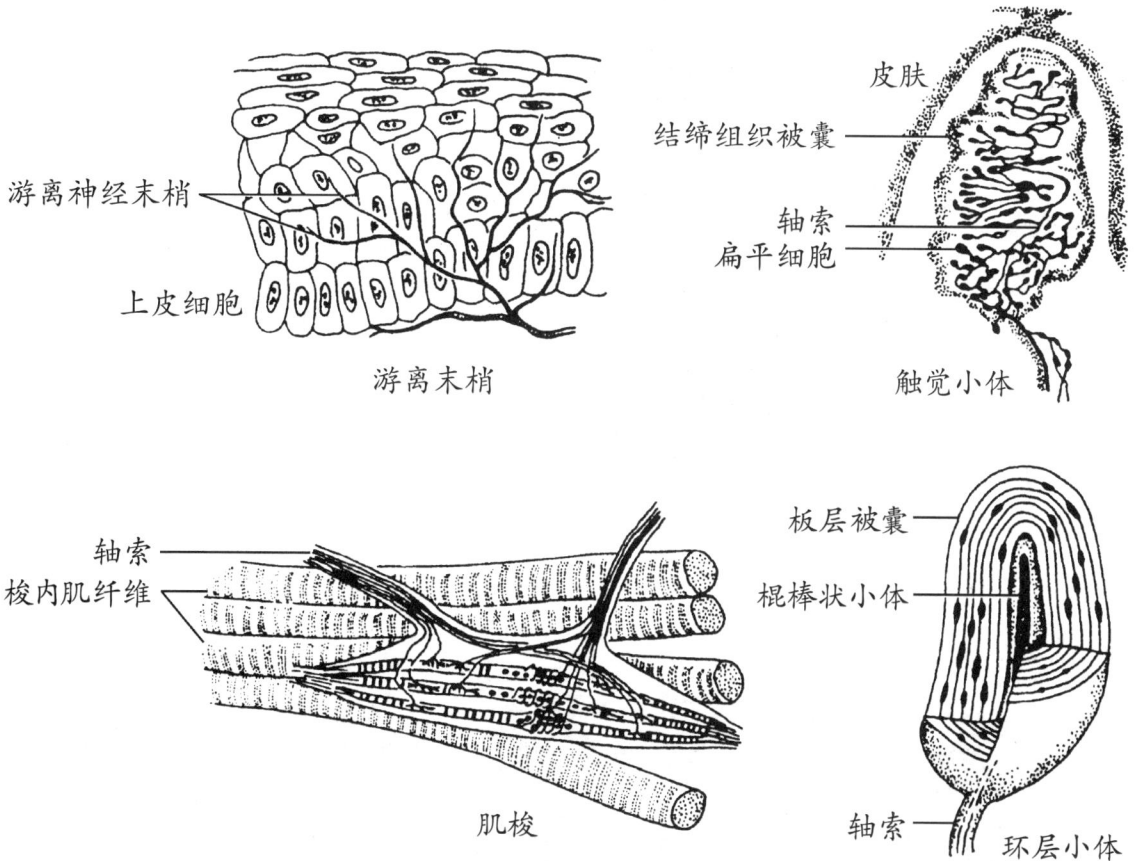

游离神经末梢
上皮细胞
游离末梢

皮肤
结缔组织被囊
轴索
扁平细胞
触觉小体

轴索
梭内肌纤维
肌梭

板层被囊
棍棒状小体
轴索
环层小体

图2-33　各种感觉神经末梢

实训1 显微镜的使用和基本组织观察

【实验目的】

1. 熟练掌握显微镜的使用。

2. 学会在显微镜下辨别常见的基本组织结构。

【实验材料】

1. 普通光学显微镜。

2. 小肠组织切片、疏松结缔组织铺片、血涂片和骨骼肌组织切片。

【实验内容及方法】

（一）普通光学显微镜的构造

由机械部分和光学部分组成（图2-34）。

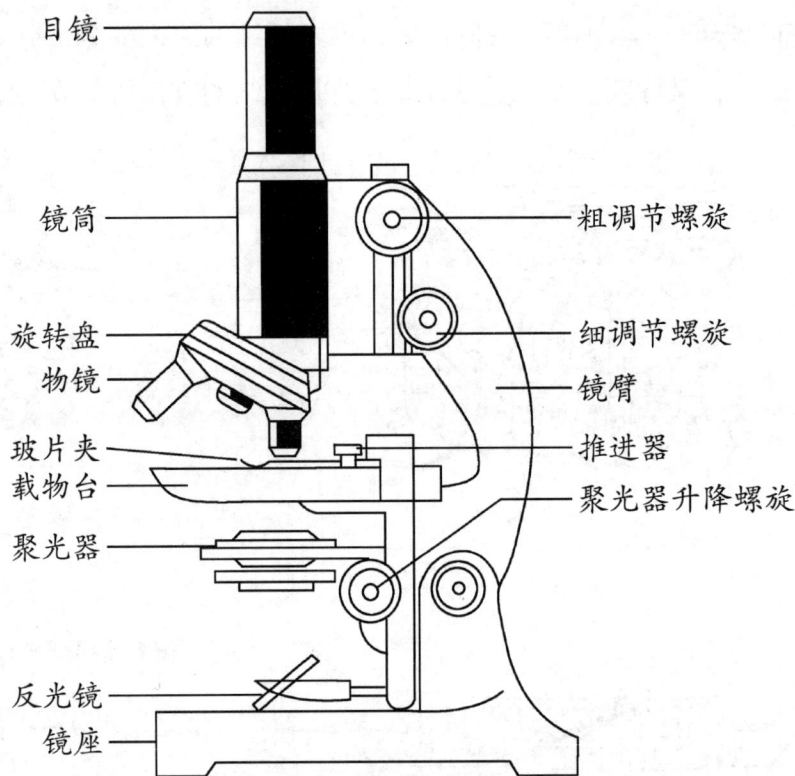

图2-34　光学显微镜的构造

1. 机械部分

（1）镜座：为显微镜的底座，底面与实验台桌面接触，呈马蹄形、圆形或方形。

（2）镜臂：呈弧形，是显微镜的支柱，为手握持部分。镜臂与镜座连接处为倾斜关节，可调节镜臂的倾斜角度，有利于实验者使用显微镜。

（3）载物台：固定在镜臂的前方，为放置切片的平台，中间有一小圆形的通光孔。载物台上面装有切片夹和推进器，切片夹用来固定组织切片，推进器用来前后和左右方向移动切片。

（4）镜筒：是镜臂前上方的空心圆筒，上端装目镜，下端接物镜。

（5）焦距调节螺旋：一般位于镜筒与镜臂之间，通过旋转可上下移动镜筒与载物台之间的距离，起到调节焦距的作用。常有两组调节螺旋，即粗调节螺旋和细调节螺旋。粗调节螺旋用于较大幅度的调节，细调节螺旋用于精细调节。通常向前旋转螺旋，镜筒下降，向后旋转螺旋，镜筒上升。

（6）旋转盘：为安装在镜筒下端的圆盘，其上装有不同放大倍数的物镜，旋转时可将不同的物镜镜头对准镜筒。

2. 光学部分

（1）目镜：安装在镜筒上端，镜头上一般标有"5×""10×"等放大倍数。

（2）物镜：安装在镜筒下端，通常有3种。镜头上一般标有"10×"（低倍镜）、"40×"（高倍镜）、"100×"（油镜）等放大倍数。

（3）聚光器：位于载物台的下方，有聚集光线，增强视野亮度的作用，在聚光器后方的右侧有聚光器升降螺旋，可升降聚光器，调节视野亮度，聚光器的底部装有光圈，通过光圈的开大或缩小调节光的进入量。

（4）反光镜：为装于聚光器下方的小圆镜，有平面镜和凹面镜两面，有反射和聚集光线，增强视野亮度的作用。通常光线强时用平面镜，光线弱时用凹面镜。

（二）显微镜的使用方法

1. 取镜　取镜时要轻拿轻放，右手握住镜臂，左手托住镜座，放于实验台上并偏左，使镜臂朝向自己，镜座一般距实验台边缘10cm左右，便于观察。

2. 对光　①调节旋转盘使低倍镜转至与镜筒、目镜在一条直线上，此时可听到"咔"的一声，然后通过升高或降低座位，使镜臂倾斜，把显微镜调整到适于观察的角度；②左眼对准目镜并打开光圈，调节聚光器，转动反光镜，使视野的亮度均匀、适宜；③同时右眼也要睁开用于观察切片或绘图。

3. 低倍镜的使用　①对光完成后，取所观察的组织切片，先用肉眼找到要观察的内容，将正面朝上放在载物台上，用切片夹固定好切片，用推进器将标本移到小孔中央；②先用粗调节螺旋将镜筒下移至距切片3~5mm处；③用左眼对准目镜边观察边转动粗调节螺旋，使镜筒慢慢上升，当视野中有物像出现时，改用细调节螺旋进行调节，直到看清物像为止。

4. 高倍镜的使用　①先在低倍镜下找到要放大观察的物像后，用推进器将其移到视野中央；②移走低倍镜改换高倍镜观察，同时调节细调节螺旋，直至看清物像。

5. 显微镜的存放　显微镜使用结束后，先提升镜筒，取下玻片，转动螺旋盘使物镜呈八字形，并将镜筒下移至最低点，同时将反光镜移至垂直位置，最后用绸布或擦镜纸将显微镜擦干净，放回显微镜箱。

（三）观察组织

1. 单层柱状上皮（小肠切片、HE染色）

（1）肉眼：观察小肠黏膜腔面，可见高低不平，染成紫蓝色，有许多突起的是小肠绒毛，染成粉红色的为小肠的其余部分。

（2）低倍镜：黏膜内表面有大量指状突起，选择一段完整的纵切面，观察排列整齐、密集的单层柱状上皮，其间夹杂有杯状细胞。

（3）高倍镜：细胞呈高柱形，排列整齐，细胞质呈粉红色，细胞核呈椭圆形，靠近基底部，呈深蓝色。在镜下还可见柱状细胞间形似高脚杯状的杯状细胞，核呈三角形或扁圆形位于底部，底部狭窄，上部膨大呈空泡状。

（4）绘图：在高倍镜下绘出单层柱状上皮的游离面、基底面、细胞质和细胞核。

2. 疏松结缔组织（铺片、HE染色）

（1）肉眼：标本呈淡紫红色，纤维交织成网，选择切片较薄（染色淡的）部位进行观察。

（2）低倍镜：低倍镜下胶原纤维和弹性纤维交织成网，细胞分散其间，胶原纤维粗细不等，呈淡红色；弹性纤维较细直并交织成网状，呈暗红色。

（3）高倍镜：高倍镜下胶原纤维粗大，粉红色；弹性纤维细丝状，有分支。成纤维细胞数量最多，形状不一，有突起，胞质淡红色，胞核椭圆形，紫蓝色；巨噬细胞形状不规则，胞质中有蓝色颗粒，核小而圆，染成深蓝紫色；肥大细胞成群分布于小血管周围，胞质中充满粗大的异染颗粒。

3. 血细胞（血涂片、瑞氏染色）

（1）肉眼：涂片呈薄层粉红色。

（2）低倍镜：低倍镜下可见大量染成粉红色的为无核的红细胞，还有紫蓝色核的白细胞。

（3）高倍镜：高倍镜下可进一步看清红细胞呈红色，圆形，偶见有核的白细胞。

4. 骨骼肌（舌肌切片、特殊染色）

（1）肉眼：标本呈蓝色椭圆形状。

（2）低倍镜：低倍镜下骨骼肌纤维呈细长圆柱状，有明暗相间的横纹，且与纤维的长轴垂直。胞核扁椭圆形，深蓝色，位于肌膜深面，数量较多。

（3）高倍镜：高倍镜下骨骼肌纤维内有许多纵行线条状结构，即肌原纤维。

【注意事项】

1. 取、放显微镜时必须轻拿、轻放，严格按程序操作，切忌粗暴使用显微镜。

2. 使用显微镜时不要随意取出目镜，防止污染目镜，严禁拆卸显微镜零件，以防损坏。

3. 使用显微镜观察组织切片时，两眼都要睁开，左眼看镜下结构，右眼可绘图。

4. 调焦时用左手，右手用于画图或其他操作。

5. 在使用高倍镜观察组织切片时，只能用细调节螺旋进行调节，以免损伤组织切片。

小结

1. 在光学显微镜下，细胞可分为细胞膜、细胞质和细胞核3个部分。

2. 细胞分裂有3种方式：无丝分裂、有丝分裂和减数分裂。

3. 细胞膜具有物质转运功能和受体功能。其物质转运方式包括单纯扩散、载体易化扩散、通道易化扩散、主动转运、入胞作用和出胞作用。

4. 一切活细胞无论处于静息状态还是活动状态都存在电现象。

5. 基本组织包括上皮组织、结缔组织、肌组织和神经组织。

6. 衬贴于心、血管及淋巴管内腔面的单层扁平上皮称内皮。被覆于胸膜、腹膜和心包等处的单层扁平上皮称间皮。

7. 结缔组织包括固有结缔组织、软骨组织、骨组织及血液。固有结缔组织包括疏松结缔组织、致密结缔组织、网状组织和脂肪组织。

8. 血液由血浆及血细胞组成。血细胞包括红细胞、白细胞和血小板。白细胞包括中性粒细胞、嗜酸性粒细胞、嗜碱性粒细胞、单核细胞和淋巴细胞。

9. 肌组织包括骨骼肌、心肌和平滑肌。

10. 神经组织由神经细胞（神经元）和神经胶质细胞组成。

1.　简述细胞膜的生理功能。

2.　简述基本组织的分类和分布。

3.　简述疏松结缔组织的细胞构成和各构成部分的功能。

4.　简述血细胞的组成及功能。

（曲永松）

项目三
认识疾病

学习目标

- 熟悉健康和疾病的概念，疾病的经过和转归。
- 了解疾病发生的原因。
- 具有较强的社会交往能力，良好的人际关系和健康的心理。

学前导语

患者，女，66岁。性格内向，喜欢生闷气。由于平时活动量小，又喜油腻食物，体型偏胖；5年前诊断为高血压，未规律服药治疗；半年前，因家庭纠纷，独自生气，第二天清晨，家人发现患者左侧面部瘫痪，左半身活动不灵便并存在感觉障碍，到医院就诊，诊断为脑出血，经治疗后病情好转。

请问：1. 世界卫生组织（WHO）的健康标准包括哪些？

2. 生活中保持什么样的心态对健康有益？

任务 3-1　健康和疾病

一、健康

根据现代生物-心理-社会医学模式，1946年世界卫生组织（World Health Organization，WHO）将健康定义为：健康不仅是没有疾病或病痛，而且是保持身体、心理及社会适应的完好状态。随着社会的进步和发展，人们对健康提出了更高的要求，1989年WHO把健康的定义修改为：除了身体健康、心理健康和社会适应良好外，还要加上道德健康，只有这四方面都健康的人，才算完全健康。

二、疾病

疾病是指机体在一定的病因作用下，自稳调节紊乱而发生的异常生命活动。机体出现功能、代谢和形态结构的变化，表现出一系列临床症状和体征（包括躯体、心理和社会行为方面）。

症状是指疾病过程中患者主观感觉到的异常现象，如恶心、头痛、烦躁、焦虑等。体征是指体格检查时所发现的客观病理状况，如心脏杂音、肝大等。

> ❓ **课堂互动**
> 说一说："学前导语"中的小丽目前是一个健康人吗？为什么？

任务 3-2　疾病发生的原因

疾病发生的原因称为致病因素，简称"病因"。它是造成疾病发生必不可少的，而且决定疾病特异性的因素。病因种类很多，主要有以下几类。

一、生物因素

生物因素是最常见的病因，包括细菌、病毒、真菌、支原体、立克次体、寄生虫等。常通过一定的门户、一定的传播途径引起一定部位的感染性疾病，其致病作用主要取决于病原体侵入机体的数量、毒力、侵袭力以及机体的抵抗力。

二、物理因素

物理因素包括机械力、高温、冷冻、电离辐射及气压的变化等。其致病作用主要取决于致病因素作用于机体的强度、部位及持续时间。其致病特点往往是潜伏期一般较短或没有；无明显器官组织选择性。

三、化学因素

化学因素如强酸、强碱、化学毒物及动植物毒性物质等。其致病作用与毒物的性质、剂量、作用部位和机体的功能状态有关。

四、遗传因素

遗传因素是指由于染色体异常和基因突变直接引起疾病或使机体获得遗传易感性。染色体异常可表现为染色体数目异常或结构畸变。基因突变包括基因缺失、点突变、插入等。高血压、精神分裂症、糖尿病、癌症等有一定的遗传易感性，其发病常常是遗传因素与环境因素共同作用的结果。

五、先天性因素

先天性因素是指能影响胎儿生长发育，导致胎儿损害的因素。由先天性因素引起的疾病称为先天性疾病，如先天性心脏病等。

六、营养因素

机体营养物质的缺乏可导致疾病，如维生素A缺乏可引起夜盲症，维生素D缺乏引起佝偻病。而营养物质摄入过剩也会导致疾病，如脂肪摄入过多导致肥胖症等。

七、免疫因素

免疫功能异常可导致免疫性疾病，包括：①变态反应性疾病，如由某些药物（青霉素、磺胺类）、花粉或某些食物（鱼、牛奶）引起的荨麻疹、支气管哮喘等；②自身免疫性疾病，如类风湿关节炎、系统性红斑狼疮等；③免疫缺陷病，包括先天性和后天获得性2种。

八、精神、心理及社会因素

精神、心理及社会等因素与疾病的发生有着密切关系，如高血压、消化性溃疡等与长期处于高度紧张状态和精神压力大有关。

> ⊘ 课堂互动 ————————————————
> 说一说：你所熟悉疾病的病因。

任务 3-3 疾病的经过和转归

一、疾病的经过

疾病的经过是指疾病从发生到结束的过程。传染性疾病和慢性疾病的阶段性比较明显，急性疾病的阶段性不明显。典型疾病发展的过程一般分为以下4个阶段。

（一）潜伏期

潜伏期是指从致病因子侵入机体到机体出现最初症状的阶段。不同的疾病潜伏期的长短不同，短的可无明显潜伏期，长的潜伏期可达几年甚至更长。

（二）前驱期

前驱期是指疾病从出现最初症状到出现典型症状的阶段。此期的症状大多数无特异性。

（三）症状明显期

症状明显期是指出现该疾病的典型症状阶段。临床上常以此期的典型症状和体征作为诊断疾病的重要依据。

（四）转归期

疾病的转归主要取决于致病因素作用于机体后发生的损伤与个体抗损伤反应的力量对比，正确而及时的治疗可影响疾病的转归。

二、疾病的转归

大多数疾病发生发展到一定阶段后终将结束，这就是疾病的转归。疾病的转归有康复和死亡2种形式。

（一）康复

康复分为完全康复与不完全康复2种。完全康复是指疾病时所发生的损伤性变化完全消失，机体的自稳调节恢复正常。如临床上患流感经治疗后，呼吸道、胃肠功能可以完全恢复正常。不完全康复是指疾病时的损伤性变化得到控制，但基本病理变化尚未完全消失，经机体代偿后功能恢复，主要症状消失，有时可留后遗症，如烧伤愈合后留下的瘢痕。

（二）死亡

死亡是指机体作为一个整体其功能的永久性停止。死亡包括生理性死亡和病理性死亡。生理性死亡指机体各组织器官自然衰老所致的死亡。病理性死亡是疾病进行性恶化的结局。

传统的死亡标志是心跳、呼吸停止和各种反射消失。死亡是一个过程，包括濒死期、临床死亡期、生物学死亡期。①濒死期，是患者脑干以上的中枢部处于深度抑制，各系统的功能发生严重障碍；②临床死亡期，表现为心跳、呼吸停止，各种反射消失，但它是一可逆变化，在一定时间内各组织细胞仍存在微弱的代谢活动，如能及时抢救，患者可恢复生命；③生物学死亡期，是死亡的最后阶段，机体各重要器官的代谢活动相继停止，并发生不可逆的变化。

🔗 **知识链接**

脑死亡

脑死亡是指全脑功能不可逆地永久性丧失，机体作为一个整体，功能永久性停止。脑死亡的判断标准：①不可逆昏迷和大脑无反应性，对外界刺激完全失去反应；②自主呼吸停止；③脑神经反射消失；④瞳孔散大或固定；⑤脑电波消失；⑥脑血液循环完全停止。

② 课堂互动

说一说：以食物中毒为例说明疾病的经过；临床上判断死亡的主要标志。

小结

1. 健康包括身体健康、心理健康、社会适应良好和道德健康。
2. 疾病发生的原因是指对于疾病的发生必不可少而且决定疾病特异性的因素。
3. 疾病的转归有康复和死亡2种形式。

思考与练习

1. 简述健康和疾病的概念。
2. 简述疾病发生的原因。
3. 简述疾病的经过和转归。

（刘恩辰）

项目四
运动系统解剖生理及常见病症

学习目标

- 掌握运动系统的组成、骨的分类和构造、关节的基本构造、肌的分类和构造。
- 熟悉类风湿关节炎、骨性关节炎的临床表现和治疗。
- 了解全身各骨的名称和位置、主要骨连结名称和主要骨骼肌的位置；了解类风湿关节炎、骨性关节炎的病因及类型。
- 熟练掌握骨和骨连结，学会全身重要骨和骨骼肌的位置。
- 具有应用运动系统相关解剖生理知识分析、解释相关临床病症的能力。

学前导语

　　患者，女，60岁，教师。自述25年前开始出现不明原因的手、足等多关节对称性肿痛、压痛、僵硬，晨起最明显，活动后减轻；后逐渐出现手、足关节畸形，并累及肘关节、肩关节、膝关节和髋关节等而出现局部疼痛、活动受限；有时伴有乏力、低热、肌肉酸痛等症状；近1年来症状加重。血清类风湿因子阳性。

　　　　请问：1. 该患者的初步诊断是什么？

　　　　　　　2. 该疾病有哪些典型的关节表现？

　　　　　　　3. 如何对该疾病进行治疗？

　　　　　　　4. 关于对患者的人文关怀你是如何理解的？

运动系统由骨、骨连结和骨骼肌组成，具有支持、保护和运动功能。全身的骨与骨连结构成了人体的支架，称骨骼（图4-1）。骨骼肌附着于骨，通过收缩和舒张，牵引骨骼产生运动。在运动中，骨起杠杆作用，骨连结是运动的枢纽，而骨骼肌则是运动的动力器官。

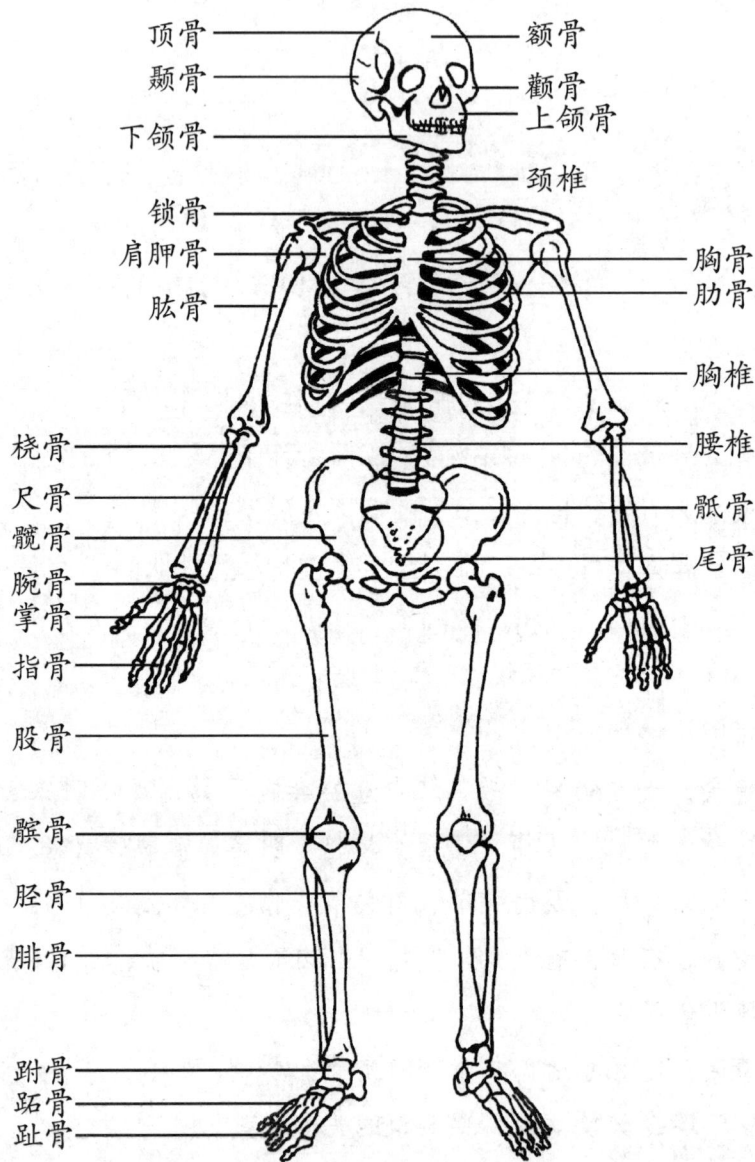

图4-1　全身骨骼

若运动系统发育不良、外伤或病理等因素会导致一些疾病的发生，如先天畸形、骨折、腰肌劳损、类风湿关节炎、骨性关节炎等。

一、骨与骨连结

（一）概述

1. 骨的分类　成人骨有206块，按部位分为颅骨、躯干骨和四肢骨；按形态分为长骨、短骨、扁骨和不规则骨。

（1）长骨：呈长管状，分一体和两端。两端的膨大称骺；中间为体又称骨干，内部的空腔称髓腔，容纳骨髓。长骨主要分布于四肢，如股骨、肱骨等。

（2）短骨：呈立方形，多成群分布于活动较灵活的部位，如腕骨、跗骨等。

（3）扁骨：呈板状，主要构成颅腔、胸腔和盆腔的壁，起保护作用，如颅盖骨、胸骨等。

（4）不规则骨：形状不规则，如椎骨等。

2. 骨的构造　骨由骨膜、骨质和骨髓3个部分构成（图4-2）。

（1）骨膜：是一层致密的结缔组织膜，被覆于骨的表面（关节面除外）。骨膜含有丰富的血管、淋巴管和神经，也含有成骨细胞和破骨细胞。骨膜对骨的生长、营养及再生有重要作用，故手术时要尽量保留骨膜。

（2）骨质：由骨组织构成，分骨密质和骨松质。

1）骨密质：致密坚硬，耐压性较强，配布于骨的表面。

2）骨松质：由骨小梁构成，结构疏松，配布于长骨的两端、短骨、扁骨和不规则骨的内部。

（3）骨髓：充填于骨髓腔和骨松质间隙内，分红骨髓和黄骨髓。红骨髓具有造血功能，胎儿和婴幼儿全身所有骨内均为红骨髓，5岁以后长骨骨干内的红骨髓逐渐减少，被脂肪组织替代称黄骨髓，黄骨髓无造血功能，但具有造血潜能。成人红骨髓仅分布于长骨两端、短骨、扁骨和不规则骨的骨松质内。临床上常在髂前上棘、胸骨等处行骨髓穿刺术，来检查骨髓的造血功能。

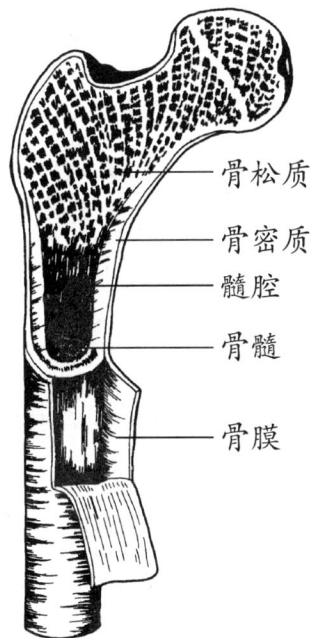

图4-2　骨的构造

骨松质
骨密质
髓腔
骨髓
骨膜

骨髓移植

骨髓造血对于维持机体的生命和免疫力非常重要。骨髓移植就是将健康人的造血干细胞通过静脉输注到患者体内，重建患者的造血功能和免疫功能，以达到治疗某些疾病的目的，确切地说应该称为"骨髓干细胞移植"。

3. **骨的化学成分和物理特性**　骨含有有机质和无机质2种化学成分。有机质主要是胶原纤维，赋予骨弹性和韧性；无机质主要是碳酸钙和磷酸钙等，赋予骨坚硬性和脆性，使骨坚硬挺实。骨的物理特性随化学成分的改变而改变。

❓ **课堂互动**

说一说：为什么老年人跌倒后容易发生骨折？

为什么要保持良好的站姿和坐姿？

幼年时，骨的有机质含量相对较多，不易发生骨折，但在不良姿势的影响下易发生变形，因此幼年时应养成良好的坐、立和行走姿势，以免骨变形。

4. **骨连结**　骨与骨之间的连结装置称骨连结，按其结构可分为直接连结和间接连结两大类。

（1）直接连结：骨与骨之间借纤维结缔组织、软骨或骨直接相连，其间没有间隙，活动性较小或不活动，分纤维连结、软骨连结和骨性结合3类。

（2）间接连结：骨和骨之间借结缔组织囊相连，囊内有腔隙，含有滑液，活动度大，又称关节。

1）关节的基本结构（图4-3）

a. 关节面：是参与构成关节各骨的邻接面，关节面上覆盖有关节软骨，光滑而富有弹性，可减少运动时关节面的摩擦、缓冲震荡和冲击。

b. 关节囊：由纤维结缔组织膜构成的囊，

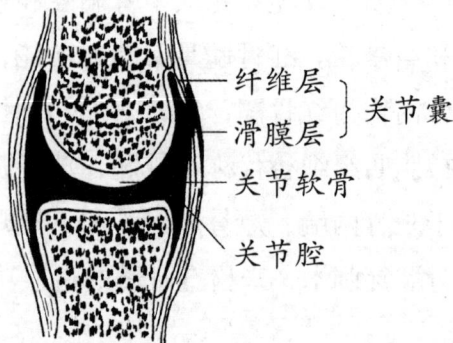

图4-3　关节的基本结构

附着在关节软骨周围并与骨膜连续，它包围关节，封闭关节腔。

c. 关节腔：为关节面和关节囊围成的密闭腔隙，腔内为负压，含少量滑液，对维持关节的稳固性有一定作用。

2）关节的辅助结构：有些关节除基本结构外，还有一些辅助结构。如韧带、关节盘、关节唇等，可增加关节的稳固性或灵活性。

3）关节的运动形式：包括屈和伸、内收和外展、旋转、环转等。

@ 课堂互动

做一做：以肩关节和肘关节为例，体会关节的运动形式。

（二）全身各骨及其连结

1. 躯干骨及其连结　躯干骨包括椎骨、胸骨和肋3个部分，共51块，与骨连结构成脊柱和胸廓。

（1）脊柱：成人脊柱由24块椎骨、1块骶骨、1块尾骨与其间的骨连结构成（图4-4）。脊柱是躯干的中轴，具有支持体重、传递重力、缓冲震荡，保护脊髓和内脏器官及运动等功能。从侧面观察，脊柱有4个生理性弯曲，颈曲、腰曲凸向前，胸曲、骶曲凸向后，这些弯曲增大了脊柱的弹性，在行走和跳跃时可减轻对脑和脏器的冲击与震荡，并有利于维持身体的平衡。

（2）胸廓：由12块胸椎、12对肋、1块胸骨与它们之间的骨连结共同构成（图4-5）。胸廓呈上窄下宽、前后略扁的圆锥形。具有支持、保护胸腹腔脏器和参与呼吸运动等功能。

2. 颅骨及其连结

（1）颅骨：成人颅骨共23块，分脑颅骨和面颅骨2个部分。脑颅骨围成颅腔，容纳脑，面颅骨构成面部支架。

1）脑颅骨：脑颅骨共8块。成对的有顶骨和颞骨；不成对的有额骨、蝶骨、筛骨和枕骨。

2）面颅骨：面颅骨共15块。成对的有上颌骨、颧骨、泪骨、鼻骨、腭骨和下鼻甲；不成对的有下颌骨、犁骨和舌骨。

（2）颅骨的连结：颅骨之间多借缝、软骨或骨性结合相连结，彼此之间结合极为牢固，对颅内脑组织有很好的保护作用，只有颞骨与下颌骨之间借颞下颌关节（又称下颌关节）相连。

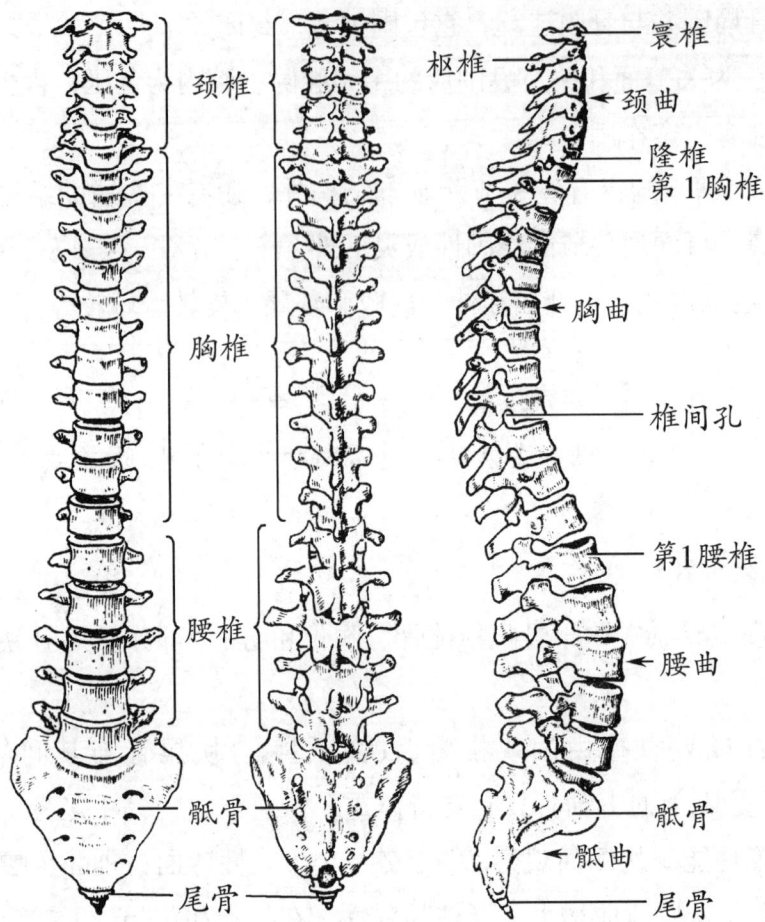

图4-4　脊柱

颈椎

胸椎

腰椎

骶骨

尾骨

寰椎

枢椎

颈曲

隆椎

第1胸椎

胸曲

椎间孔

第1腰椎

腰曲

骶骨

骶曲

尾骨

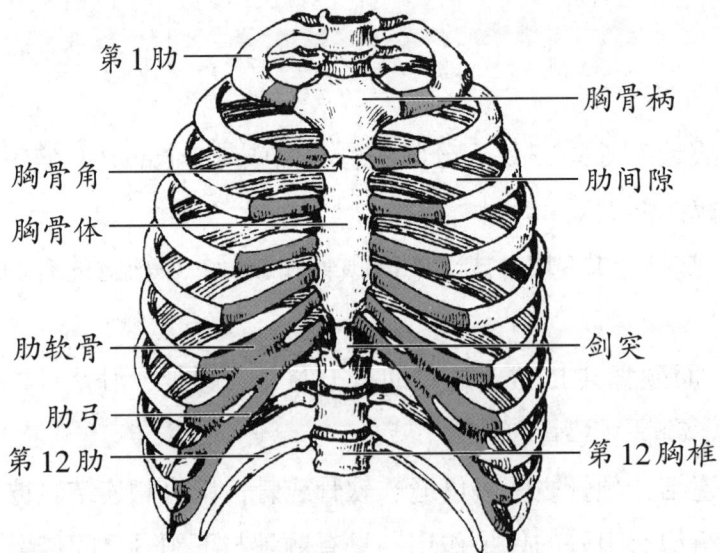

图4-5　胸廓

第1肋

胸骨角

胸骨体

肋软骨

肋弓

第12肋

胸骨柄

肋间隙

剑突

第12胸椎

3. 四肢骨及其连结（图4-1）

（1）上肢骨及其连结

1）上肢骨：包括锁骨、肩胛骨、肱骨、桡骨、尺骨和手骨，每侧32块，两侧共64块。

2）上肢骨的连结：上肢骨的连结主要有胸锁关节、肩锁关节、肩关节、肘关节、前臂骨连结和手关节等。

（2）下肢骨及其连结

1）下肢骨：下肢骨包括髋骨、股骨、髌骨、胫骨、腓骨和足骨，每侧31块，双侧共62块。

2）下肢骨的连结：下肢骨的连结主要有骨盆、髋关节、膝关节、小腿骨的连结和足关节等。

⑦ 课堂互动 ————————————————————————

指一指：在人体骨架上指出全身各骨位置。

··

二、骨骼肌

（一）概述

骨骼肌是运动系统的动力部分，绝大多数附着于骨。骨骼肌数量众多，分布广泛，有600多块，约占体重的40%。每块骨骼肌都具有一定的形态、位置和辅助结构，有丰富的血管和神经等分布。

1. 肌的形态、分类和构造

（1）肌的形态和分类（图4-6）：肌形态多样，按其外形可分为长肌、短肌、扁肌和轮匝肌4类。长肌收缩时可引起较大幅度的运动，多见于四肢。短肌小而短，运动时，收缩幅度较小，多见于躯干深层。扁肌扁而薄，多见于胸腹壁，除运动功能外兼有保护内脏的作用。轮匝肌位于孔、裂周围，收缩时可关闭孔裂。肌按在体内的位置可分为头肌、颈肌、躯干肌和四肢肌等。

（2）肌的构造：肌由肌腹和肌腱2

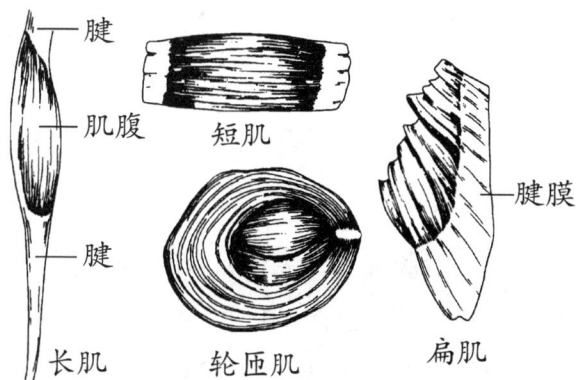

图4-6 肌的形态

个部分构成。肌腹主要由肌纤维组成，有收缩和舒张功能。肌腱主要由致密结缔组织构成，色白而强韧，无收缩功能，一般位于肌的两端，具有固定肌和传递力的作用。扁肌的腱呈薄膜状，称腱膜。

2. 肌的起止和配布

（1）肌的起止：肌通常以两端附着在两块或两块以上的骨面上，中间跨过一个或多个关节。通常把肌靠近身体正中矢状面或四肢近侧端的附着点称起点，把另一端的附着点称止点。肌收缩时使两骨彼此靠近或分离而产生运动。一般情况下，肌收缩时，止点向起点靠近。

（2）肌的配布：肌在关节周围配布的方式与关节的运动类型相关。

3. 肌的辅助结构　在肌的周围有辅助结构协助肌的活动，具有保持肌的位置、减少运动时的摩擦等功能，包括筋膜、滑膜囊和腱鞘等。

（1）筋膜：筋膜遍布全身，分浅筋膜和深筋膜2种。浅筋膜又称皮下筋膜，位于真皮之下，包被全身，由疏松结缔组织构成。深筋膜又称固有筋膜，由致密结缔组织构成，位于浅筋膜的深面，包被体壁、四肢的肌、血管和神经等（图4-7）。

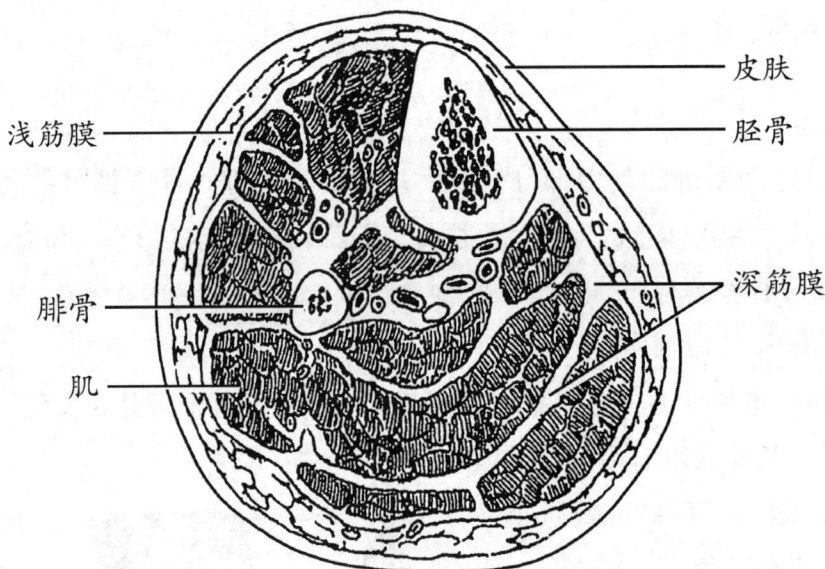

图4-7　肌的辅助结构（示筋膜）

（2）滑膜囊：为封闭的结缔组织囊，壁薄，内有滑液，多位于肌腱与骨面相接触处，以减少两者之间的摩擦。

（3）腱鞘：腱鞘是包围在肌腱外面的鞘管，存在于活动性较大的腕、踝、手指和足趾等处，肌腱能在鞘内自由滑动（图4-8）。

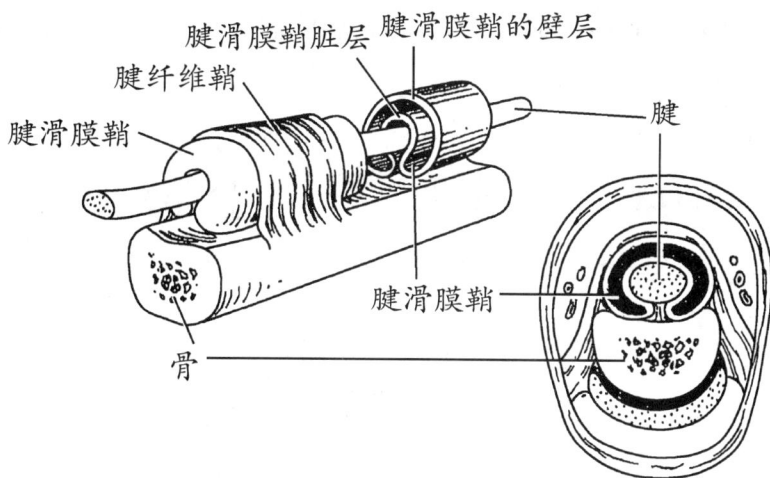

图4-8　肌的辅助结构（示腱鞘）

（二）全身重要的骨骼肌

1. 三角肌　呈三角形，肌束从前、后和外侧三面包围肩关节，主要作用是外展肩关节，三角肌是临床上肌内注射的常用部位之一（图4-9）。

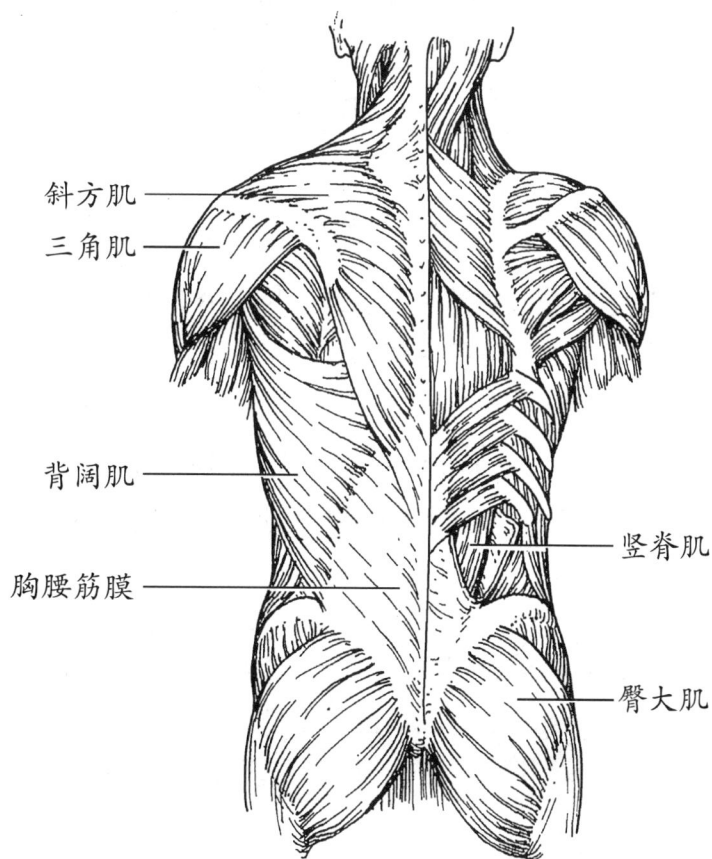

图4-9　背肌

2. 膈　膈位于胸、腹腔之间，为向上膨隆的扁肌（图4-10）。膈周围部为肌部，各部肌束向中央集中移行于中心腱。

膈有3个裂孔：主动脉裂孔，有主动脉和胸导管通过；食管裂孔，位于主动脉裂孔左前上方，有食管和迷走神经通过；腔静脉孔，位于食管裂孔的右前上方，有下腔静脉通过。

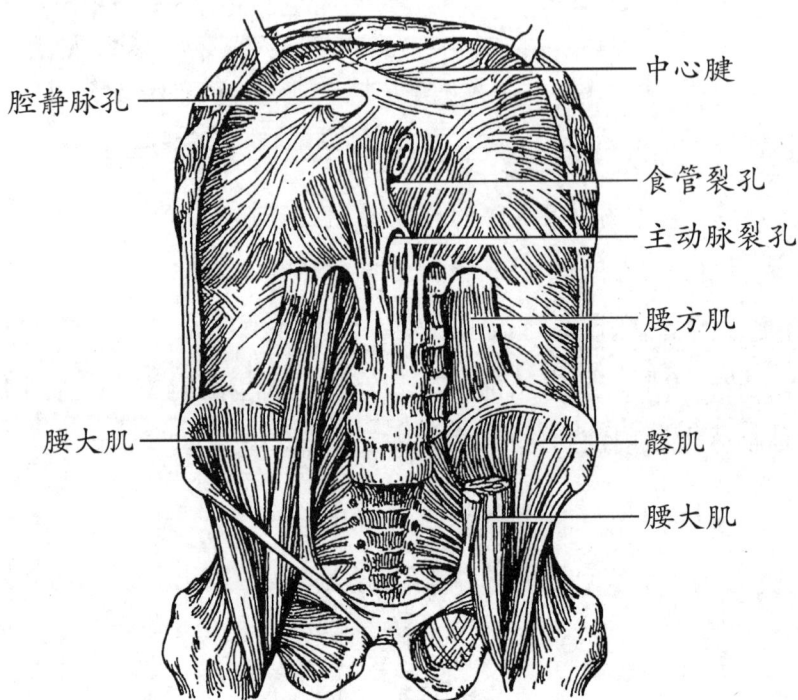

图4-10　膈与腹后壁肌

膈是主要的呼吸肌，收缩时膈的顶部下降，胸腔容积扩大，助吸气；舒张时，膈的顶部上升，胸腔容积缩小，助呼气。膈与腹肌同时收缩，可增加腹压，有协助排便和分娩等作用。

3. 臀大肌　大而肥厚，与皮下组织一起形成臀部隆起，作用是伸髋关节并外旋，在人体直立时，固定骨盆，防止躯干前倾。臀大肌外上部是肌内注射最常选用的部位（图4-9）。

　　　　🔍 课堂互动
　　　　指一指：在模型上指出膈的3个裂孔并说明通过的结构。

任务 4-2 　运动系统常见病症

一、类风湿关节炎

（一）概述

类风湿关节炎是一种常见的自身免疫性疾病。主要是以侵蚀性、多发性和对称性的多关节慢性炎症性表现为主的疾病，可伴有关节外的系统性损害。其病理变化为关节的滑膜慢性炎症，可累及关节软骨和骨质而导致关节畸形。患者血清中出现类风湿因子。

类风湿关节炎诊断可靠证据是类风湿皮下结节，结节是肉芽肿的改变。实验室检查是检测类风湿因子和红细胞沉降率（简称血沉）、C反应蛋白等。

（二）临床表现

本病的发病年龄在20~60岁，高峰位于30~50岁，女性多于男性，女性患者数2~3倍于男性，患病率为0.18%~1.07%。本病大部分患者起病较为迟缓，并在出现关节明显症状前伴有乏力、全身不适、发热、肌肉酸痛等症状。

1. 关节表现

（1）晨僵：是指病变的关节在长期静止不动后出现较长时间（半小时至数小时）的僵硬和胶着感，晨起时明显，持续时间长在1小时以上，95%以上的类风湿关节炎患者有晨僵现象。

（2）关节痛与压痛：关节痛是本病最早的症状，多呈对称性、持续性的特点，但时轻时重，疼痛的关节伴有压痛。最常出现的部位为掌指关节、近端指关节、腕关节，其次是髋、膝、踝、足趾、肘、肩等关节。

（3）关节肿胀：是由于滑膜增生、关节腔积液和组织水肿所致。最常受累的关节是近端指间、掌指、腕和膝关节，也见于其他关节。

（4）畸形：易发于手足小关节，常见于腕关节、肘关节强直及掌指关节半脱位及膝关节内外翻畸形等。

除了以上4种关节表现，本病还常见关节活动受限和骨质疏松等症状。

2. 关节外表现　主要有皮下类风湿结节、血管炎，以及消化、呼吸、循环、泌尿等系统脏器的损害，如肺间质性炎症、心包炎、胸膜炎和肝脾肿大等。

---

⑦ **课堂互动** ——————————————

想一想：类风湿关节炎关节表现有哪些？

（三）治疗

1. 一般治疗　以缓解症状、改善关节功能为治疗目标，采取理疗、体疗、外用药和适当休息的方法进行治疗。

2. 药物治疗

（1）改善病情的抗风湿药：是治疗类风湿关节炎的基础药，该药可延缓或控制病情，主要包括甲氨蝶呤、硫唑嘌呤、来氟米特、环磷酰胺等。

（2）糖皮质激素：该激素可快速缓解关节肿痛和全身症状，治疗本病的原则是小剂量和短疗程。

（3）非甾体抗炎药：是临床治疗类风湿关节炎的常用药，但该药有不良反应，如对胃肠道和肝肾功能的损害等。

（4）其他药物：包括生物制剂和植物药。生物制剂，如TNF-α拮抗剂、IL-1拮抗剂、IL-6拮抗剂等；植物药，如雷公藤和白芍总苷等。

3. 手术治疗　在经内科正规治疗无效或关节功能严重障碍患者可考虑手术治疗。主要是早期患者可行滑膜切除术等，晚期患者根据病情行人工关节置换术。

二、骨性关节炎

（一）概述

骨性关节炎，即骨关节病。也称退行性关节炎、增生性关节炎及创伤性关节炎等。骨性关节炎属于非化脓性关节炎，是以关节软骨退行性变和继发性骨质增生为特征的慢性骨关节病。本病的好发部位是髋关节、膝关节和手部关节。骨性关节炎多发于中老年人。导致骨性关节炎原因有多种因素。包括生物因素和机械损伤，其中生物因素包括年龄、遗传和炎症等，而机械损伤则造成关节软骨的破坏，进而导致关节的损坏，使骨性关节炎表现更加明显。

（二）临床表现

本病起病较为缓慢。主要表现是关节疼痛和活动不灵活，多在40岁以后出现症状，并随年龄增长而发病者增多。发病率女性高于男性。

1. 受累部位　常见的受累部位依次是远端指间关节、近端指间关节、第一掌指关节、髋关节、膝关节、第1跖趾关节、颈椎和腰椎。

2. 症状

（1）晨僵：表现为受累关节起床时有僵硬症状，一般不严重，活动后缓解，持续时间短，一般不超过30分钟。

（2）关节疼痛：与气候和活动有关。通常早期多为活动后疼痛，休息后缓解，而后期是休息时也痛，且常有夜间疼痛发生。

（3）关节活动受限：患者早期症状轻微，但随着病情发展而逐渐加重，出现关节活动不灵，进而受累关节活动范围减小。

3. 体征　患者关节肿胀、有积液、触痛，关节活动时有不同的声响（如摩擦声等），可无疼痛；后期患者可见关节畸形，如膝内翻或外翻等。

4. X线检查　受累关节间隙变窄，骨小梁发生断裂，有硬化和囊性变。关节边缘有唇样增生。后期骨端变形，关节面凸凹不平，边缘骨质增生。

⑦ 课堂互动 ———————————————————————

想一想：骨性关节炎受累部位有哪些？
....

（三）治疗

1. 非手术治疗

（1）一般治疗：采取减肥、避免机械损伤、减轻受累关节负荷、肌肉锻炼增加关节的稳定性和适当休息等方法进行治疗。

（2）物理治疗：急性期有消肿及改善关节功能的作用，可有效止痛；慢性期既可改善关节功能，也有增强局部血液循环作用。

（3）药物治疗：主要是解热镇痛药和关节软骨营养类药物。解热镇痛药可用非甾体抗炎药，它能止痛和改善症状；关节软骨营养类药物常用的有硫酸软骨素（口服）和透明质酸钠（关节腔内注射）。

2. 手术治疗　根据患者病情、年龄、职业及生活习惯来选择手术方式，包括关节清除术、骨赘切除术、关节成形术、截骨术，若患者疼痛且关节面破坏严重者，可行人工关节置换术。

实训 2　运动系统的观察、病例讨论

【实验目的】

1. 熟练掌握骨的形态和构造、关节的基本结构、肌的分类和构造。

2. 学会全身各骨的名称和位置、全身主要关节的名称和位置、全身各主要肌的名称及位置。

　　3. 学会在标本上指出脊柱和胸廓的构成。

　　4. 学会类风湿关节炎、骨性关节炎的病因、临床表现和治疗。

【实验材料】

　　1. 全身骨架和全身各骨标本、脱钙骨及煅烧骨标本。

　　2. 打开关节囊的肩关节、肘关节、髋关节和膝关节标本。

　　3. 全身肌肉浅层标本或模型。

　　4. 全身肌肉深层标本或模型。

　　5. 膈肌标本。

　　6. 上、下肢肌标本。

　　7. 脊柱和胸廓标本和模型。

　　8. 内科病房或学校模拟病房或相关病例视频。

【实验内容与方法】

　　1. 利用全身骨架或各类骨标本辨认骨的形态分类，列举长骨、短骨、扁骨及不规则骨的形态及分布。

　　2. 利用脱钙骨及煅烧骨标本说明骨的理化特性。

　　3. 辨认全身各骨标本，并说出骨的名称和位置。

　　4. 利用全身骨架标本，脊柱、胸廓标本和模型观察脊柱和胸廓的形态和构造。

　　5. 利用肩关节、肘关节、髋关节和膝关节的标本观察各关节的基本结构。

　　6. 利用全身浅层肌的标本观察肌的位置，了解其名称。

　　7. 利用全身深层肌的标本观察肌的位置，了解其名称。

　　8. 利用膈标本观察膈的形态，说出膈上的裂孔名称及通过的结构。

　　9. 由教师组织学生结合典型类风湿关节炎和骨性关节炎病例讨论其病因、临床表现和治疗。

●·····小结·····

1.　运动系统由骨、骨连结和骨骼肌组成。

2.　骨按形态分为长骨、短骨、扁骨和不规则骨；骨按部位分为颅骨、躯干骨和四肢骨。

3.　骨由骨膜、骨质和骨髓构成。

4. 关节的基本结构包括关节面、关节囊和关节腔。

5. 肌由肌腹和肌腱2个部分构成。

6. 类风湿关节炎是一种常见的自身免疫性疾病。主要是以侵蚀性、多发性和对称性的多关节慢性炎症性病变为主的疾病，可伴有关节外的系统性损害。

7. 骨性关节炎，即骨关节病，也称退行性关节炎、增生性关节炎及创伤性关节炎等。骨性关节炎属于非化脓性关节炎，是以关节软骨退行性变和继发性骨质增生为特征的慢性骨关节病。

思考与练习

1. 简述骨的构造。

2. 简述关节的基本结构和辅助结构。

3. 简述脊柱的构成、功能及4个生理弯曲。

4. 简述膈的3个裂孔和通过的结构。

5. 简述类风湿关节炎的关节表现和关节外表现。

（潘书言）

项目五
消化系统解剖生理及常见病症

学习目标

- 掌握消化系统的组成；食管的狭窄；胃的形态、位置和分部；肝的形态、位置；阑尾根部的体表投影。
- 熟悉胸部标志线和腹部分区；胃及小肠内的消化；吸收的主要部位；消化系统常见病症的病因、临床表现和治疗原则。
- 了解腹膜和腹膜腔；腹膜形成的结构。
- 熟练掌握消化系统各器官的位置和形态。
- 具有应用消化系统相关解剖生理知识分析、解释相关临床病症的能力。

学前导语

患者，男，35岁，货车司机。自述上腹部疼痛3年；疼痛发作以春、秋季多见，可持续几天、几周；疼痛多发生在两餐之间或餐前，有时在午夜或凌晨1时左右，进食后可缓解；近2周，因过劳上腹部疼痛加重，伴恶心、呕吐。

请问：1. 该患者的初步诊断是什么？
2. 该疾病的典型症状有哪些？
3. 如何对该疾病进行预防和治疗？
4. 如何利用自己的专业知识积极参与健康宣教和公益活动？

消化系统由消化管和消化腺2个部分组成（图5-1）。消化管包括口腔、咽、食管、胃、小肠（十二指肠、空肠和回肠）和大肠（盲肠、阑尾、结肠、直肠和肛管）。临床上通常将从口腔到十二指肠这一段消化管称上消化道，空肠及其以下的消化管称下消化道。消化腺分为大消化腺和小消化腺2种。大消化腺包括大唾液腺、肝和胰，小消化腺分布于消化管壁内，如唇腺、食管腺、胃腺和肠腺等。消化系统的主要功能是摄入、消化食物，吸收营养物质，排出食物残渣，此外还有一定的内分泌功能。

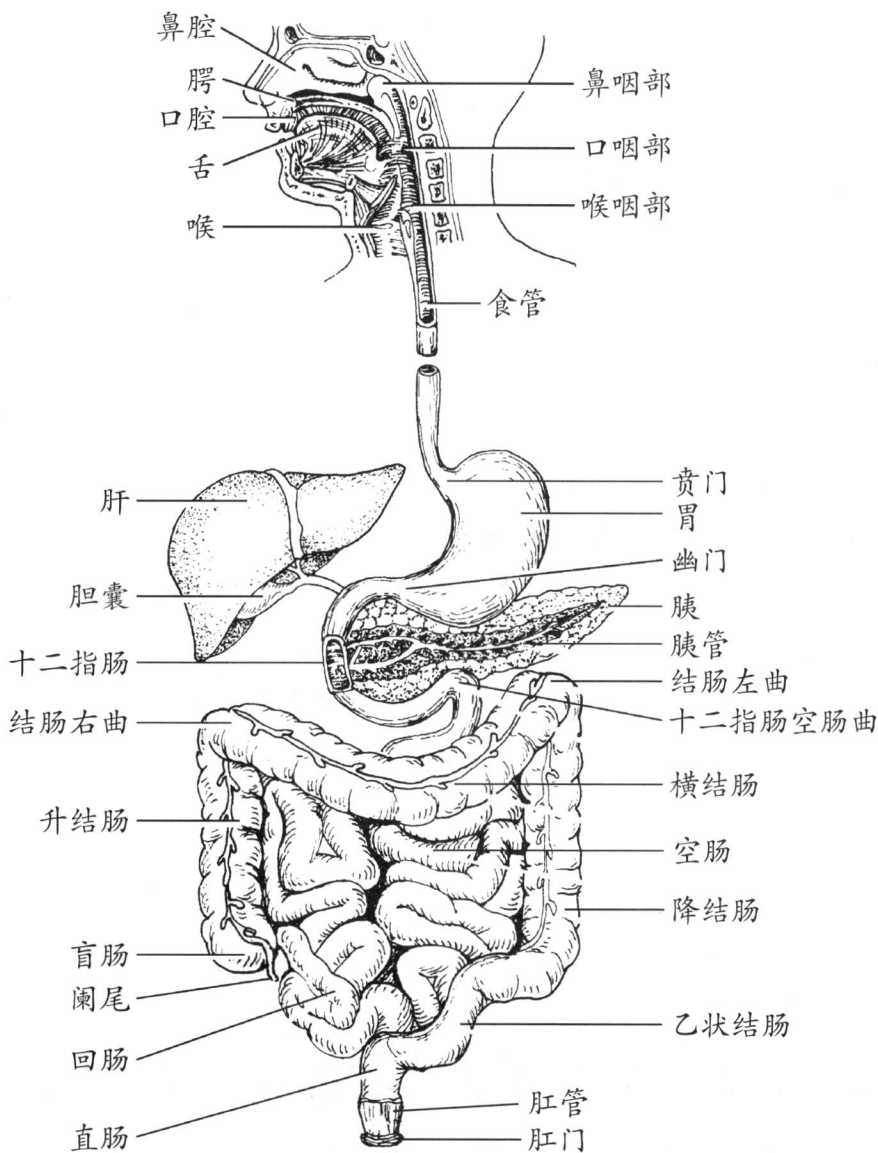

图5-1　消化系统模式图

内脏大部分器官位于胸腔、腹腔、盆腔内，为了描述胸、腹腔器官的位置及其体表投影，通常在胸、腹部体表确定若干标志线和划分一些区域（图5-2）。

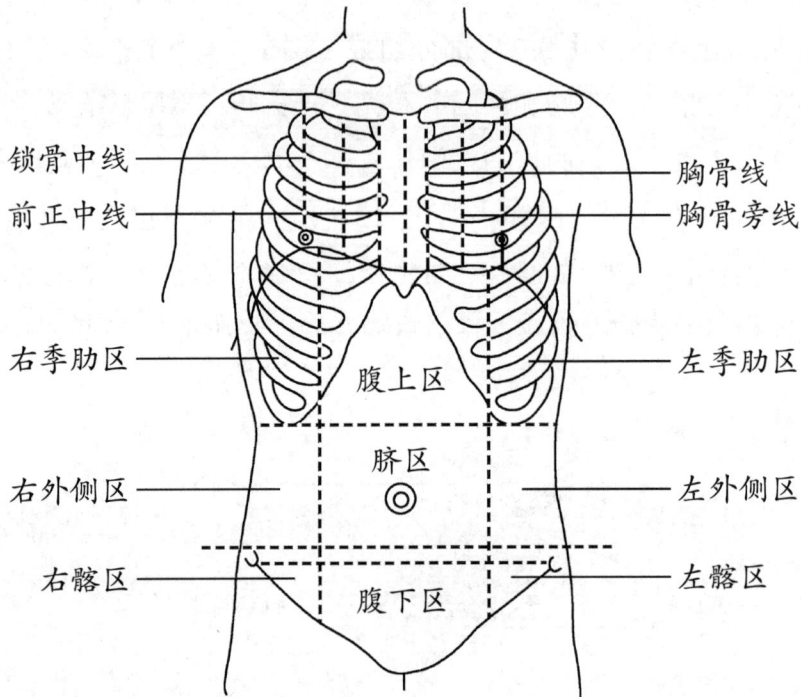

图5-2　胸部标志线和腹部分区

胸部标志线有8条。前正中线是沿人体前面正中所作的垂线。胸骨线是沿胸骨外侧缘所作的垂线。锁骨中线是经锁骨中点所作的垂线。腋前线是沿腋前襞向下所作的垂线。腋后线是沿腋后襞向下所作的垂线。腋中线是经腋前、后线之间的中点所作的垂线。肩胛线是通过肩胛骨下角的垂线。后正中线是沿人体后面正中所作的垂线。

腹部的分区通常采用九分法，即用两条横线和两条纵线将腹部分为9个区。两条横线分别是通过两侧肋弓最低点的连线和通过两侧髂结节的连线，两条纵线分别是通过左、右腹股沟韧带中点的垂线。以此将腹部分成9个区，即腹上区，左、右季肋区，脐区，左、右腹外侧区，耻区，左、右腹股沟区。临床工作中常用四分法，即以前正中线和通过脐的水平线，将腹部分为左、右上腹部和左、右下腹部4个区。

一、消化管

消化管是从口腔至肛门的连续性管道，管壁（除口腔与咽外）自内向外均分为黏膜、黏膜下层、肌层与外膜4层（图5-3）。其中黏膜由上皮、固有层和黏膜肌层组成，是消化管各段结构差异最大、功能最重要的部分，胃肠固有层内富含腺体和淋巴组织。

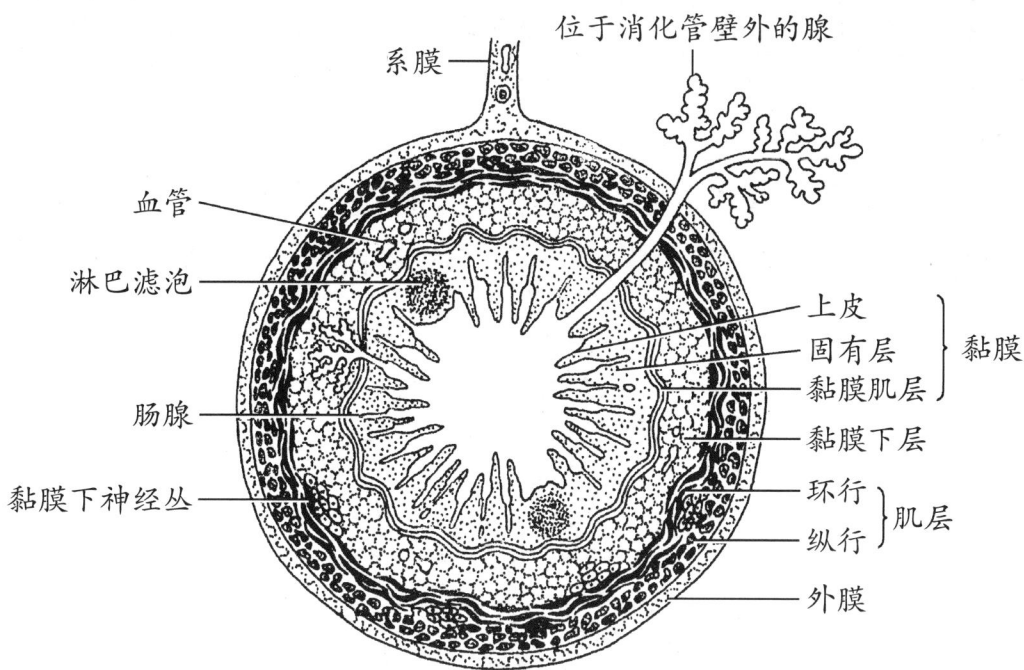

图5-3　消化管微细结构模式图

（一）口腔

口腔是消化管的起始部，前方借上、下唇围成的口裂与外界相通，后方以咽峡与咽通连，上壁为腭，下壁是口底肌与舌，两侧壁为颊。口腔内的主要器官有舌和牙（图5-4）。

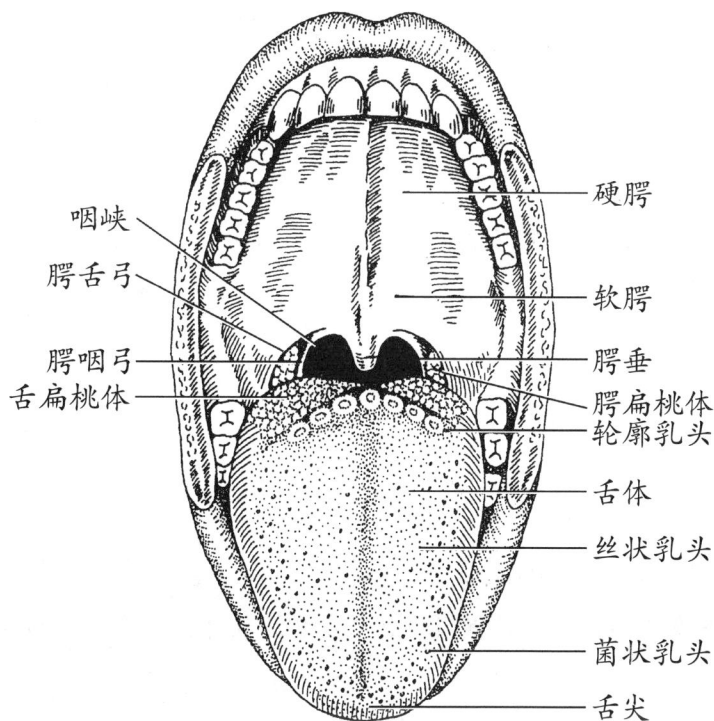

图5-4　口腔及咽峡

1. 舌　位于口腔底，是肌性器官。舌的背面及侧缘有许多舌乳头，有的内有味蕾。舌具有协助咀嚼、吞咽食物、感受味觉及辅助说话等功能。有些药物如硝酸甘油在舌下含化后可快速吸收。

2. 牙　是人体内最坚硬的器官，具有咀嚼食物和辅助发音等功能。牙的外形分为牙冠、牙颈和牙根，内部有容纳牙髓的牙腔。牙主要由牙质、釉质、牙骨质和牙髓构成（图5-5）。

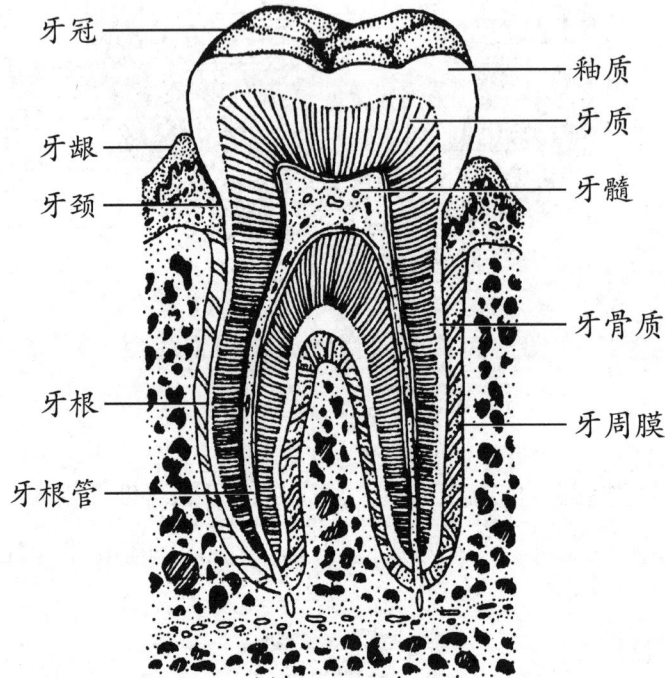

图5-5　牙的纵切面

课堂互动

指一指：在模型上辨认牙的构造和形态。

知识链接

牙齿的种类

人的一生中，先后有两组牙发生，即乳牙和恒牙。乳牙一般在出生后6个月时开始萌出，到3岁左右出齐，共20个。6岁左右，乳牙开始脱落，逐渐更换成恒牙。恒牙中，除第三磨牙外，其余各牙在14岁左右出齐。第三磨牙迟牙萌出时间最晚，有的要迟至28岁或更晚，故又称智牙。恒牙全部出齐共32个，上、下颌各16个。

（二）咽

咽是上宽下窄、前后略扁的肌性管道，呈漏斗形，是消化管与呼吸道的共同通路。咽自上而下分为鼻咽、口咽和喉咽3个部分。

（三）食管

食管位于脊柱前方，上端续于咽，下端穿经膈的食管裂孔连于胃的贲门。食管全长约25cm，有3个生理性狭窄，分别位于食管起始处、食管与左主支气管交叉处、食管穿膈处。这些狭窄是食管内异物容易滞留的部位，也是食管癌的好发部位（图5-6）。

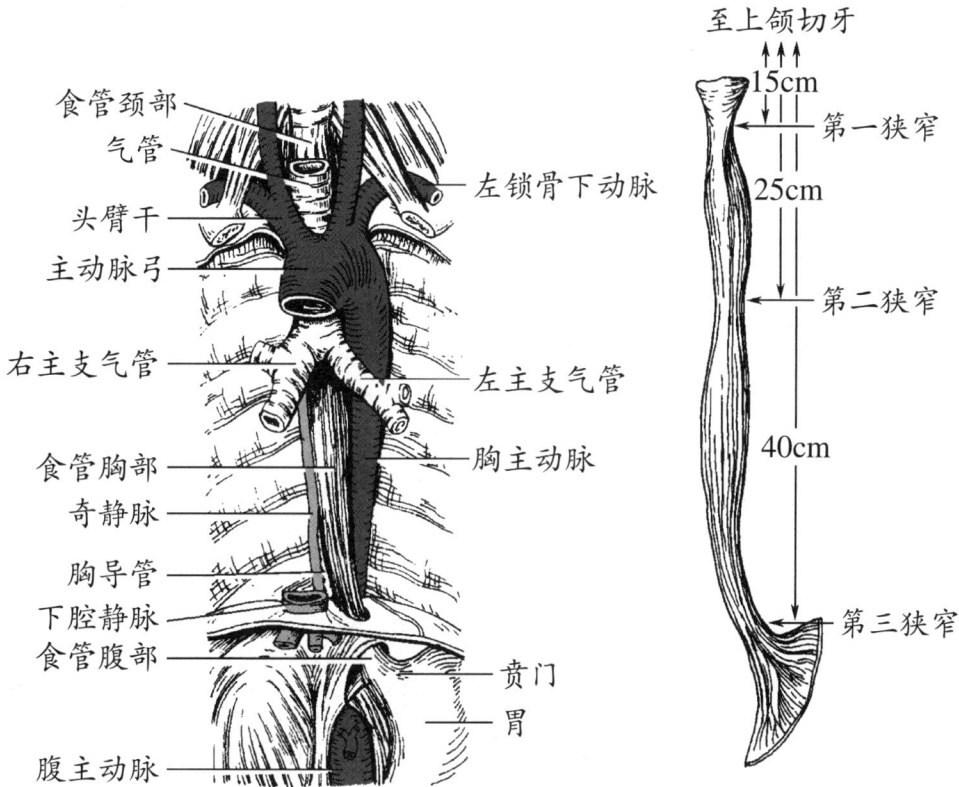

图5-6　食管位置及3个狭窄

（四）胃

胃是消化管中最膨大的部分（图5-7），上连食管，下续十二指肠。其主要功能是暂时贮存食物，并对食物进行初步消化。此外，胃还有内分泌功能。

1. 胃的位置和形态　胃的位置、形态常因体型、体位和充盈程度不同而有较大变化。通常，胃在中等充盈时，大

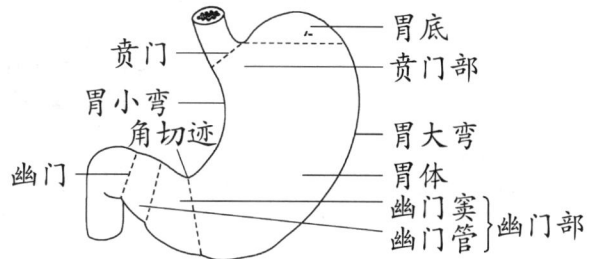

图5-7　胃的形态和分部

部分位于左季肋区，小部分位于腹上区。胃分前、后两壁，入、出两口和上、下两缘。胃的入口与食管相连，称贲门；出口与十二指肠相通，称幽门。胃的上缘短而凹，称胃小弯，其最低点明显的转折处称角切迹；下缘长而凸，称胃大弯。

2. 胃的分部　通常将胃分为4个部分，贲门附近的部分称贲门部，贲门平面以上，向左上方膨出的部分称胃底，胃底和角切迹之间的部分称胃体，胃体下界与幽门之间的部分称幽门部，临床上也称胃窦。幽门部和胃小弯是溃疡的好发部位。

3. 胃的微细结构　胃空虚时黏膜形成许多皱襞，充盈时皱襞几乎消失。黏膜表面遍布约350万个不规则形的小孔，称胃小凹。胃小凹的底部有胃腺的开口（图5-8）。胃腺按所在部位和结构不同，分为胃底腺、贲门腺和幽门腺。其中胃底腺分布于胃底和胃体部，由主细胞、壁细胞（图5-9）和颈黏液细胞等组成。主细胞分泌胃蛋白酶原，壁细胞分泌盐酸和内因子，颈黏液细胞分泌酸性黏液。

（五）小肠

小肠是消化管中最长的一段，成人的小肠长为5~7m，是消化食物和吸收营养物质的主要部位。小肠上端起于胃的幽门，下端接续盲肠，分为十二指肠、空肠和回肠3个部分。

十二指肠位于腹后壁，呈C形环抱胰头，长约25cm，可分为上部、降部、水平部和升部。上部近侧与幽门相连的一段，临床上称十二指肠球，是十二指肠溃疡的好发

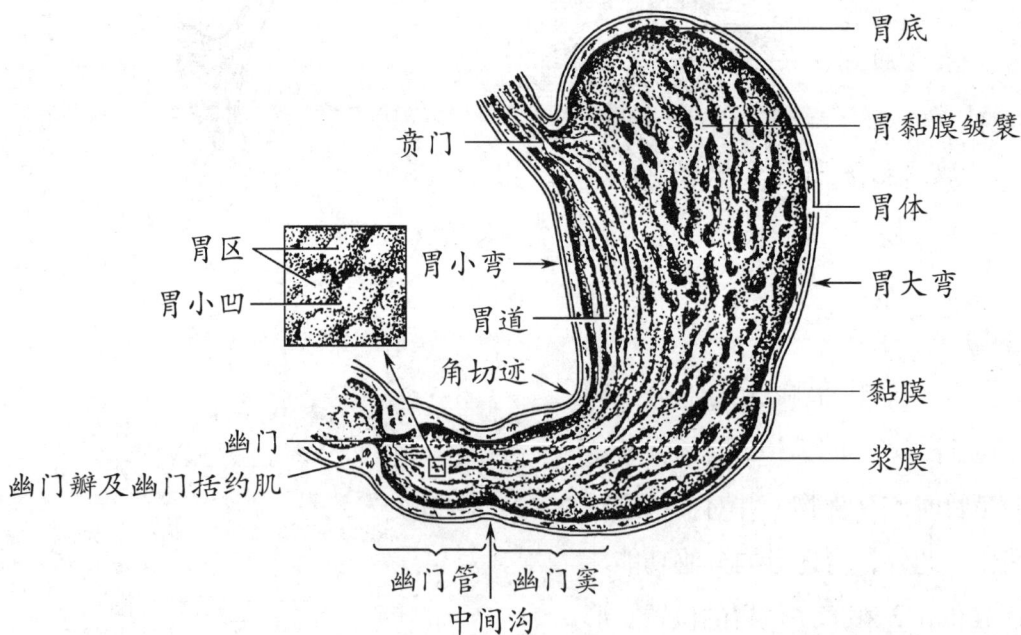

图5-8　胃的黏膜

部位；降部的后内侧壁上有一圆形隆起称十二指肠大乳头，是胆总管和胰管共同开口处。空肠和回肠一起被肠系膜悬系于腹后壁，两者间无明显界限（图5-10）。

小肠腔面有许多皱襞，黏膜表面有许多细小的肠绒毛，以十二指肠和空肠头段最发达。绒毛的上皮为单层柱状上皮，细胞的游离面有大量的微绒毛。小肠皱襞、绒毛和微绒毛增大了小肠的吸收面积（图5-11）。

（六）大肠

大肠全长约1.5m，可分为盲肠、阑尾、结肠、直肠和肛管5个部分（图5-1）。大肠的主要功能是吸收水分、维生素和无机盐，贮存食物残渣形成粪便，排出体外。

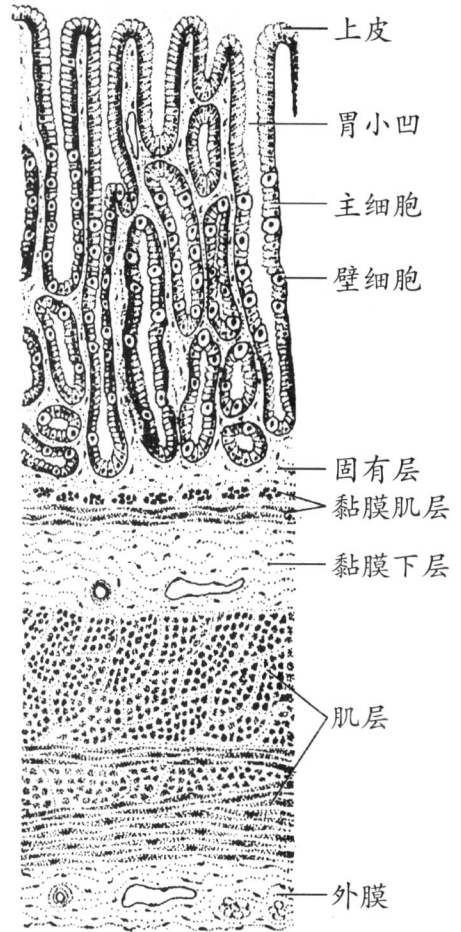

图5-9　胃壁的微细结构

上皮
胃小凹
主细胞
壁细胞
固有层
黏膜肌层
黏膜下层
肌层
外膜

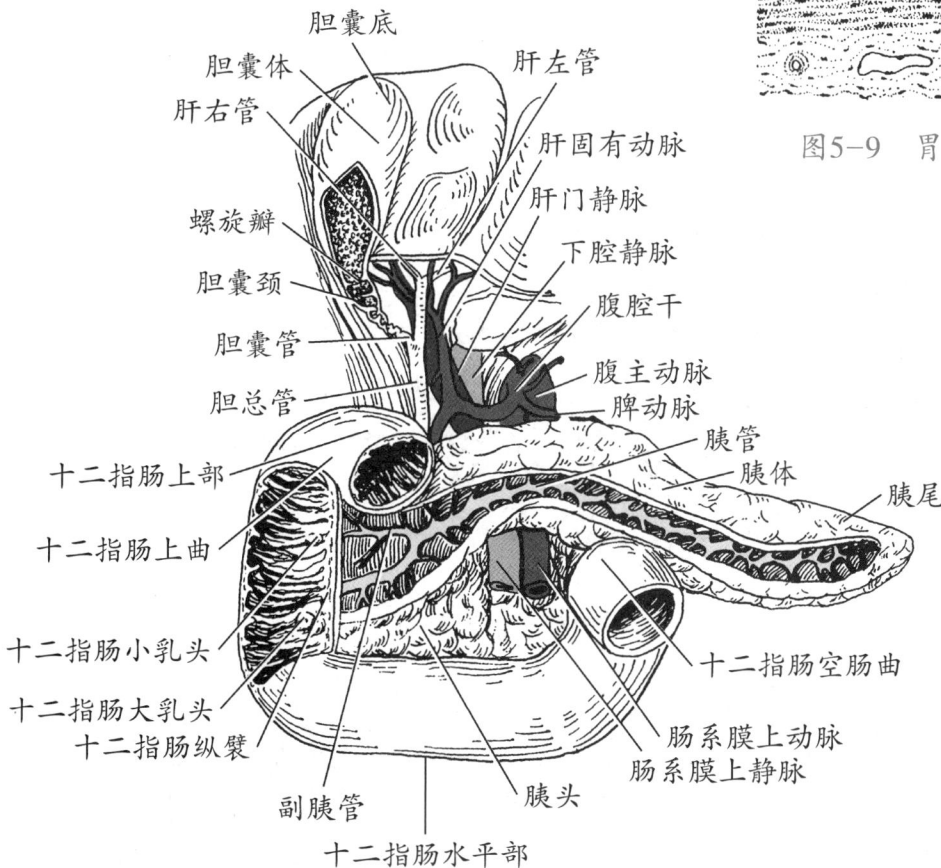

胆囊底
胆囊体
肝左管
肝右管
肝固有动脉
肝门静脉
螺旋瓣
下腔静脉
胆囊颈
腹腔干
胆囊管
腹主动脉
胆总管
脾动脉
胰管
胰体
十二指肠上部
胰尾
十二指肠上曲
十二指肠小乳头
十二指肠大乳头
十二指肠纵襞
十二指肠空肠曲
肠系膜上动脉
肠系膜上静脉
副胰管
胰头
十二指肠水平部

图5-10　十二指肠和胰

除阑尾、直肠和肛管外，结肠和盲肠有3种特征性结构，即结肠带、结肠袋和肠脂垂。结肠带有3条，由肠壁的纵行肌增厚所形成，3条结肠带会聚于阑尾根部。结肠袋是肠壁向外膨出的囊状突起。肠脂垂是沿结肠带两侧分布的许多小突起，由浆膜和其所包含的脂肪组织形成（图5-12）。

盲肠是大肠的起始部，位于右髂窝内，其下端为盲端，上端续接结肠。

阑尾是盲肠后内侧壁的蚓状突起，长度不一，一般长5~7cm，其末端为游离的盲端。阑尾根部位置较固定，其体表投影点通常在右髂前上棘与脐连线的中、外1/3交点处，阑尾炎时此处有压痛。

结肠介于盲肠和直肠之间，整体呈"M"形，包绕于空、回肠周围，分为升结肠、横结肠、降结肠和乙状结肠4个部分。

直肠续于乙状结肠，穿盆膈移行为肛管。肛管上端接续直肠，下端终于肛门。

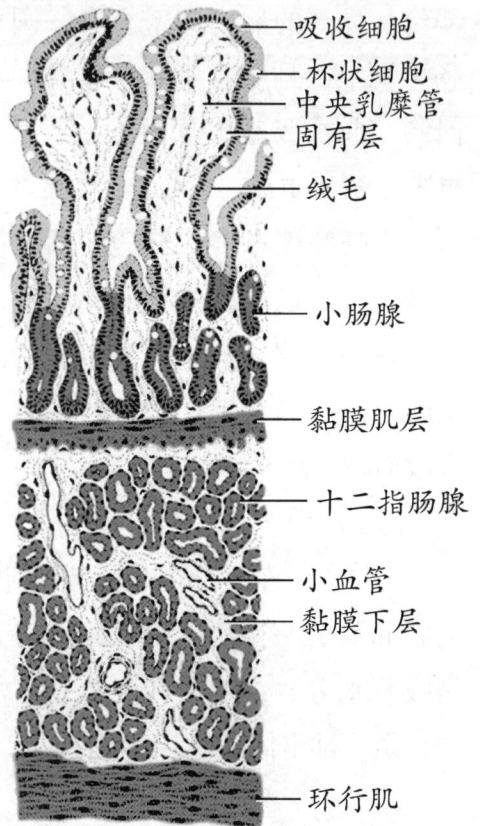

吸收细胞
杯状细胞
中央乳糜管
固有层
绒毛

小肠腺

黏膜肌层

十二指肠腺

小血管
黏膜下层

环行肌

图5-11　十二指肠的微细结构

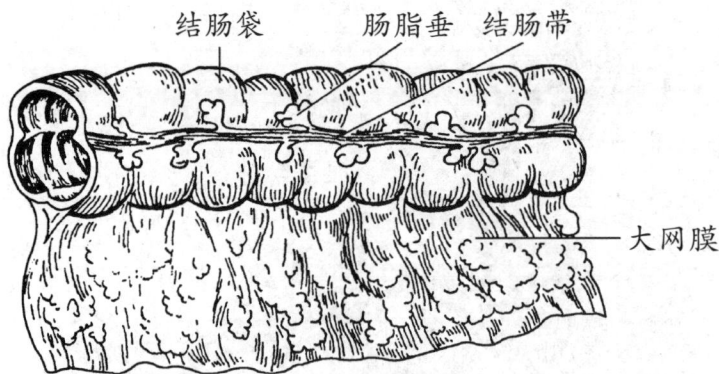

结肠袋　　肠脂垂　结肠带

大网膜

图5-12　结肠的特征性结构

二、消化腺

（一）唾液腺

唾液腺主要包括腮腺、下颌下腺和舌下腺3对大唾液腺（图5-13）。腮腺是最大的唾液腺，位于外耳门前下方，其导管开口于平对上颌第二磨牙的颊黏膜上。

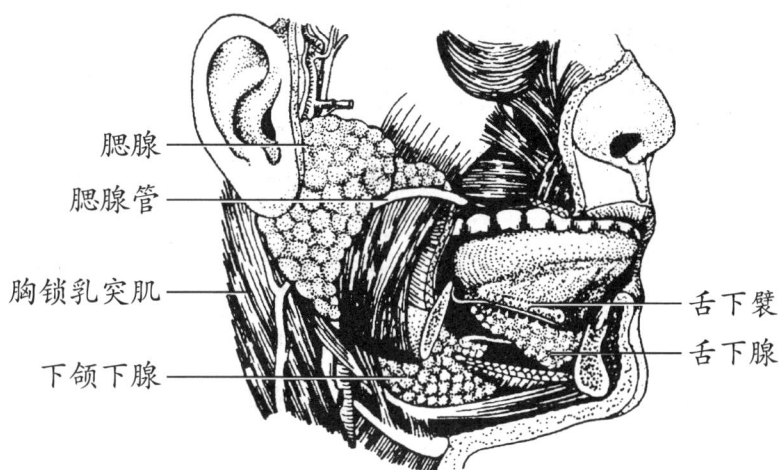

图5-13 大唾液腺

（二）肝

肝是人体内最大的消化腺，活体呈棕红色，质软而脆，易受外力冲击而破裂，发生腹腔内大出血。

肝的功能极为复杂，它是机体新陈代谢最活跃的器官，不仅参与营养物质的代谢，而且还参与激素、药物等物质的转化和解毒，同时还具有分泌胆汁，吞噬、防御等重要功能。

1. 肝的位置和形态　肝大部分位于右季肋区和腹上区，小部分位于左季肋区。肝的下界大部分与右侧肋弓大体一致，正常成人一般在右肋弓下不能触及。肝呈不规则的楔形，上面膨隆，与膈相接触，又称膈面（图5-14），其表面借肝镰状韧带分为左、右两叶；下面凹凸不平，邻接一些腹腔器官，又称脏面（图5-15）。脏面中部有略呈"H"形的3条沟，将肝分为4叶，即左叶、右叶、方叶和尾状叶。介于方叶和尾状叶之间的横沟称肝门，有肝左、右管，肝固有动脉、肝门静脉、神经及淋巴管等出入。右侧纵沟前部有一浅窝，容纳胆囊，称胆囊窝；后部为腔静脉沟，容纳下腔静脉。

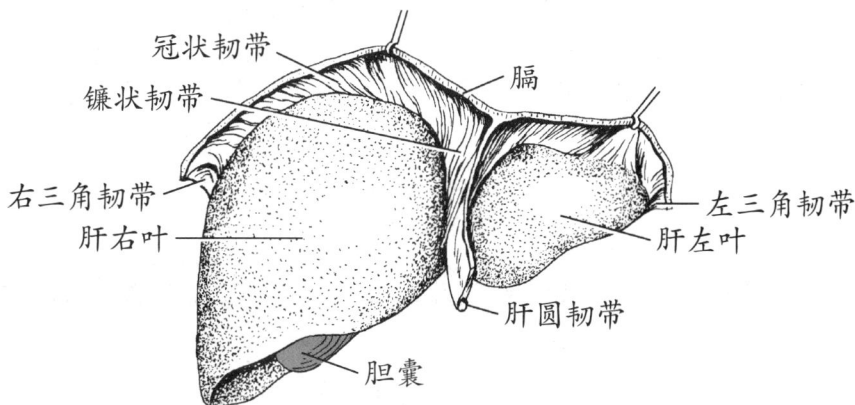

图5-14 肝（膈面）

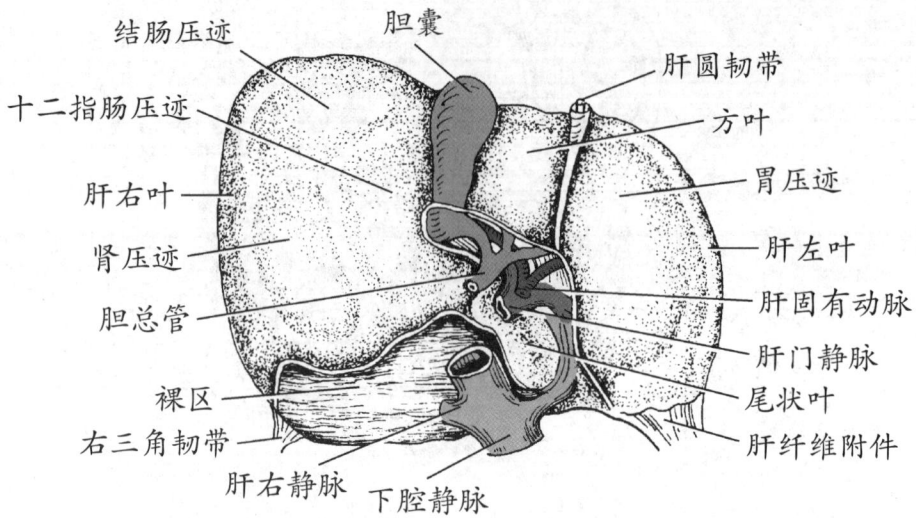

图5-15 肝（脏面）

2. 肝的微细结构　肝表面覆以致密结缔组织被膜。肝门处的结缔组织随肝门静脉、肝固有动脉、肝左右管的分支伸入肝实质，将肝实质分成许多肝小叶。肝小叶之间有各种管道密集的肝门管区。

（1）肝小叶：是肝的基本结构单位，呈多面棱柱体。人的肝小叶间结缔组织较少，相邻肝小叶常连成一片，分界不清。肝小叶中央有一条沿其长轴走行的中央静脉，肝索和肝血窦以它为中心向周围呈放射状排列（图5-16）。

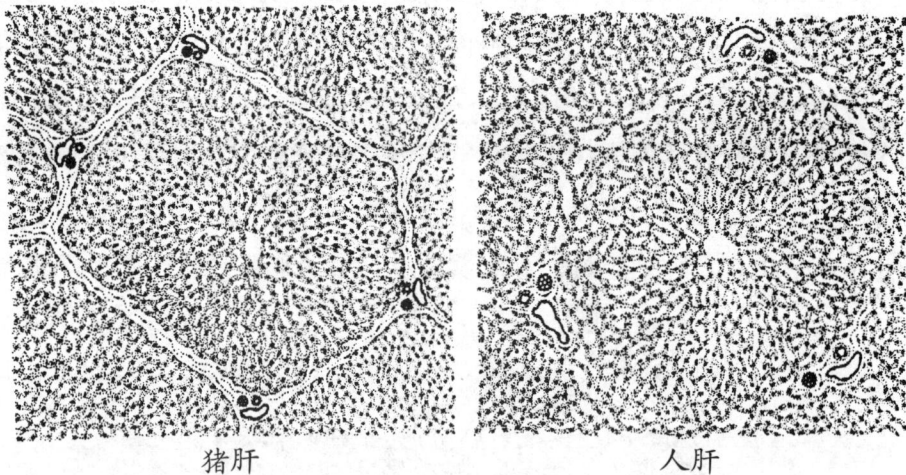

猪肝　　　　　　　　　　　人肝

图5-16 肝小叶

1）肝细胞：呈多面体形，是合成多种蛋白质的场所。肝细胞单层排列成凹凸不平的肝索。

2）肝血窦：位于肝索之间，腔大而不规则，窦壁由内皮细胞围成，血液自肝小叶的周边经肝血窦，汇入中央静脉。

3）窦周隙：是肝血窦内皮细胞与肝索之间的狭窄间隙，是肝细胞和血液之间进行物质交换的场所。

4）胆小管：是相邻两个肝细胞之间局部细胞膜凹陷形成的微细管道。

（2）肝门管区：是相邻肝小叶之间的结缔组织小区，内有小叶间动脉、小叶间静脉和小叶间胆管（图5-17）。

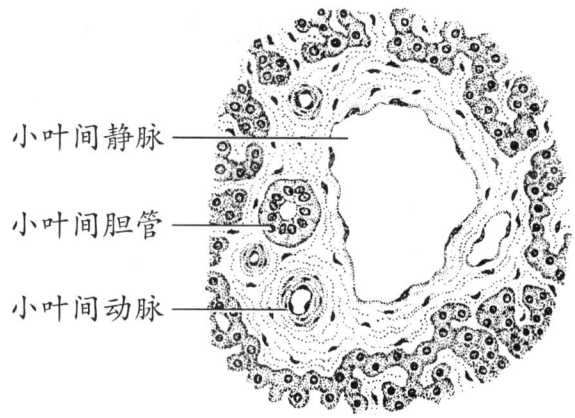

小叶间静脉
小叶间胆管
小叶间动脉

图5-17　肝门管区

3. 胆囊和输胆管道见图5-18。

（1）胆囊：是贮存和浓缩胆汁的囊状器官，呈梨形，位于肝下面的胆囊窝内，分为底、体、颈、管4个部分。胆囊底的体表投影在右侧腹直肌外侧缘与右肋弓的交点附近，胆囊炎时，该处可有压痛。

（2）输胆管道：包括肝内部分和肝外部分。胆小管逐级汇合形成小叶间胆管，小叶间胆管汇合成肝左管和肝右管，两管经肝门出肝后汇合成肝总管，再与胆囊管汇合成胆总管。胆总管下行至胰头附近与胰管汇合成膨大的肝胰壶腹，开口于十二指肠大乳头。

胆汁经肝左、右管出肝后，如未进食，就经肝总管、胆囊管进入胆囊贮存；进食时，胆囊内的胆汁和肝总管内的胆汁均流入胆总管，经肝胰壶腹排入十二指肠。

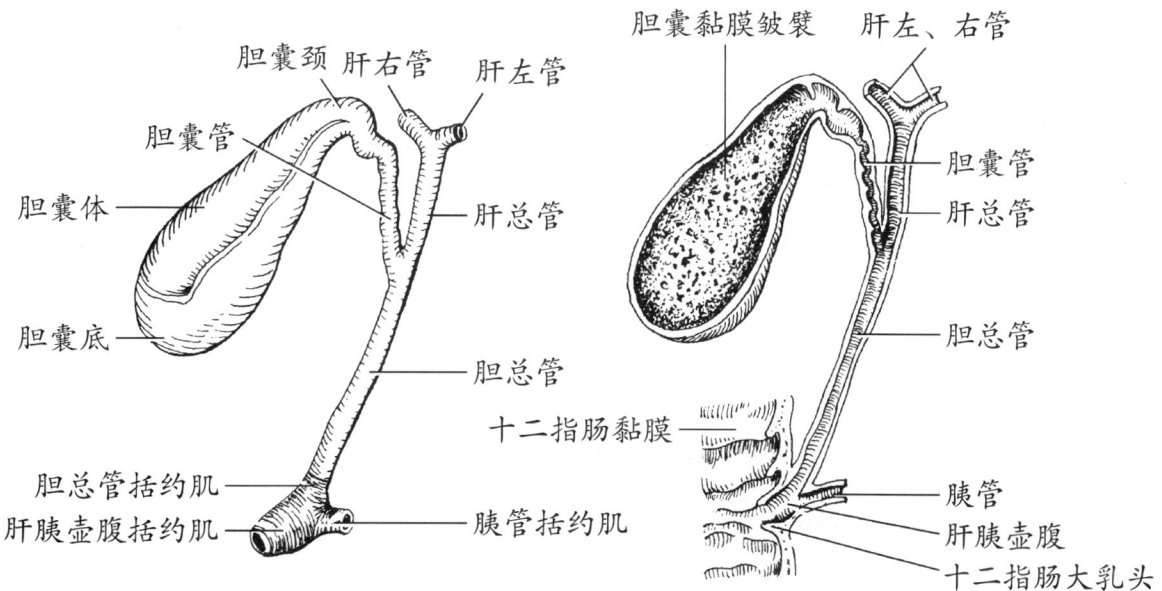

图5-18　胆囊与输胆管道

说一说：胆汁的排出途径。

（三）胰

胰是人体第二大消化腺，位于腹上区和左季肋区，横置于第1—2腰椎前方，紧贴腹后壁。胰可分为头、体、尾3个部分（图5-10）。其实质由外分泌部和内分泌部组成。外分泌部能分泌胰液，内含有多种消化酶，对食物的消化起重要作用。内分泌部是散在于胰腺腺泡之间的细胞团，又称胰岛，它分泌的激素直接进入血液，主要参与糖代谢的调节。

三、腹膜与腹膜腔

腹膜是覆盖于腹、盆壁内面和腹、盆腔脏器表面的一层薄而光滑的浆膜（图5-19）。其中，衬于腹、盆壁内面的腹膜称壁腹膜；覆盖于腹、盆腔脏器表面的腹膜称脏腹膜。两层腹膜互相延续、移行，共同围成一个不规则的潜在性腔隙，称腹膜腔。男性腹膜腔是封闭的，女性腹膜腔借输卵管、子宫、阴道与外界相通。腹膜有很强的修复、再生能力和一定的吸收功能，并能分泌浆液，以减少脏器之间的摩擦。

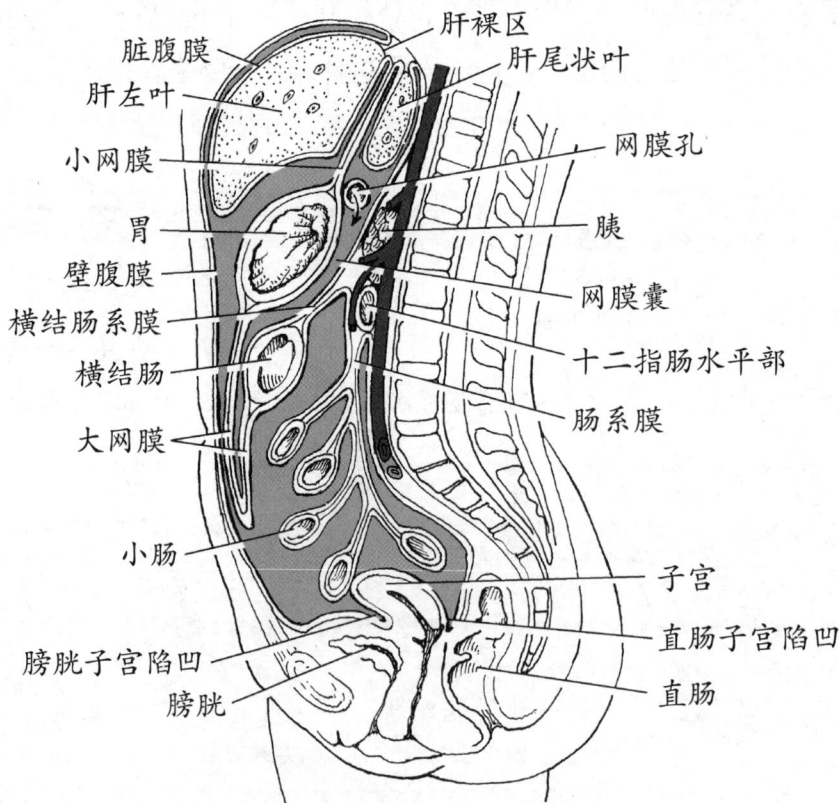

图5-19 腹膜腔正中矢状切面模式图（女性）

壁腹膜与脏腹膜之间，或脏腹膜之间互相返折移行，可形成网膜、系膜、韧带和陷凹等多种结构。这些结构不仅对器官有支持、连接和固定作用，也是血管和神经出入脏器的通路。

1. 网膜 包括大网膜和小网膜（图5-20）。大网膜是连于胃大弯和横结肠之间的4层腹膜结构，垂于小肠前面，含有丰富的血管、脂肪及巨噬细胞，有防御和限制炎症扩散的功能。小网膜是连于肝门至胃小弯和十二指肠上部之间的双层腹膜结构。右侧1/3又称肝十二指肠韧带，含有胆总管、肝固有动脉和肝门静脉；左侧2/3又称肝胃韧带。

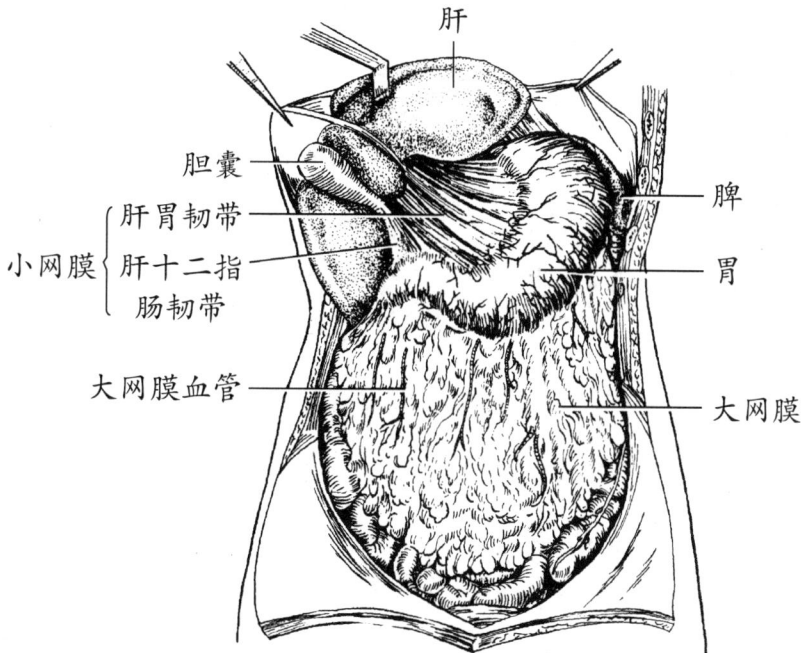

图5-20 网膜

2. 系膜 是脏、壁腹膜相互移行将器官连于腹、盆壁的双层腹膜结构，内含丰富的血管、神经、淋巴管和淋巴结等。主要有肠系膜、阑尾系膜、横结肠系膜、乙状结肠系膜等。有系膜的器官活动性均较大，如空肠或回肠，在剧烈活动时会发生肠扭转。

3. 韧带 是连于腹、盆壁与器官之间或连接相邻器官之间的腹膜结构，主要对器官起固定作用，如肝镰状韧带等。

4. 腹膜陷凹 为腹膜在盆腔脏器之间移行返折形成。男性在膀胱与直肠之间有直肠膀胱陷凹。女性在膀胱与子宫之间有膀胱子宫陷凹，在直肠与子宫之间有直肠子宫陷凹（图5-21）。人处于立位或坐位时，这些陷凹的位置较低，腹膜腔内有积液时首先聚积于这些陷凹内。

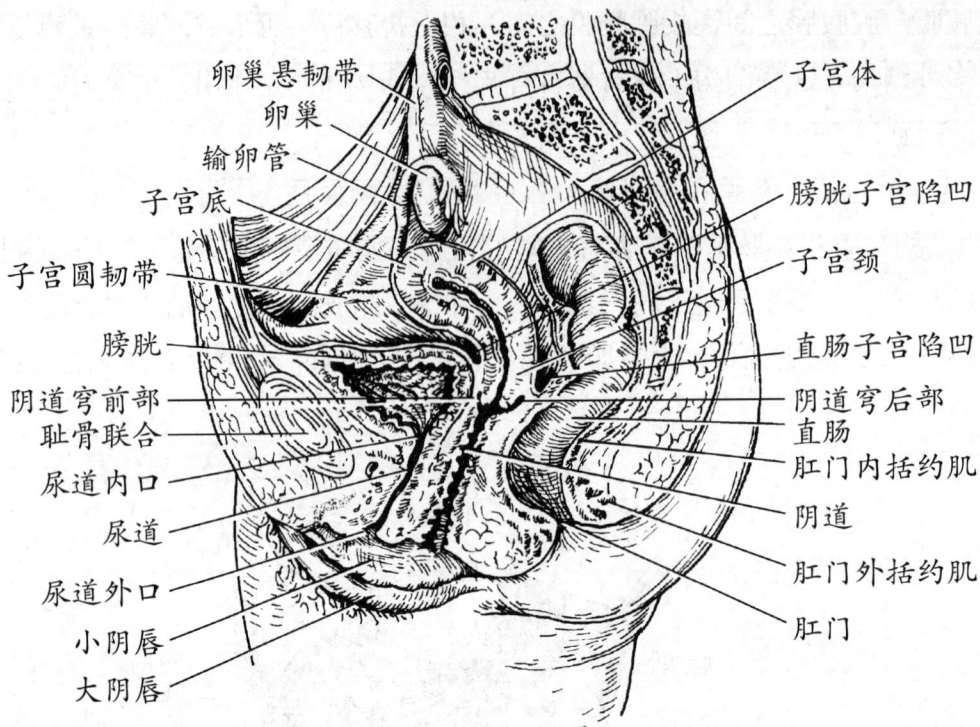

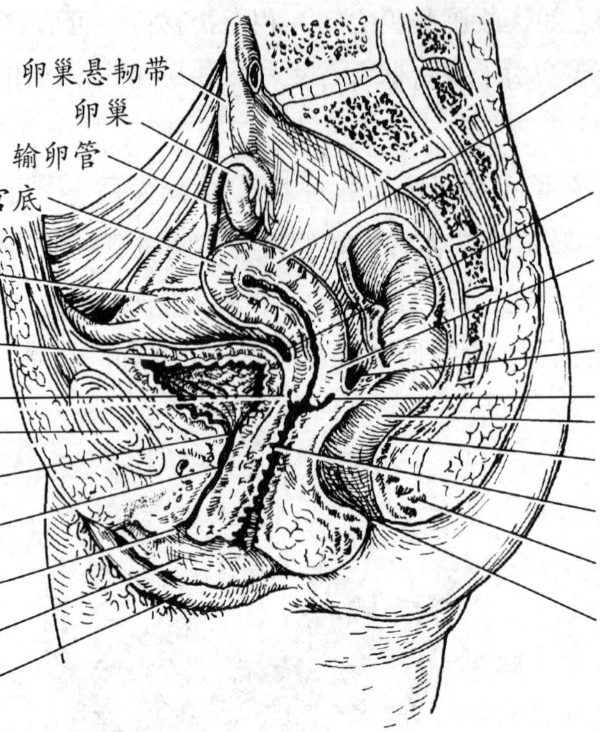
卵巢悬韧带
卵巢
输卵管
子宫底
子宫圆韧带
膀胱
阴道穹前部
耻骨联合
尿道内口
尿道
尿道外口
小阴唇
大阴唇
子宫体
膀胱子宫陷凹
子宫颈
直肠子宫陷凹
阴道穹后部
直肠
肛门内括约肌
阴道
肛门外括约肌
肛门

图5-21　女性盆腔正中矢状切面

任务 5-2　消化系统生理概述

消化系统的基本功能是消化食物和吸收营养物质，还能排泄某些代谢产物。消化是指食物在消化管内被分解为可吸收的小分子物质的过程。消化后的营养成分经消化管黏膜进入血液或淋巴的过程，称为吸收。未被吸收的食物残渣则以粪便的形式被排出体外。消化和吸收是两个相辅相成、紧密联系的过程。

一、消化

食物的消化有机械性消化和化学性消化2种方式。前者是通过消化管肌肉的收缩和舒张，将食物磨碎，并使之与消化液充分混合，同时把食物不断向消化管的远端推送；后者通过消化液中的酶将大分子的营养物质分解为可被吸收的小分子物质。上述2种消化方式相互配合，共同作用。

（一）口腔内消化

消化过程从口腔开始。食物在口腔内经过咀嚼被磨碎，并经舌的搅拌与唾液混合形成食团，然后被吞咽入胃。

唾液是腮腺、下颌下腺、舌下腺和小唾液腺分泌的混合液，无色无味、近于中性（pH 6.6~7.1），每天的分泌量为1~1.5L。

唾液的成分约99%是水，其余为黏蛋白、唾液淀粉酶和溶菌酶等有机物及少量的无机盐等。唾液的主要作用是：①湿润和溶解食物，使之便于吞咽并引起味觉；②清洁和保护口腔，唾液中的溶菌酶有杀菌作用；③唾液淀粉酶可将淀粉水解为麦芽糖；④排泄进入人体的重金属（如铅、汞）、氰化物及某些病毒（如狂犬病毒）等。

（二）胃内消化

1. 胃的运动形式

（1）紧张性收缩：是指胃壁平滑肌经常处于一定程度的缓慢持续收缩状态。这种运动能使胃保持一定的位置和形态，维持一定的胃内压。

（2）容受性舒张：咀嚼和吞咽时，食物对咽和食管等处感受器的刺激，可反射性地引起胃底和胃体的平滑肌舒张，称为容受性舒张。其作用是使胃能容纳较多的食物而胃内压保持相对稳定，有利于食物在胃内的充分消化。

（3）蠕动：食物入胃后约5分钟蠕动便开始。蠕动波从胃体中部逐渐向幽门推进，频率约为每分钟3次，表现为一波未平，一波又起。蠕动的主要作用是：①使食物进一步磨碎并与胃液充分混合，利于消化；②推送食糜通过幽门进入十二指肠，利于胃排空。

2. 胃液及其作用　胃液是由胃腺分泌的一种无色透明的酸性液体，pH为0.9~1.5，成人每日分泌量为1.5~2.5L。胃液的成分除水和无机盐外，主要还有盐酸、胃蛋白酶原、内因子和黏液等。

（1）盐酸：胃内的盐酸又称胃酸，由胃底腺壁细胞分泌。其主要生理作用有：①激活胃蛋白酶原成为胃蛋白酶，并为其提供适宜的酸性环境；②使食物中的蛋白质变性易于水解；③杀灭随食物进入胃内的细菌；④盐酸随食糜进入小肠可促进胰液、胆汁和小肠液的分泌；⑤盐酸造成的酸性环境有利于小肠对铁和钙的吸收。

（2）胃蛋白酶原：由胃底腺主细胞合成并分泌，本身无生物学活性，其在盐酸的作用下转变为有活性的胃蛋白酶后，可将蛋白质水解为多肽。

（3）内因子：是由胃底腺壁细胞分泌的一种糖蛋白。它能与食物中的维生素B_{12}结合形成复合物，使维生素B_{12}免遭小肠内水解酶的破坏，促进其在回肠末端的吸收。

若内因子分泌不足，可影响维生素B_{12}的吸收而引起巨幼红细胞贫血。

（4）黏液：由多种黏液细胞分泌，主要成分为糖蛋白。其作用是保护胃黏膜。

（三）小肠内消化

1. 小肠的运动形式

（1）分节运动：当小肠内有食糜充盈时，肠壁的牵张刺激可引起该段肠管一定间隔距离的环形肌同时收缩，将小肠分成许多邻接的小节段；随后原来收缩的部位发生舒张，而原来舒张的部位发生收缩。如此反复进行，使小肠内的食糜不断地被分割、混合，这种运动形式称为分节运动（图5-22）。它使食糜与消化液充分混合，并与肠壁紧密接触，有利于消化和吸收。

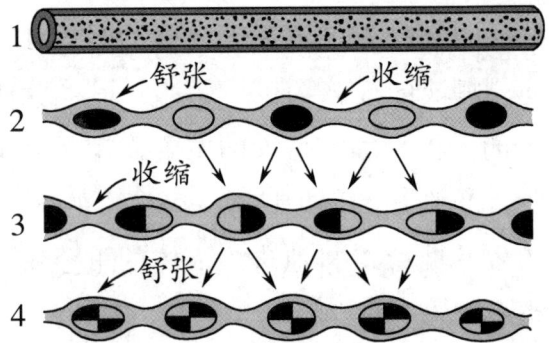

1. 肠管表面观；2、3、4. 肠管纵切面观，表示不同阶段的食糜节段分割与合拢的情况。

图5-22　小肠分节运动示意图

（2）紧张性收缩：是小肠其他运动形式的基础，它可使小肠保持一定的形态，并维持一定的肠内压，有助于肠内容物的混合，使食糜能与小肠黏膜密切接触，以利于吸收的进行。

（3）蠕动：是小肠通过环行肌和纵行肌交替收缩引起的波形运动，可发生于小肠的任何部位。蠕动把食糜自十二指肠向回肠末端推进，最后通过回盲口进入结肠。小肠蠕动的意义在于使经过分节运动的食糜向前推进一段，再开始新的分节运动。

正常情况下小肠的蠕动很弱，食糜从幽门到回盲口需3~5小时。但当肠黏膜受到强烈刺激时，如肠梗阻或肠道感染，可引起一种强烈的快速蠕动，称为蠕动冲。它可在数分钟内将食糜从小肠上段推送到结肠，从而迅速清除食糜中的有害刺激物或解除肠管的过度扩张。

2. 小肠内的消化液

（1）胰液及其作用：胰液是一种无色、透明的碱性液体，成人每天分泌量为1.0~2.0L。胰液的成分除水和碳酸氢盐外，还含有多种消化酶，具有很强的消化作用。

1）胰淀粉酶：能将淀粉、糖原及大多数其他碳水化合物水解为双糖及少量单糖，但不能水解纤维素。

2）胰脂肪酶：能将脂肪分解为甘油、脂肪酸、甘油一酯等。胰脂肪酶是消化脂肪的主要消化酶，如果此酶缺乏，将引起脂肪消化不良，导致脂肪性腹泻。

3）胰蛋白酶和糜蛋白酶：两者均以酶原的形式存在。小肠液中的肠激酶是激活胰蛋白酶原的特异性酶。胰蛋白酶一旦形成，便以正反馈的形式进行自我激活，同时还可激活糜蛋白酶原成为糜蛋白酶。胰蛋白酶和糜蛋白酶同时作用时，可将蛋白质分解为小分子多肽和氨基酸。

由于胰液中含有重要的消化酶，因此胰液是最重要的消化液。当胰液分泌减少时，即使其他消化液的分泌都正常，也会出现蛋白质和脂肪消化和吸收障碍，但糖的消化一般不受影响。

（2）胆汁及其作用：胆汁是浓稠、具有苦味的液体，成人每日分泌量为0.8~1.0L。肝胆汁呈金黄色，pH为7.4，胆囊内的胆汁因被浓缩而颜色变深，pH为6.8。胆汁的成分十分复杂，除水和无机盐外，还含有胆盐、胆色素、胆固醇等有机成分，不含消化酶。

胆汁的作用主要有：①降低脂肪的表面张力，使脂肪乳化成微滴，增加胰脂肪酶的作用面积而有利于脂肪的消化；②与脂肪分解产物（脂肪酸、甘油一酯等）结合形成水溶性复合物有利于脂肪的吸收；③通过促进脂肪分解产物的吸收，对脂溶性维生素的吸收也有促进作用；④通过胆盐的肠肝循环，促进胆汁的分泌。胆汁排入小肠后，到达回肠末端时，绝大部分被吸收入血，通过肝门静脉重新运回到肝脏，促进胆汁的分泌，这一过程称胆盐的肠肝循环。所以，胆盐可作为利胆剂。

（3）小肠液及其作用：小肠液是由十二指肠腺和小肠腺分泌的一种弱碱性液体，pH约为7.6，成人每天分泌1.0~3.0L。小肠液的主要作用是稀释消化产物，有利于营养物质吸收；保护肠黏膜免受机械性损伤和胃酸的侵蚀。

小肠液中含有肠激酶，可激活胰蛋白酶原，促进蛋白质的消化。另外，小肠上皮细胞内含有多种消化酶，如氨基肽酶、双糖酶等，可对营养物质进行进一步的消化。

（四）大肠内消化

大肠的主要功能是吸收水、无机盐和大肠细菌产生的维生素；对食物残渣进行加工，形成、贮存并排出粪便。

1. 大肠的运动和排便

（1）大肠的运动形式：大肠具有与小肠类似的分节运动和蠕动，其特点是少而缓慢，对刺激的反应也较迟缓，这有利于粪便的形成和储存。此外，大肠还有一种行进速度快、传播远的蠕动，称为集团蠕动。它常发生于清晨或进食后，是食物充胀胃肠壁引起的一种反射活动。集团蠕动始于横结肠，可将一部分大肠内容物推送至大肠下段甚至直肠，引起便意。

（2）排便：进入大肠的食物残渣一般停留10小时以上，其中部分水、无机盐被吸收后，再经过细菌的发酵和腐败作用形成粪便。通常情况下，直肠内没有粪便，当肠的蠕动将粪便推入直肠时，刺激了直肠壁内的感受器，冲动传至脊髓腰骶段的初级排便中枢，同时上传到大脑皮质，引起便意和排便反射。

2. 大肠液及其作用　大肠液的主要成分是黏液和碳酸氢盐，pH为8.3~8.4，成人每天分泌量为0.6~0.8L。其主要作用是保护肠黏膜和润滑粪便，有利于粪便的排出。

二、吸收

消化管的不同部位吸收能力存在很大差异。口腔和食管基本上没有吸收功能，但有些药物（如硝酸甘油）通过舌下给药，可经黏膜吸收。胃对食物的吸收也很少，可吸收少量的水分、乙醇和某些易溶于水的药物（如阿司匹林）。小肠是吸收的主要部位（图5-23），绝大部分糖、脂肪和蛋白质的消化产物以及水、维生素和无机盐等在十二指肠和空肠被吸收，回肠可主动吸收胆盐和维生素B_{12}，大肠仅吸收一些水和无机盐。

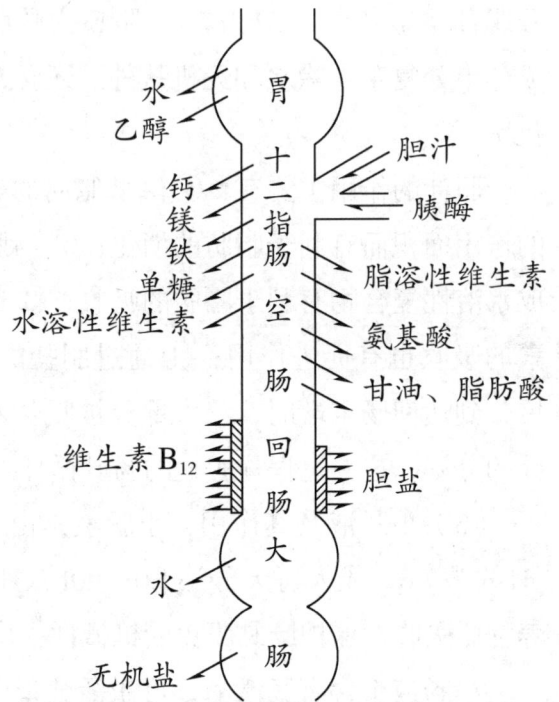

图5-23　各种物质在小肠的吸收部位示意图

（一）糖的吸收

食物中的糖类必须水解为单糖才能被吸收。各种单糖的吸收速度不同，葡萄糖和半乳糖吸收最快，果糖次之。糖的吸收途径是直接进入血液。

（二）蛋白质的吸收

食物中的蛋白质主要以氨基酸的形式在小肠全部吸收。二肽和三肽可完整地被小肠上皮细胞吸收，吸收后被胞质内的酶水解成氨基酸后，再进入血液。

（三）脂肪的吸收

脂肪的消化产物主要有甘油、甘油一酯和游离脂肪酸。它们与胆盐结合形成水溶性混合微胶粒，通过肠绒毛表面的静水层到达微绒毛。此时，脂肪水解产物从混合微胶粒中释放出来，进入上皮细胞，胆盐则被留在肠腔，运送到回肠后被吸收。

脂肪的吸收有血液和淋巴两条途径。长链脂肪酸在肠上皮细胞内酯化并形成乳糜微粒，然后经组织间隙进入毛细淋巴管；短链脂肪酸可直接扩散进入毛细血管。由于膳食中含长链脂肪酸较多，所以脂肪吸收的途径以淋巴途径为主（图5-24）。

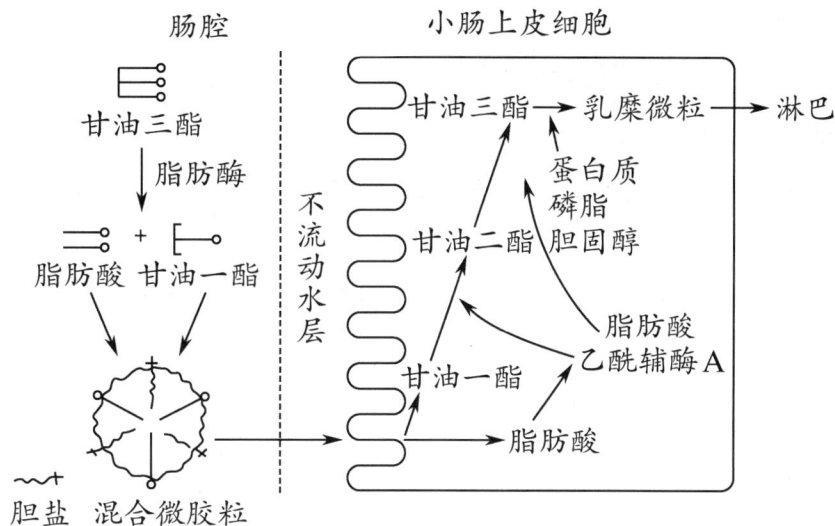

图5-24 脂类的吸收过程

（四）水、无机盐和维生素的吸收

水、无机盐和维生素不经消化可被小肠直接吸收入血液。水主要通过渗透作用而被动吸收。水溶性维生素主要以扩散的方式被吸收，但维生素B_{12}必须与内因子结合成复合物才能在回肠末段被吸收。脂溶性维生素A、D、E、K的吸收机制与脂肪相似。无机盐只有在溶解状态下才能被主动吸收。

任务5-3 消化系统常见病症

一、消化不良

（一）概述

消化不良可发生于任何年龄。暴饮暴食、饮酒过量、服用某些药物、精神紧张等均可导致消化不良。另外，炎症、感染、贫血、儿童缺乏锌元素、恶性肿瘤（尤其在进行化疗、放疗）及慢性肝炎等疾病也可出现消化不良的表现。老年人由于年龄增大而胃肠动力降低，胃内容物排空的速度缓慢，常发生功能性消化不良。

（二）临床表现

1. 进食或食后有腹部不适、腹胀、嗳气、上腹部或胸部钝痛或烧灼样痛、恶心，并常常伴有舌苔厚腻及上腹部深压痛。

2. 常有饱胀感，打嗝、排气增多，有时可出现轻度腹泻。

3. 食欲缺乏，厌油腻。

4. 进食、运动或平卧后上腹正中有烧灼感或反酸，并可延伸至咽喉部。

（三）治疗

1. 非药物治疗　养成良好的生活习惯，工作劳逸结合，避免过度劳累，保持乐观心态；饮食要规律，戒烟少酒，避免生冷、辛辣等刺激性食物及浓茶、咖啡等饮料。

2. 药物治疗　对消化不良首先要明确病因，再给予药物治疗。

（1）非处方药：助消化药如干酵母、乳酶生、胰酶等；增加食欲药如维生素B_1、维生素B_6等；胃肠促动药如多潘立酮。

（2）处方药：对于精神因素引起者必要时口服地西泮；对功能性消化不良伴恶心、呕吐、腹胀者可选用莫沙必利、伊托必利；对由于慢性胃炎、肠炎等引起的消化不良，可口服抗酸药和胃黏膜保护剂。

二、腹泻

（一）概述

排便次数增多，粪质稀薄，或粪便中脂肪成分增多，或带有未消化的食物、脓血者称为腹泻。腹泻的病因复杂，细菌感染、食物中毒、暴饮暴食、辛辣食物刺激、精神紧张等均可引起。腹泻可分为急性与慢性2种类型。急性腹泻常见于肠道疾病、急性中毒（如服用河豚、铅、汞等）、全身感染（如伤寒、败血症等）及某些药物的副作用。慢性腹泻常见于消化系统疾病。

（二）临床表现

1. 腹痛　小肠性腹泻疼痛常在脐周，便后腹痛缓解不明显；结肠性腹泻疼痛常在下腹，便后疼痛有所缓解。

2. 粪便性状改变　各种腹泻表现不尽相同。粪便呈稀薄水样且量多，为小肠性腹泻；脓血便或黏液便见于菌痢；暗红色果酱样便见于阿米巴痢疾；血水或洗肉水样便见于嗜盐菌性食物中毒和急性出血性坏死性肠炎；黄水样便见于沙门菌属或金黄色葡萄球菌性食物中毒；米泔水样便见于霍乱或副霍乱；脂肪泻和白陶土色便，见于肠道阻塞、吸收不良综合征；黄绿色混有奶瓣便见于婴儿消化不良。而激惹性腹泻时多为水便，伴有粪便的颗粒，下泻急促，同时腹部有肠鸣音、腹痛剧烈。

3. 其他　伴发热、消瘦、里急后重、腹部包块、皮疹和重度失水等。

（三）治疗

1. 非药物治疗　腹泻严重者早期禁食，缓解期可食用少油腻、少渣、高蛋白、高热能、高维生素的半流质食物，如细软少油的米汤、稀粥、面条以及果汁等。禁酒，忌油炸食物、含粗纤维多的蔬菜、生冷瓜果及冷饮等。

2. 药物治疗　腹泻由多种不同病因所致，因此在应用止泻药治疗的同时，对因治疗不可忽视。对细菌感染引起的急性腹泻可选用左氧氟沙星、环丙沙星等；病毒感染所致的腹泻可选用抗病毒药（如阿昔洛韦）。另外长期或剧烈腹泻时，还应及时补充水和电解质。

三、便秘

（一）概述

便秘是指排便频率减少，7天内排便次数少于3次，排便困难，粪便干结。便秘按其性质可分为意识性便秘、功能性便秘、痉挛性便秘、低张力性便秘和药物性便秘。发生便秘的常见原因包括：不良的饮食习惯，进食量不足或食物过于精细；饮水不足或肠蠕动缓慢；缺少运动；粪便重量的压力小达不到刺激神经末梢感受器兴奋的正常值，形成不了排便反射；结肠低张力，肠运行不正常；长期乱用泻药、抗酸药及胶体果胶铋；生活不规律和不规律的排便习惯；以便秘为主要症状的肠易激综合征。

（二）临床表现

便秘仅是一种症状，由于粪便在肠内停留过久，水分太少，表现为大便干结，并感到排便费力、排出困难和排不干净。有些患者可同时出现下腹部膨胀感、腹痛、恶心、食欲减退、口臭、口苦、全身无力、头晕、头痛等感觉，有时在小腹左侧（即左下腹部乙状结肠部位）可摸到包块（即粪便）及发生痉挛的肠管。

（三）治疗

1. 非药物治疗

（1）多吃富含纤维素的蔬菜、水果等，多饮水，少饮浓茶、咖啡等刺激性强的饮料。

（2）适当参加体育锻炼，养成每天定时排便的习惯。

2. 药物治疗

（1）非处方药

1）慢性功能性便秘：可选乳果糖。

2）急性、慢性或习惯性便秘：可选比沙可啶。

3）低张力性便秘：可使用甘油栓或开塞露。

4）急性便秘：可选硫酸镁。

5）痉挛性便秘：可选聚乙二醇粉或羧甲基纤维素钠。

（2）处方药：可选用欧车前亲水胶或酚酞。

四、口腔溃疡

（一）概述

口腔溃疡又称复发性口疮，可反复和周期性复发。免疫功能低下、胃肠功能紊乱、维生素缺乏、精神紧张、睡眠不足、肠道寄生虫病、局部创伤等常诱发溃疡。

（二）临床表现

口腔溃疡多发生于口腔非角化区如唇、颊黏膜等处，圆形或椭圆形。溃疡可单个发生，也可数个连成一片。溃疡面边缘整齐，外观呈灰黄色或灰白色，表面覆盖黄白渗出膜，周围黏膜充血、水肿而有红晕，局部有烧灼样疼痛，于进餐时加重。严重溃疡直径可达1~3cm，深及黏膜下层甚至肌肉。口腔溃疡有自愈性，病程7~10天。

（三）治疗

1. 非药物治疗　口腔溃疡在很大程度上与个人身体素质有关，应尽量避免诱发因素。平时应注意保持口腔卫生，常用淡盐水漱口，生活起居有规律，保证充足的睡眠，戒除烟酒，饮食清淡，多吃蔬菜水果，少食辛辣等刺激性食物，保持排便通畅。

2. 药物治疗　口腔溃疡的治疗以外用药为主，如甲硝唑、氯己定含漱剂、西地碘含片、地塞米松粘贴片等，局部应用以达到消炎、止痛，促进溃疡愈合为目的。可口服维生素B_2和维生素C。溃疡面积较大时可用10%硝酸银烧灼溃疡面。对反复发作的口腔溃疡可口服泼尼松。

五、肠道寄生虫病

（一）概述

肠道寄生虫病是由于寄生虫寄生在人体肠道内所引起的一类疾病，主要表现为腹痛、腹泻、恶心，通常为急性发作。蛔虫病是最常见的一种肠道寄生虫病，多见于5~15岁儿童。发病率农村高于城市、温热带高于寒带。轻者无症状，稍重者有精神症状、消化道症状、营养不良，严重者可引起胆道蛔虫或蛔虫性肠梗阻。

蛔虫的成虫呈乳白色，头尾较细。雌虫每天约产卵20万个，随粪便排出体外，在适宜的温度下，发育为有感染性的虫卵，儿童吃了被虫卵污染的蔬菜、水果后，一部分虫卵在小肠孵化成幼虫。

（二）临床表现

人在感染蛔虫后不仅表现为"蛔虫感染"，还可出现下列症状。

1. 腹痛　当成虫在小肠寄生时，儿童、体弱者可出现脐周围或上腹痛，呈间歇反复发作。

2. 精神症状　儿童常有哭闹、失眠、头痛、夜间磨牙、梦惊；严重者会导致发育障碍和智力迟钝。

3. 消化道症状　常伴有食欲缺乏、恶心、呕吐、便秘、腹泻。

4. 过敏反应　早期当幼虫在体内移行时，可引起过敏症状，反复出现荨麻疹、哮喘、瘙痒、血管神经性水肿等。

5. 有时可呕吐虫体或在大便中找到蛔虫，镜检可发现蛔虫卵。血常规检查可见嗜酸性粒细胞增多。

（三）治疗

1. 非药物治疗　蛔虫病预防是关键。要养成良好的卫生习惯，餐前、便后要洗手，生吃瓜果要洗净；经常剪指甲，并纠正儿童吸吮手指的习惯。

2. 药物治疗　蛔虫病的治疗最基本的是驱虫。常用的驱虫药有阿苯达唑、甲苯达唑、枸橼酸哌嗪和左旋咪唑等。

六、消化性溃疡

（一）概述

消化性溃疡是消化系统的常见病，因胃酸和胃蛋白酶对黏膜的消化作用导致溃疡形成而得名。溃疡多发生于胃和十二指肠，因此通常所说的消化性溃疡是指胃溃疡和十二指肠溃疡。十二指肠溃疡较多见，青壮年多发，男性多于女性。

溃疡病的病程多有慢性且反复发作的特点，在秋冬及冬春季之交多发。其发病机制较为复杂，传统的学说认为是由胃酸和胃蛋白酶对胃、十二指肠的腐蚀作用与胃肠黏膜防御系统之间的失衡所造成，但目前更多的研究结论认为幽门螺杆菌（Hp）感染为导致消化性溃疡的主要病因。此外，某些药物、遗传因素、应激和精神因素、吸烟、不良饮食习惯等也可导致溃疡的发生。

（二）临床表现

1. 疼痛　上腹部疼痛是本病主要症状。疼痛具有以下特点：

（1）节律性：是消化性溃疡的特征之一，与进食有关。十二指肠溃疡的疼痛多发生在两餐之间或餐前发生，进食或服用抗酸剂后可缓解。胃溃疡的疼痛多在餐后1小时内出现，经1~2小时后逐渐缓解，直至下次进餐后再次发生。十二指肠溃疡可发生夜间疼痛，多出现在午夜或凌晨1时左右，胃溃疡夜间疼痛少见。

（2）周期性：上腹痛发作呈周期性，与缓解期相互交替为溃疡的特征之一，尤以十二指肠溃疡较为突出。疼痛发作以春、秋季多见，可持续几天、几周或更长，继以较长时间的缓解。疼痛常因过度疲劳、精神紧张、气候变化等因素诱发或加重。

2. 发作期间上腹部常有局限性压痛，但无肌紧张。十二指肠溃疡压痛点在中线偏右，胃溃疡压痛点多在中线偏左。

3. 其他　消化性溃疡可伴有恶心、呕吐、反酸、嗳气、上腹部饱胀感等消化不良症状。

4. 实验室检查　溃疡病发作期，隐血试验多为阳性。

5. X线钡餐检查　在病变处可见龛影，黏膜纹向溃疡集中。十二指肠球部溃疡大多表现为球部畸形，少数可见到点状龛影及周围黏膜纹向龛影集中。

6. 胃镜检查　可见胃溃疡多位于幽门部的胃小弯侧，呈圆形或椭圆形，边缘光滑，底部充满灰黄色或白色渗出物，周围黏膜可有充血、水肿，有时见皱襞向溃疡集中。

（三）治疗

消化性溃疡一般采取综合性治疗措施，目的是缓解临床症状，促进溃疡愈合，防止溃疡复发，减少并发症。

1. 非药物治疗

（1）养成良好的生活习惯，劳逸结合，避免过度劳累和精神紧张。

（2）饮食要规律，戒烟酒，避免辛辣、过咸食物及浓茶、咖啡等饮料。

（3）停用导致溃疡和出血的药物。

2. 药物治疗

（1）Hp感染的治疗：根除Hp是治疗消化性溃疡的关键。当前推荐的治疗方案分为两类，即以质子泵抑制剂（或加铋剂）加用2种抗生素（克拉霉素、阿莫西林、甲硝唑或替硝唑3种中的2种）的三联疗法和以抑酸药为中心加用抗生素的联合疗法，疗程2周。前者Hp根除率高但不良反应明显；后者多采用奥美拉唑、雷尼替丁、法莫替丁，联合应用氨苄西林、阿莫西林、甲硝唑和左氧氟沙星等抗菌药物，效果较好。

（2）口服抗酸药：可中和或吸附胃酸，减少胃酸对胃肠黏膜的刺激，减轻疼痛。抗酸药种类繁多，有碳酸氢钠、氢氧化铝、氧化镁等，一般不单独应用，常与H_2受体拮抗剂联用。

（3）口服抑酸剂：临床上常用H_2受体拮抗剂（如西咪替丁、雷尼替丁等）和质子泵抑制剂（如奥美拉唑、兰索拉唑等）两类，可明显抑制胃酸分泌，促进溃疡愈合。

（4）胃黏膜保护剂：主要有3种，即硫糖铝、枸橼酸铋钾和前列腺素类药物（如米索前列醇）。

（5）对症治疗：患者伴有明显恶心、呕吐和腹胀时，可同时给予莫沙必利、多潘立酮等促进胃动力药物；疼痛明显时，可给予阿托品、曲美布汀等解痉镇痛。

? 课堂互动 —————————————————

说一说：结合案例，说一说消化性溃疡的临床表现和治疗。

七、胃食管反流病

（一）概述

胃、十二指肠内容物反流至食管，引起不适症状或食管黏膜破损，统称胃食管反流病，是由多种因素造成的消化道动力障碍性疾病，是抗反流防御机制和反流物攻击之间失去平衡的结果。

（二）临床表现

1. 烧心和反酸　是胃食管反流病最常见症状。烧心是指胸骨后或剑突下烧灼感，常在餐后1小时出现，卧位、弯腰或腹压增大时可加重。反酸常伴有烧心。

2. 胸痛　常在餐后或平卧后发生。疼痛发生在胸骨后或剑突下，严重时可为剧烈刺痛，可放射到后背、胸部、肩部、颈部等，此时酷似心绞痛。

3. 吞咽困难和吞咽痛　部分患者可由食管痉挛或功能紊乱引起吞咽困难，症状呈间歇性，进食固体或液体食物均可发生。有严重食管炎或并发食管溃疡的患者，可伴有吞咽疼痛。

4. 其他　反流物刺激咽喉部或吸入气管和肺，可引起咽喉炎、声嘶、慢性咳嗽、哮喘、肺炎等症状。

（三）治疗

胃食管反流病的治疗目的是缓解症状、治愈食管炎、减少复发和防止并发症。

1. 非药物治疗　因餐后易反流，故睡前不宜进食，白天进餐后亦不宜立即卧床。避免进食巧克力、咖啡等。

2. 药物治疗

（1）H_2受体拮抗剂：适用于轻、中症患者或夜间反流症状。常用药物有法莫替丁、雷尼替丁、西咪替丁等。

（2）胃肠促动药：可改善食管蠕动、促进胃排空，减少胃内容物食管反流。常用药物有多潘立酮、伊托必利等，餐前15~20分钟服用。

（3）质子泵抑制剂：如奥美拉唑、兰索拉唑等。适用于症状重、有严重食管炎的患者。

3. 其他治疗　对于有狭窄、癌变等严重并发症的患者，可选用内镜下或手术治疗。有严重食管裂孔疝且不能耐受长期抑酸治疗的患者，可考虑抗反流手术治疗。

实训 3　消化系统的观察、病例讨论

【实验目的】

1. 熟练掌握胃的位置、形态和分部；肝的位置和形态。

2. 学会在标本上指出消化系统的组成并说出各组成部分的名称。

3. 学会消化性溃疡的病因、临床表现和治疗。

【实验材料】

1. 头颈部正中矢状切面标本。

2. 腹腔器官原位标本。

3. 口腔大唾液腺标本。

4. 离体的食管、胃、十二指肠、空肠与回肠、盲肠与阑尾、结肠及直肠标本。

5. 离体的肝与胆、肝外胆道系统、胰标本。

6. 人体半身模型。

7. 内科病房或学校模拟病房或相关病例视频。

【实验内容与方法】

1. 利用人体半身模型观察消化系统的组成及各器官的位置和形态。

2. 活体观察口腔内的结构。

3. 利用口腔大唾液腺标本观察腮腺、舌下腺和下颌下腺的位置和形态。

4. 利用腹腔器官原位标本和离体胃标本观察其位置、形态结构和分部。

5. 利用离体十二指肠、空肠与回肠标本观察小肠的形态及十二指肠的分部。

6. 利用离体肝与胆的标本观察其位置、形态结构。

7. 利用离体的肝外胆道系统标本观察其组成，了解胆汁的排出途径。

8. 利用离体的胰标本观察其形态。

9. 利用盲肠与阑尾标本观察阑尾的位置。

10. 利用结肠及直肠标本观察结肠带、结肠袋和肠脂垂。

11. 由教师组织学生结合典型消化性溃疡等病例讨论其病因、临床表现和治疗原则。

小结

1. 消化系统由消化管和消化腺组成，其主要功能是进行食物的消化和吸收。

2. 中等充盈时，胃大部分位于左季肋区，小部分位于腹上区。胃分为贲门部、胃底、胃体和幽门部4个部分。

3. 肝是人体最大的消化腺，其大部分位于右季肋区和腹上区，小部分位于左季肋区。

4. 食物在消化管内被加工、分解的过程，称为消化。食物经消化后形成的小分子物质透过消化管黏膜，进入血液或淋巴的过程，称为吸收。

5. 人体内主要的消化液有胃液、胰液、胆汁和小肠液。

6. 消化性溃疡通常指胃溃疡和十二指肠溃疡，患者常表现出上腹部的节律性疼痛。

7. 胃食管反流病是由多种因素造成的消化道动力障碍性疾病，烧心和反酸是最常见症状。

●···· **思考与练习** ··

1. 简述胃的位置和分部。

2. 简述胰液的成分及作用。

3. 简述胆汁的主要作用。

4. 胃溃疡和十二指肠溃疡的区别有哪些?

（周　燕）

项目六
呼吸系统解剖生理及常见病症

学习目标

- 掌握呼吸系统的组成及功能；呼吸道和肺的形态、结构及位置；肺活量、肺通气量和肺泡通气量的概念及正常值；肺换气和组织换气的基本过程。
- 熟悉呼吸的概念和过程；肺通气的动力；潮气量的概念及正常值；O_2 和 CO_2 在血液中的主要运输形式；呼吸系统常见病症的病因、临床表现和治疗。
- 了解肺通气的阻力；呼吸运动的调节；胸膜和纵隔。
- 学会观察呼吸系统各组成部分的形态和位置；肺通气功能的测定。
- 具有应用呼吸系统解剖生理知识分析、解释相关临床病症的能力。

学前导语

患者，男，77岁。因反复咳嗽、咳痰40余年，加重10天，呼吸困难1小时急诊入院。查体：体温36.7℃，脉搏122次/min，血压98/41mmHg，嗜睡，全身皮肤湿润，口唇发绀。

请问：1. 该患者的初步诊断是什么？

2. 该疾病的危险因素包括哪些？

3. 如何对该疾病进行治疗？

4. 你是否知晓《健康中国行动（2019—2030年）》关于该疾病的叙述？

呼吸系统由呼吸道和肺组成（图6-1）。呼吸道是传送气体的管道，包括鼻、咽、喉、气管和各级支气管。临床上通常将鼻、咽、喉称为上呼吸道，气管和各级支气管则称为下呼吸道。肺是容纳气体并进行气体交换的器官。呼吸系统的主要功能是进行气体交换，即吸入O_2和排出CO_2，以维持机体内环境O_2和CO_2含量的相对稳定，保证组织细胞代谢的正常进行。

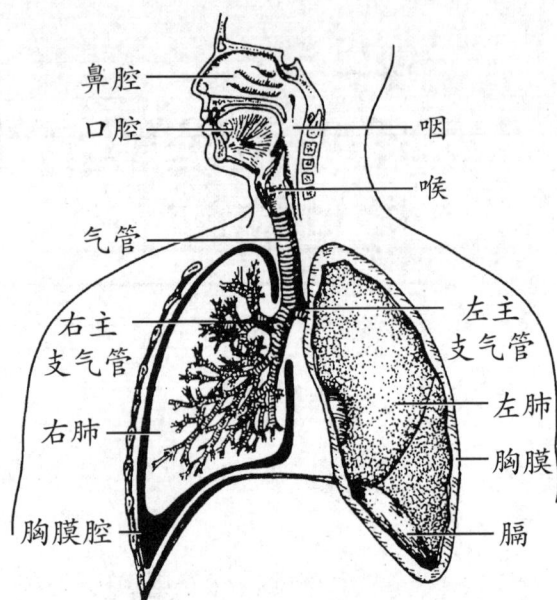

图6-1 呼吸系统概观

任务 6-1 呼吸系统解剖概述

一、呼吸道

（一）鼻

鼻是呼吸道的起始部，也是嗅觉器官。它包括外鼻、鼻腔和鼻旁窦3个部分。

1. 外鼻　以骨和软骨为支架，外覆皮肤，呈三棱锥形，上为鼻根，向下移行为鼻背，末端为鼻尖，其两侧膨隆部称鼻翼。外鼻下端的一对鼻孔是气体出入呼吸道的门户。

2. 鼻腔　以骨和软骨为基础，内衬黏膜和皮肤。鼻腔被鼻中隔分为左、右两腔，前方经鼻孔与外界相通，后方经鼻后孔与咽相通。由鼻翼所围成的内面较为扩大的部分称为鼻前庭，内衬皮肤，并生有鼻毛，用以阻挡异物、过滤空气中的尘埃。鼻腔外侧壁自上而下有上、中、下鼻甲，各鼻甲之间的间隙分别为上、中、下鼻道（图6-2）。

鼻腔黏膜按功能可分为嗅部和呼吸部，上鼻甲以上及其相对应的鼻中隔的黏膜称为嗅部，内含嗅细胞，能感受气味的刺激，其余部分为呼吸部，对吸入的空气有加温、加湿和净化作用。鼻中隔前下部的黏膜毛细血管非常丰富，容易发生鼻出血。

3. 鼻旁窦　又称副鼻窦或鼻窦，是鼻腔周围颅骨内开口于鼻腔的含气小房，共有4对，即上颌窦、额窦、蝶窦和筛窦（图6-3）。窦壁内衬有黏膜并与鼻腔黏膜相延续，故鼻腔的炎症可蔓延到鼻旁窦。鼻旁窦参与对吸入空气的加湿和加温，并对发音起共鸣作用。

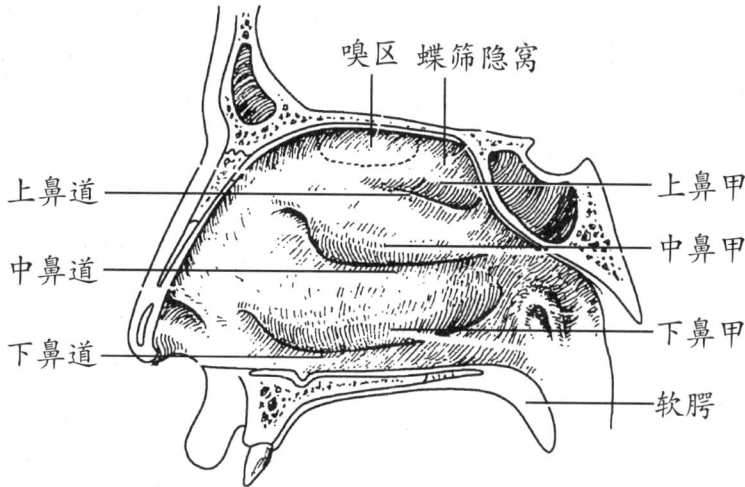

图6-2　鼻腔外侧壁（右侧）

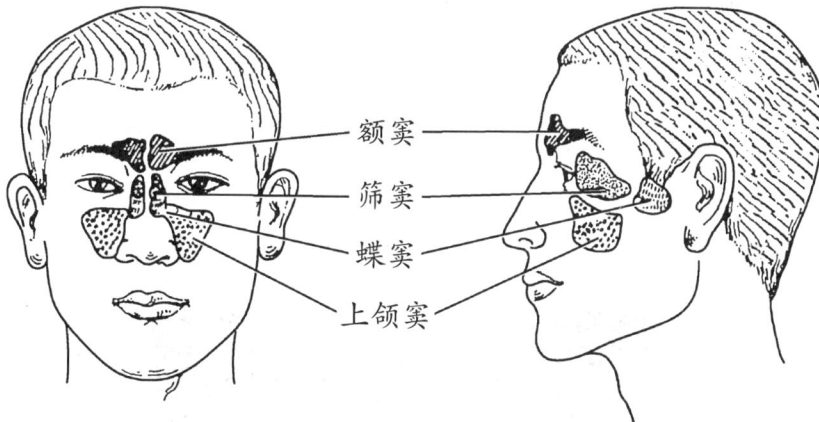

图6-3　鼻旁窦体表投影

（二）咽

见消化系统。

（三）喉

喉既是呼吸通道，又是发音器官，上通咽，下连气管，由软骨作支架，以关节、韧带和肌肉连结，内衬黏膜而构成。喉的软骨包括甲状软骨、环状软骨、会厌软骨和1对杓状软骨（图6-4）。其中以甲状软骨最大，其前上部向前突出，称为喉结，在成年男子尤为明显；环状软骨下接气管，是喉和气管中唯一呈完整环形的软骨，对支撑呼吸道有极为重要的作用；会厌软骨外覆黏膜构成会厌，吞咽时盖住喉口，防止食物进入气管。杓状软骨位于环状软骨的后上方，左、右各一，呈三棱锥形。杓状软骨与甲状软骨内面之间有声韧带相连结，声韧带是构成声襞的基础。

喉的内腔称喉腔。其黏膜在喉腔形成两对皱襞，上方一对称前庭襞，下方一对称声襞。两侧声襞之间的裂隙称声门裂，是喉腔最狭窄的部分。

（四）气管和主支气管

气管和主支气管是连接喉和肺之间的管道，均以"C"形软骨为支架，以保持其持续张开状态；软骨环的缺口朝后，由结缔组织和平滑肌形成的膜壁封闭。气管上端起自环状软骨下缘，向下至胸骨角平面分为左、右主支气管。右主支气管走向陡直，短而粗，故气管异物易坠入右支气管。左主支气管较细长而走向倾斜（图6-5）。

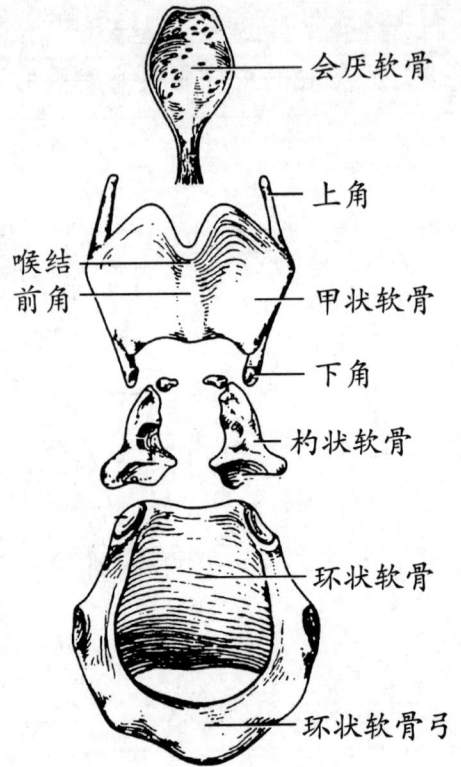

会厌软骨
上角
喉结前角
甲状软骨
下角
杓状软骨
环状软骨
环状软骨弓

图6-4 分离的喉软骨

课堂互动

说一说：从解剖角度分析为什么气管异物容易进入右支气管？

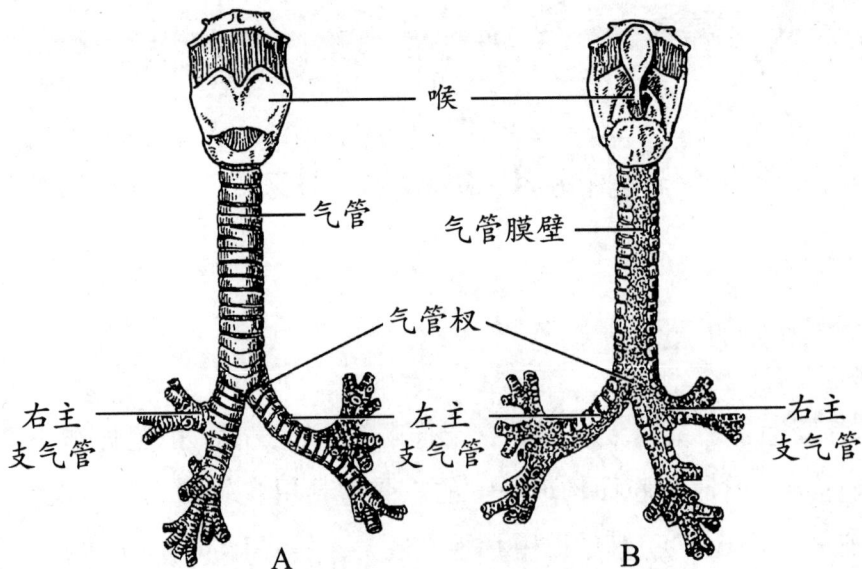

喉
气管
气管膜壁
气管杈
右主支气管
左主支气管
右主支气管

A   B

图6-5 气管与主支气管

A. 前面；B. 后面

气管与主支气管的管壁由内向外依次由黏膜、黏膜下层和外膜构成（图6-6）。

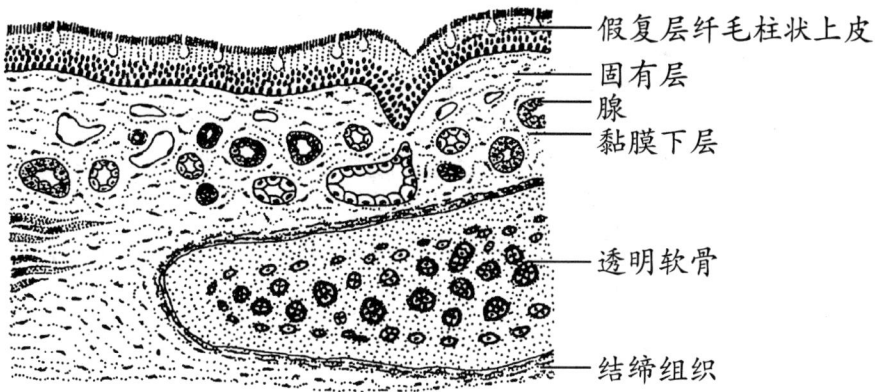

假复层纤毛柱状上皮
固有层
腺
黏膜下层

透明软骨

结缔组织

图6-6　气管壁微细结构

二、肺

（一）肺的位置和形态

肺位于胸腔内纵隔的两侧、膈的上方，左右各一。正常肺质地柔软呈海绵状，富有弹性。右肺宽而短，左肺窄而长。右肺被水平裂和斜裂分为上、中、下3叶，左肺被斜裂分为上、下2叶。肺呈圆锥形，分为一尖、一底、两面和三缘，即肺尖与肺底，纵隔面与肋面，前缘、后缘和下缘。上部为肺尖，下部为肺底。肺的纵隔面有一凹陷称肺门，是左主支气管、右主支气管、血管、淋巴管和神经出入肺的门户（图6-7）。

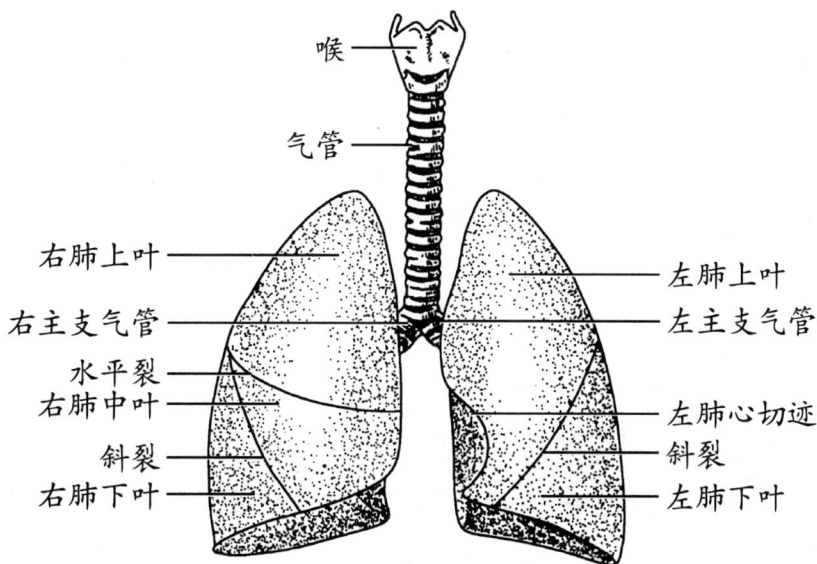

喉
气管

右肺上叶
右主支气管
水平裂
右肺中叶
斜裂
右肺下叶

左肺上叶
左主支气管
左肺心切迹
斜裂
左肺下叶

图6-7　肺的形态

（二）肺的微细结构（图6-8）

肺由表面的脏胸膜和深部的肺组织组成。肺组织分为实质和间质2个部分。肺实质即肺内的各级支气管和肺泡，肺间质为肺内的结缔组织、血管、淋巴管和神经等。

肺实质根据其功能不同，可分为导气部和呼吸部。

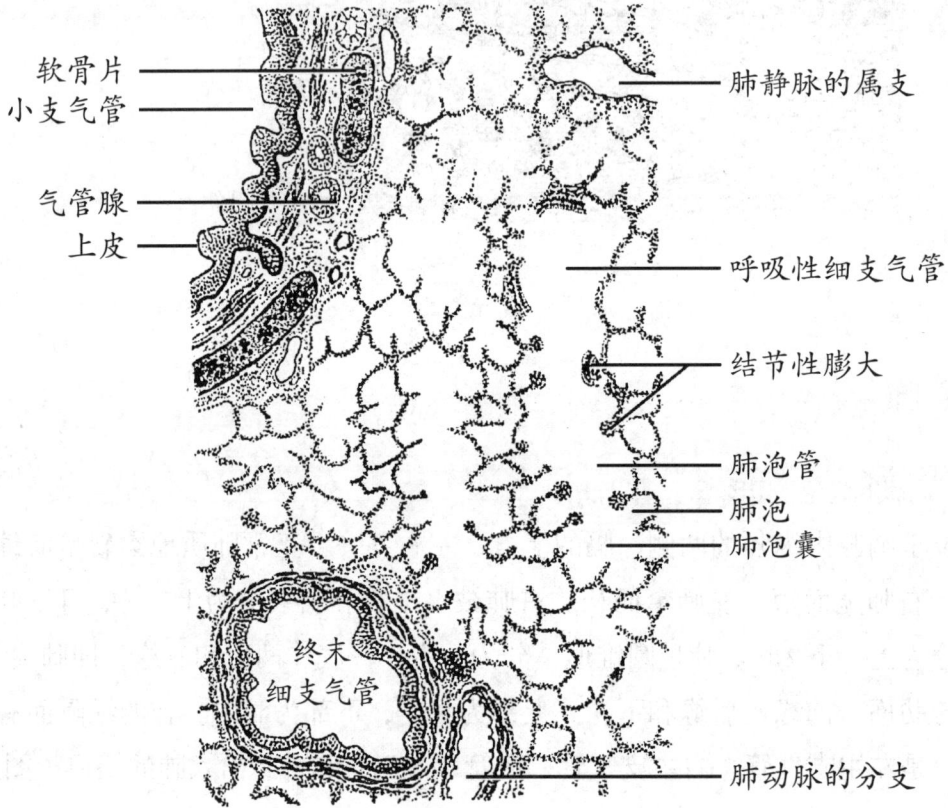

图6-8　肺微细结构模式图

1. 导气部　是主支气管进入肺后的连续分支，越分越细，依次形成肺叶支气管、肺段支气管、小支气管、细支气管和终末细支气管。此部功能是传送气体，不能进行气体交换。导气部的各级支气管随着管径的变细，管壁及其黏膜逐渐变薄，外膜中的平滑肌逐渐增多。平滑肌的收缩与舒张，可改变管径的大小，从而控制出入肺泡的气体量。支气管哮喘时，由于支气管平滑肌痉挛性收缩而导致呼吸困难。

2. 呼吸部　包括呼吸性细支气管、肺泡管、肺泡囊和肺泡，是进行气体交换的部位，其中肺泡是气体交换的主要场所。

肺泡壁由肺泡上皮和基膜组成。肺泡上皮为单层上皮，由2种类型的上皮细胞构成：①Ⅰ型肺泡细胞，细胞呈扁平状，数量多，是气体交换的部位；②Ⅱ型肺泡细胞，数量少，体积大，呈圆形或立方形，其位于Ⅰ型肺泡细胞之间，能分泌肺泡表面活性物质，具有降低肺泡表面张力的作用，能稳定肺泡的大小。

三、胸膜和纵隔

胸膜是一层光滑的浆膜，其中，覆盖于肺表面的部分叫脏胸膜，贴附于胸壁内面、纵隔两侧和膈上面的部分叫壁胸膜。脏、壁胸膜之间密闭、潜在的腔隙称胸膜腔。胸膜腔左、右各一，互不相通。腔内呈负压，有少许浆液起润滑作用（图6-9）。

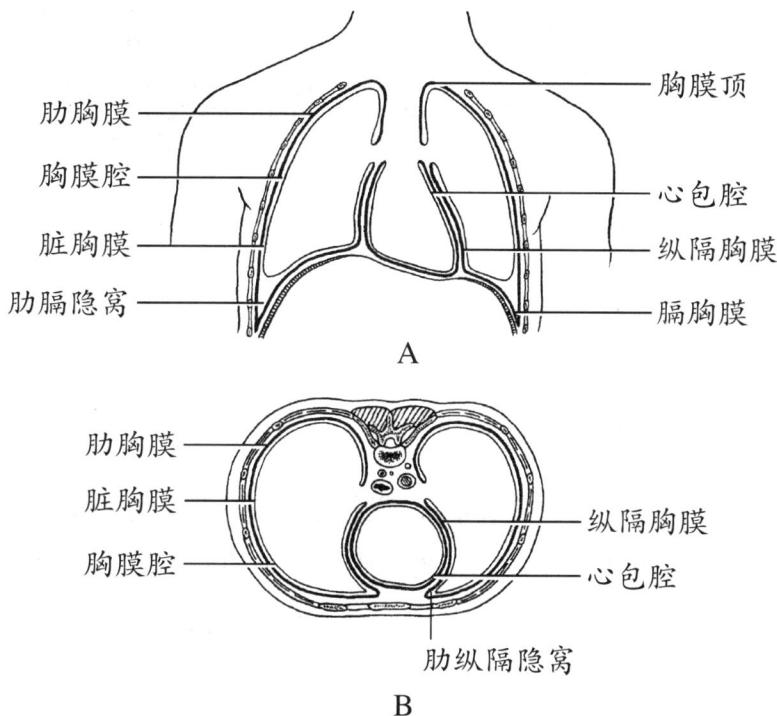

图6-9 胸膜和胸膜腔模式图

A. 冠状切面；B. 横切面

纵隔是两侧纵隔胸膜之间所有器官和组织的总称。其以胸骨角平面为界分为上纵隔和下纵隔。下纵隔以心包为界分为前纵隔、中纵隔和后纵隔。

任务6-2 呼吸系统生理概述

机体与外界环境之间进行气体交换的过程称为呼吸。呼吸全过程有3个基本环节（图6-10）：①外呼吸，包括肺通气和肺换气；②气体在血液中的运输；③内呼吸（组织换气）。呼吸的任一环节出现障碍，都将使机体出现缺O_2和CO_2的潴留，严重时将危及生命。

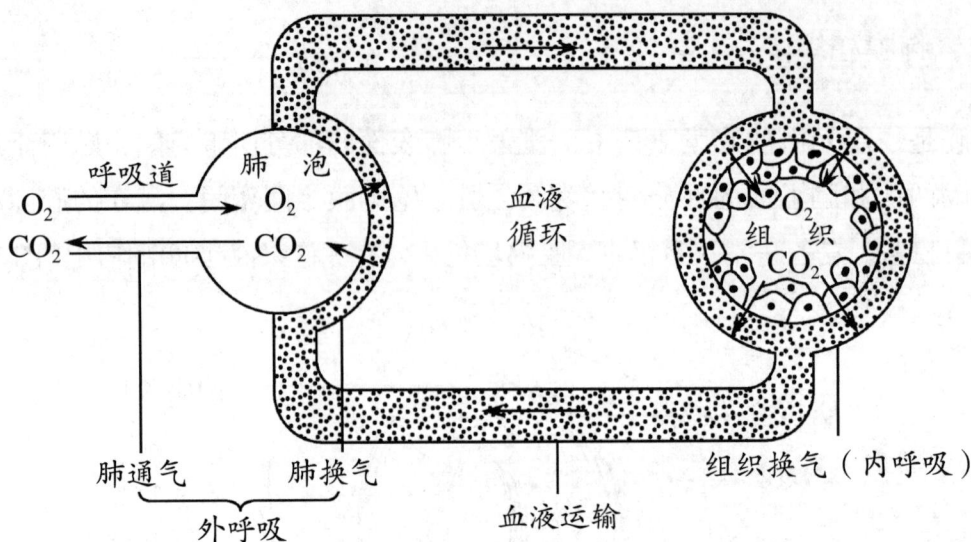

图6-10　呼吸全过程示意图

一、肺通气

肺通气是指气体进出肺的过程，有赖于肺泡气与外界大气之间压力差的推动，同时气体流动时还会遇到阻止其流动的阻力。因此，肺的通气过程是由通气的动力克服通气的阻力来实现的。

（一）肺通气的动力

肺通气的直接动力是肺泡气与外界大气之间的压力差。通常情况下，大气压是个常数，故气体能否进出肺主要取决于肺内压的变化。肺本身并无主动扩张和回缩的能力，其容积的大小完全依赖于胸廓容积的改变。胸廓扩大则肺容积增大，肺内压下降；胸廓缩小则肺容积减小，肺内压升高。而胸廓容积的变化又依赖于呼吸肌的舒缩活动，即呼吸运动，此为肺通气的原动力。

1. 呼吸运动　由呼吸肌的收缩与舒张引起胸廓的运动称为呼吸运动。平静呼吸时，吸气和呼气主要由膈肌和肋间外肌收缩和舒张引起。当膈肌和肋间外肌收缩时胸腔和肺的容积增大，肺内压低于大气压，外界气体进入肺，吸气运动得以实现。反之，当膈肌和肋间外肌舒张时，胸腔和肺的容积减小，肺内压升高到大于大气压，肺内气体被排出，呼气运动得以实现（图6-11）。

人在安静状态下平稳而均匀的呼吸运动，称为平静呼吸，正常成人的频率为12~18次/min。人体活动增强时加深加快的呼吸，称为用力呼吸，又称深呼吸。以膈肌舒缩活动为主的呼吸运动，称为腹式呼吸。以肋间外肌舒缩活动为主的呼吸运动，称为胸式呼吸。

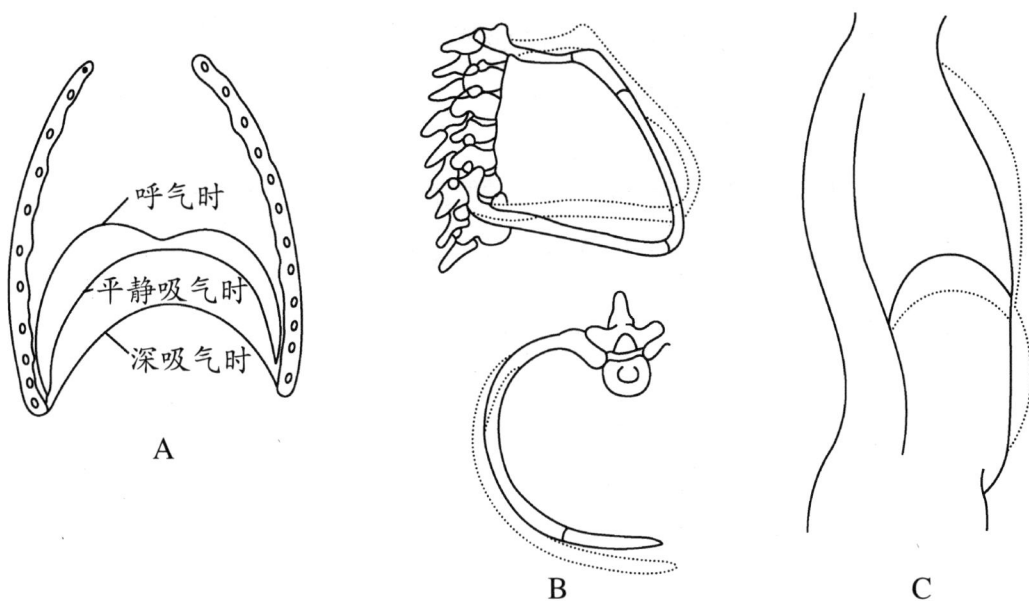

图6-11　呼吸时膈肌、肋骨及胸腹运动

A.膈运动；B.肋骨运动；C.胸腹运动

实线表示呼气时的位置，点线表示吸气时的位置

2. 肺内压　肺泡内的压力称为肺内压。在呼吸运动过程中，肺内压随胸腔容积的变化而改变。平静呼吸时，吸气初，肺容积随着胸廓逐渐扩大而相应增大，肺内压逐渐下降，通常低于大气压1~2mmHg，空气经呼吸道进入肺泡。随着肺内气体的增多，肺内压也逐渐升高，至吸气末时等于大气压，吸气停止。呼气开始时，肺容积随着胸廓逐渐缩小而相应减小，肺内压逐渐升高，可高于大气压1~2mmHg，肺泡内气体经呼吸道排出体外。随着肺泡内气体的逐渐减少，肺内压也逐渐降低，至呼气末时又与大气压相等，呼气停止。可见，肺内压在呼吸运动过程中是呈周期性变化的，而由此形成的肺内压和大气压之间的压力差则是推动气体进出肺的直接动力。

🔗 知识链接 ···

人工呼吸

人工呼吸是用人工的方法改变肺内压，在肺与大气之间造成压力差，以维持肺通气。人一旦呼吸停止，必须紧急实施人工呼吸。人工呼吸可分为两类：一类是正压法，通过加压送气到肺内，使肺和胸廓扩张，肺内压高于大气压，形成吸气过程；排除压力后，胸廓回位形成呼气过程，如口对口人工呼吸。另一类是负压法，即人为地使胸廓扩张，使肺内压低于大气压从而产生吸气，如举臂压胸法。

3. 胸膜腔内压　胸膜腔内的压力称为胸膜腔内压，正常为负压。胸膜腔负压的形成与作用于脏胸膜的2种力有关：一是使肺泡扩张的肺内压，二是使肺泡缩小的肺回缩力。

胸膜腔负压的存在有重要生理意义：①使肺保持在一定的扩张状态；②使腔静脉及胸导管处于扩张状态，有利于静脉血和淋巴液的回流。

（二）肺通气的阻力

肺通气过程中遇到的阻力称为肺通气阻力。肺通气的阻力包括弹性阻力和非弹性阻力2种。弹性阻力占总阻力的70%左右，非弹性阻力则占30%左右。

1. 弹性阻力　是指胸廓和肺因呼吸运动而被动扩张时所产生的弹性回缩力。弹性阻力包括肺的弹性阻力和胸廓的弹性阻力。肺的弹性阻力约2/3来自于肺泡表面张力，约1/3来自于肺弹性纤维的弹性回缩力。

（1）胸廓的弹性阻力：主要来源于胸廓的弹性组织。当胸廓处于自然位置时，胸廓弹性阻力等于零。当胸廓缩小时，胸廓弹性阻力向外，是吸气的动力，呼气的阻力。当胸廓扩大时，胸廓弹性阻力向内，构成吸气的阻力，呼气的动力。

（2）肺泡表面张力：在肺泡内壁覆盖有一薄层液体，由于液体分子的相互吸引，形成一种使肺泡表面积缩至最小的力，即表面张力。表面张力的方向指向肺泡的中心，可使肺泡回缩，构成了肺的回缩力。肺泡表面活性物质是由Ⅱ型肺泡上皮细胞产生的一种磷脂类物质，其作用是降低肺泡表面张力而使肺泡的回缩力减小，以增加肺的顺应性，使吸气阻力减小，稳定肺泡容积。

2. 非弹性阻力　包括惯性阻力、黏滞阻力和气道阻力。其中气道阻力是非弹性阻力的主要成分，它来源于气流通过呼吸道时，气体分子之间及气体分子与气道管壁之间的摩擦力。影响气道阻力的因素主要有气道口径、气流速度和气流形式等。其中气道口径是影响气道阻力最重要的因素。气道阻力增加是临床上通气障碍最常见的病因。

🔗 知识链接

新生儿呼吸窘迫综合征

某些早产儿，由于Ⅱ型肺泡细胞发育尚未成熟，缺乏肺泡表面活性物质，导致出生时发生肺不张，出现进行性加重的呼吸困难和呼吸衰竭，称为新生儿呼吸窘迫综合征，可导致死亡。

（三）肺容量和肺通气量

1. 肺容量　肺容量是指肺容纳的气体量，其大小随呼吸运动而变化。

（1）潮气量：每次呼吸时吸入或呼出的气量称为潮气量。潮气量可随呼吸强弱而变化，正常成人平静呼吸时为400~600ml，平均约500ml。运动时潮气量增大，最大可达肺活量的大小。

（2）补吸气量：在平静吸气末，再尽力吸气所能吸入的气体量，称为补吸气量。正常成人的补吸气量为1 500~2 000ml。

（3）补呼气量：在平静呼气末，再尽力呼气所能呼出的气体量，称补呼气量。正常成人的补呼气量为900~1 200ml。

（4）残气量和功能残气量：最大呼气末肺内残余的气体量，称为残气量。正常成人为1 000~1 500ml。平静呼气末肺内存留的气体量，称为功能残气量。它是补呼气量和残气量之和，正常成人约为2 500ml。

（5）肺活量：尽力吸气后，从肺内所能呼出的最大气体量称为肺活量。肺活量是潮气量、补吸气量和补呼气量三者之和，其大小有较大的个体差异。正常成年男性平均约3 500ml，女性约2 500ml。肺活量测定方法简单，重复性好，反映了肺一次通气的最大能力，可作为肺通气功能的一项指标。

2. 肺通气量　是指一定时间内进肺或出肺的气体量。

（1）静息每分钟通气量：指在静息状态下平静呼吸时每分钟进肺或出肺的气体总量。

$$静息每分钟通气量 = 潮气量（L）× 呼吸频率（次/min）$$

因为肺通气功能有很大的储备，所以，除非通气功能有严重障碍，一般静息每分钟通气量不会减小。

（2）最大通气量：是指在限定时间内（一般为12秒或15秒）进行最大速度和幅度的呼吸，所测得的肺通气量乘以5或4，计算出1分钟的通气量。正常男性为（104.0±2.71）L，女性为（85.5±2.17）L。最大通气量是反映肺通气功能比较有意义的指标。

（3）用力肺活量和用力呼气量：用力肺活量是指在用力吸气后，以最大用力、最快速度所能呼出的气体量。正常时，用力肺活量略小于在没有时间限制条件下测得的肺活量。用力呼气量又称为时间肺活量，是指在尽力最大吸气后再尽力尽快呼气时，计算第1、2、3秒末呼出的气体量占用力肺活量的百分数。正常成人第1、2、3秒的时间肺活量分别是83%、96%、99%。其中第1秒用力呼气量最有意义，阻塞性通气功能障碍的患者，此比值明显减小。

3. 无效腔和肺泡通气量

（1）无效腔：在通气过程中，每次吸入的新鲜空气有一部分留在呼吸性细支气管以上的气道内，不能到达肺泡与血液进行交换，故这部分气体容积称为解剖无效腔气量，正常成人约为150ml。

（2）肺泡通气量：是指每分钟进入肺泡并进行气体交换的气体量。

肺泡通气量=（潮气量−无效腔气量）（L）×呼吸频率（次/min）

正常成人平静呼吸时肺泡通气量=（500−150）×12=4 200（ml/min）

二、肺换气和组织换气

（一）气体交换的原理

气体分子从分压高处向分压低处转移的过程，称为气体扩散。所谓分压是指在混合气体中每种气体所产生的压力。某气体在两个区域之间的压力差，称为分压差。气体扩散的动力是气体分压差，扩散的方向总是从分压高处向分压低处进行。

由于空气、肺泡气、血液和组织细胞的O_2和CO_2的分压不同（表6-1），因此，O_2和CO_2在体内扩散是一种严格的定向运动，即O_2从外界环境进入肺泡，然后扩散入血液，最后到组织细胞；CO_2则从组织细胞扩散进入血液，然后到肺泡，最后被排到外界空气中。

表6-1　安静时肺泡、血液及组织内 O_2 和 CO_2 的分压差

单位：mmHg

	肺泡气	静脉血	动脉血	组织
PO_2	102	40	100	30
PCO_2	40	46	40	50

（二）气体交换过程

1. 肺换气　如表6-1所示，肺泡气的PO_2大于静脉血中的PO_2，而肺泡气的PCO_2小于静脉血中的PCO_2。所以，当静脉血流经肺泡周围毛细血管时，肺泡气中的O_2便在分压差的作用下扩散进入肺泡周围的毛细血管；与此同时，静脉血中的CO_2在分压差的作用下扩散进入肺泡。毛细血管血液从静脉端向动脉端流动的过程中，血液中的PO_2逐渐升高，而PCO_2则逐渐降低，完成肺换气，结果使静脉血变成了动脉血。

2. 组织换气　由于组织细胞代谢不断消耗O_2并产生CO_2，因此，组织细胞内的PO_2远低于毛细血管中血液的PO_2，而PCO_2远高于毛细血管中血液的PCO_2。当动脉血流经组织中毛细血管时，O_2顺其分压差从血液向组织液和细胞扩散，CO_2则由组织液

和细胞向血液扩散。毛细血管血液从动脉端向静脉端流动的过程中，血液中的PO_2逐渐降低，而PCO_2则逐渐升高，完成组织换气，结果使动脉血变成了静脉血。

? 课堂互动 ────────────────────────

说一说：肺气肿为什么会出现呼吸困难？

────────────────────────────────────

三、气体在血液中的运输

气体交换分别在肺和组织中进行。因此气体在血液中的运输，是实现肺换气和组织换气的重要中间环节。O_2和CO_2在血液中的运输有2种形式，即物理溶解和化学结合。由于O_2和CO_2的溶解度都很低，所以物理溶解的量很少，但却非常重要，物理溶解是实现化学结合所必需的中间环节。因为进入血液中的O_2和CO_2必须首先溶解在血浆中以提高其分压，才能再进行化学结合；而O_2和CO_2从血液释放时，必须是溶解的先逸出，分压下降，然后化学结合的O_2和CO_2再分离出来，溶解到血浆中。物理溶解和化学结合之间总是处于动态平衡。

（一）O_2的运输

1. 物理溶解　正常情况下，血液中物理溶解的O_2仅占血液O_2总含量的1.5%。物理溶解的量与O_2的分压成正比。

2. 化学结合　O_2在血液中的化学结合形式是与红细胞中的血红蛋白（Hb）结合，形成氧合血红蛋白（HbO_2），约占血液O_2总含量的98.5%。O_2与血红蛋白可以结合，也可以解离，即反应是可逆的。该反应过程非常迅速，不需酶的催化，反应的方向取决于PO_2的高低。当血液流经PO_2高的肺部时，血红蛋白与O_2结合，形成氧合血红蛋白；当血液流经PO_2低的组织时，氧合血红蛋白迅速解离，释放出O_2，形成去氧血红蛋白。

动脉血中因含氧合血红蛋白较多而呈红色，静脉血中因含去氧血红蛋白较多而呈暗紫色。

（二）CO_2的运输

1. 物理溶解　以物理溶解方式运输的CO_2约占CO_2总运输量的5%。

2. 化学结合　化学结合的形式主要是形成碳酸氢盐和氨基甲酸血红蛋白，两者分别占CO_2总运输量的88%和7%。

? 课堂互动 ────────────────────────

说一说：O_2和CO_2在血液中的运输形式。

────────────────────────────────────

四、呼吸运动的调节

呼吸运动是一种节律性的活动，其频率和深度可随体内、外环境的变化而改变。例如运动时，机体为了适应代谢活动增强的需要，呼吸会加深加快，使肺通气量增大，以摄取更多的O_2，排出更多的CO_2。

（一）呼吸中枢

呼吸中枢是指中枢神经系统内产生和调节呼吸运动的神经细胞群。这些细胞群分布在大脑皮质、间脑、脑桥、延髓和脊髓等不同部位。正常呼吸是在脑的各级中枢的相互协调配合下完成的。

延髓中有支配呼吸运动的基本中枢，含吸气神经元和呼气神经元。当吸气神经元兴奋时引起吸气，呼气神经元兴奋时引起呼气。

脑桥上部有呼吸运动的调整中枢，其作用为抑制吸气，促使吸气向呼气转换。

大脑皮质可以随意控制呼吸，如配合说、唱等动作，在一定限度内可以随意屏气或加强加快呼吸。因此，大脑皮质控制着随意呼吸，而不随意的、自发的节律性呼吸（自主呼吸）受下位脑干的控制。

（二）呼吸的反射性调节

1. 化学感受性反射　动脉血、脑脊液或脑细胞外液中的CO_2分压、O_2分压和H^+浓度的变化，可通过位于延髓的中枢化学感受器和位于颈动脉小球和主动脉小球的外周化学感受器的反射活动，来调节呼吸运动，从而改变肺通气量，以维持血液中CO_2分压、O_2分压和H^+浓度的相对稳定。

（1）CO_2对呼吸运动的调节：CO_2是呼吸的生理性刺激物，是调节呼吸最重要的体液因素。血液中维持一定浓度的CO_2，是进行正常呼吸活动的重要条件。适当增加吸入气中CO_2浓度，血中CO_2分压升高，使呼吸增强，表现为呼吸加深、加快，肺通气量增加。但若血液中CO_2分压过高，可抑制呼吸。

CO_2通过刺激中枢化学感受器和外周化学感受器兴奋呼吸，且以前者为主。

（2）低O_2对呼吸运动的调节：动脉血中O_2分压降低可以通过外周化学感受器使呼吸增强、肺通气量增多。但当严重缺O_2时，对呼吸中枢则有较强抑制作用。

（3）H^+对呼吸运动的调节：血液中H^+对呼吸的影响是通过外周化学感受器而实现的。当血液中H^+浓度升高时，呼吸加深加快，肺通气量增大；反之，当血液中H^+浓度降低时，呼吸抑制，肺通气量减少。

2. 肺牵张反射　由肺的扩张或缩小引起的呼吸运动变化，称为肺牵张反射。肺牵张反射的生理意义是阻止吸气过深过长，促使吸气转为呼气。

一、过敏性鼻炎

（一）概述

过敏性鼻炎是一种突发或反复发作性以鼻塞、鼻痒、打喷嚏、流清涕等为主要症状的疾病。病因是由基因与环境共同作用于人体而引起的以鼻黏膜免疫反应为主的炎症反应。

（二）临床表现

1. 鼻塞　为间歇性或持续性，程度轻重不等。

2. 流涕　常伴有大量清水样鼻涕，急性发作期明显。

3. 鼻痒　多为阵发性鼻内痒，甚至眼部、软腭、耳、咽喉有痒感，伴有嗅觉障碍和头痛。

4. 打喷嚏　连续打喷嚏，清晨和夜间加重。

（三）治疗

1. 非处方药

（1）全身治疗：口服抗组胺药，如氯苯那敏、赛庚啶、氯雷他定。

（2）局部治疗：萘甲唑啉滴鼻液、羟甲唑啉滴鼻液、赛洛唑啉滴鼻液。

2. 处方药

（1）口服抗组胺药：可选特非那定，必要时口服糖皮质激素（首选泼尼松）。

（2）局部滴鼻：可选丙酸倍氯米松喷鼻剂、曲安奈德鼻喷雾剂、1%麻黄碱滴鼻剂等。

（3）脱敏治疗：以少量、多次逐步增加过敏原注射剂量，直到患者体内产生抗体。疗程一般为3~5年。

二、咳嗽

（一）概述

咳嗽是人体清除呼吸道内的分泌物或异物的保护性呼吸反射动作，也是呼吸系统疾病所伴发的症状。虽然有其有利的一面，但长期剧烈咳嗽不仅增加患者的痛苦，还影响休息和睡眠，甚至出现其他并发症，此时弊大于利，应当予以治疗。

（二）临床表现

1. 咳嗽时间　上呼吸道慢性炎症患者晨间咳嗽明显。肺结核患者夜间咳嗽明显。支气管扩张患者变动体位时咳嗽加剧。

2. 咳嗽性质　急性咽喉炎、胸膜炎患者以干咳为主。慢性支气管炎患者以咳嗽伴有痰液为主。

3. 咳嗽节律　连续性咳嗽多见于慢性支气管炎等疾病。突发性咳嗽多见于吸入刺激性气体等。

（三）治疗

1. 非处方药

（1）以刺激性干咳或阵咳症状为主者，宜选用苯丙哌林或喷托维林。

（2）剧咳者首选苯丙哌林，次选右美沙芬；咳嗽较弱者选用喷托维林。

（3）日间咳嗽宜选用苯丙哌林；夜间咳嗽宜选用右美沙芬。

（4）感冒所伴随的咳嗽常选用右美沙芬复方制剂。

2. 处方药

（1）对频繁、剧烈无痰干咳及刺激性咳嗽者，可应用可待因。

（2）对呼吸道有大量痰液并阻塞呼吸道，引起气急、窒息者，可应用羧甲司坦或氨溴索。

（3）对合并气管炎、支气管炎、肺炎和支气管哮喘者，宜同时服用抗菌药物；或采取对抗过敏原的治疗措施。

三、鼻塞

（一）概述

鼻塞，主要就是鼻腔通气不畅，是鼻及鼻窦疾病的常见症状，也可见于某些全身性疾病。病因包括过敏、炎症、内分泌或代谢性疾病、结构异常、外伤、机械性梗阻等，可引起身体不适，影响嗅觉和味觉，导致声音改变。

（二）临床表现

1. 急性鼻炎　引起的鼻塞发展速度比较快，一般数日内可以达到高潮，在7天左右自行消退，常伴有头昏、发热等症状。

2. 慢性单纯性鼻炎　鼻塞大多呈交替性和阵发性，白天较轻夜晚较重，常受体位的影响，卧位时更为严重。

3. 慢性肥厚性鼻炎　多为持续性鼻塞，不受体位影响。

4. 药物性鼻炎 常表现为鼻塞好转持续的时间比较短或对滴鼻药物的不敏感等。

5. 过敏性鼻炎 多伴有鼻痒感、流清水涕、打喷嚏等症状，可以是季节性发作或常年性发作，还会伴有哮喘的症状，特别是儿童患者。

6. 鼻窦炎 引起的鼻塞多为一侧性，并伴有脓涕。

（三）治疗

1. 非药物治疗

（1）过敏体质或过敏性鼻炎引起的鼻塞，要尽量避免接触过敏原。

（2）生理盐水喷鼻或滴鼻。

（3）热毛巾热敷鼻根，可以缓解症状。

2. 药物治疗

（1）上呼吸道感染引起的鼻塞：可以服用含有伪麻黄碱的药物治疗，如复方盐酸伪麻黄碱缓释胶囊或氨麻苯美片等。

（2）过敏性鼻炎引起的鼻塞：主要应用的药物有抗组胺药（如西替利嗪、氯雷他定），糖皮质激素（如布地奈德、糠酸莫米松等鼻喷剂），减充血剂（如1%麻黄碱、盐酸羟甲唑啉，不宜超过7天），抗胆碱药（如异丙托溴铵），白三烯受体拮抗剂（如孟鲁司特钠片）等。

（3）慢性单纯性鼻炎所致鼻塞：保守治疗的药物主要有减充血剂、糖皮质激素、鼻渊通窍颗粒，还有洗鼻盐水冲洗鼻腔等方法。

（4）鼻窦炎引起的鼻塞：如果伴有大量黄脓鼻涕，还可能需要用消炎药，如头孢类、阿莫西林钠、左氧氟沙星缓解细菌感染的一些症状。

3. 手术治疗 鼻中隔偏曲、下鼻甲肥大、鼻腔鼻窦肿瘤或者鼻息肉等引起的鼻塞，必要时行手术治疗。

四、急性上呼吸道感染与流行性感冒

（一）概述

急性上呼吸道感染，是鼻、咽或喉部急性炎症的概称，是呼吸道最常见的一种传染病。由多种病原体（鼻病毒、腺病毒、柯萨奇病毒、副流感病毒等）感染而致，通常病情较轻、病程短、可自愈，预后良好。流行性感冒（简称流感），是流感病毒引起的一种急性呼吸道疾病，主要通过接触及空气飞沫传播，传染性强，在冬、春季多发，发病率高，重症者或可危及生命。

（二）临床表现

1. 急性上呼吸道感染　发病急，初起时常有卡他症状，后期会出现全身症状，严重时可继发细菌感染。

（1）全身可有畏寒、疲乏、全身不适。有时有轻度发热、头痛、四肢痛、食欲缺乏；儿童可伴高热、呕吐和腹泻等。

（2）鼻黏膜充血、水肿、嗅觉减退。

（3）打喷嚏、鼻塞、流清水样鼻涕。

（4）咳嗽、咽干、咽痒或灼热感，常伴咽痛、流泪、味觉减退、呼吸不畅、声嘶等。

2. 流感　通常急性起病，潜伏期一般为1~3天，有明显的流行和暴发趋势。

（1）单纯型：症见高热、寒战、头痛，全身肌肉关节酸痛，极度乏力，食欲减退等全身症状，常有咽喉痛、干咳、鼻塞、流涕，胸骨后不适等。

（2）胃肠型：症见恶心、呕吐、食欲缺乏、腹痛腹泻等，儿童多于成人。

（3）中毒型：有全身毒血症表现，高热不退、谵妄、抽搐，甚至神志昏迷，直至死亡。

（4）肺炎型：症见高热、咳嗽、咯血、气急、呼吸困难，甚至呼吸衰竭。

（三）治疗

1. 急性上呼吸道感染

（1）对症治疗

1）休息：病情较重或年老体弱者应卧床休息，忌烟，多饮水，室内保持空气流通。

2）解热镇痛：如有发热、头痛、肌肉酸痛等症状者，可选用解热镇痛药，如对乙酰氨基酚、阿司匹林、布洛芬等。咽痛可用各种喉片如溶菌酶片或中药六神丸等口服。

3）减充血剂：鼻塞、鼻黏膜充血水肿时，可用1%麻黄碱、萘甲唑啉滴鼻剂等滴鼻。

4）抗组胺药：频繁打喷嚏、流鼻涕的患者，可选用氯苯那敏或盐酸伪麻黄碱等。

5）镇咳剂：对于咳嗽症状较明显者，可给予右美沙芬等镇咳药。

（2）病因治疗

1）抗病毒药物治疗：广谱抗病毒药物利巴韦林等对流感病毒、副流感病毒和呼吸道合胞病毒等有较强的抑制作用，可缩短病程。

2）抗菌药物治疗：有白细胞计数升高、咽部脓苔、咳黄痰等细菌感染症状时，可酌情使用青霉素、头孢菌素等药物。

2. 流感

（1）一般治疗：应对疑似和确诊患者进行隔离，多饮水，注意休息，增加营养，给易于消化的饮食。

（2）对症治疗：若出现发热、头痛等症状，可以适当使用退热药，若高热不退，应及时到医院就诊。

（3）抗病毒治疗：若患者出现身体乏力、疼痛以及高热，但症状较轻的，可以口服对乙酰氨基酚；干咳者可以口服喷托维林；若是合并感染者，则应服用抗生素治疗。

（4）辅助治疗：发热者可用50%乙醇擦浴，也可用毛巾浸清水湿敷胸上和前额处。

五、慢性阻塞性肺疾病

（一）概述

慢性阻塞性肺疾病，简称慢阻肺，是一组以气流受限为特征的肺部疾病，主要指具有不可逆性气道阻塞的慢性支气管炎和肺气肿2种疾病。慢性阻塞性肺疾病的危险因素包括：吸烟，大气污染和粉尘，感染，遗传因素和肺发育不良，副交感神经功能亢进。

📋 **课堂互动** ————————————————————

说一说：慢性阻塞性肺疾病的危险因素。

....

（二）临床表现

1. 咳嗽与咳痰　慢性支气管炎并发肺气肿时，咳嗽频繁，痰多。伴感染时为脓痰或黏液脓性痰，剧烈咳嗽时痰中可带血。

2. 呼吸困难　早期在劳力时出现，后逐渐加重，以致在日常生活甚至休息时也感到气短。部分患者特别是重度患者或急性加重时出现喘息和胸闷。

3. 早期体征　不明显，伴随着病情的发展可见桶状胸；触诊语颤减弱或消失；叩诊呈过清音；听诊呼吸音减弱；感染时肺部有干、湿啰音。

（三）治疗

根据病情可分为稳定期治疗、急性加重期治疗和外科手术治疗。

1. 稳定期治疗

（1）戒烟可减少慢性阻塞性肺疾病患者肺功能的进行性下降。流感疫苗和肺炎球菌疫苗可预防慢性阻塞性肺疾病患者并发流感和肺炎球菌感染。呼吸训练有助于改善肺功能。

（2）支气管扩张剂：β₂肾上腺素受体激动剂（短效制剂有沙丁胺醇、特布他林，长效制剂有沙美特罗、福莫特罗等），抗胆碱能药（短效制剂如异丙托溴铵气雾剂，长效抗胆碱能药有噻托溴铵），茶碱类药（茶碱缓释或控释片、氨茶碱）。

（3）糖皮质激素：目前常用剂型有沙美特罗加氟替卡松、福莫特罗加布地奈德。

（4）祛痰药：常用药物有盐酸氨溴索、N-乙酰半胱氨酸、羧甲司坦。

（5）长期家庭氧疗：对慢阻肺并发慢性呼吸衰竭者可提高生活质量和生存率。

2. 急性加重期治疗

（1）支气管扩张剂：药物同稳定期。有严重喘息症状者可给予较大剂量雾化吸入治疗。

（2）低流量吸氧：发生低氧血症者可用鼻导管吸氧，或通过面罩吸氧。

（3）糖皮质激素：对需住院治疗的急性加重期患者可考虑口服泼尼松龙，也可静脉给予甲泼尼龙。

（4）祛痰剂：溴己新、盐酸氨溴索。

（5）抗生素。

六、支气管哮喘

（一）概述

支气管哮喘简称哮喘，是由支气管平滑肌痉挛、气道阻塞引起的气道慢性炎症性疾病。遗传和环境是哮喘患者发病必不可少的两个因素。其中，环境因素包括变应原性因素和非变应原性因素，变应原性因素包括室内变应原（尘螨、家养宠物、蟑螂）、室外变应原（花粉、草粉）、职业性变应原（油漆、饲料、活性染料）、食物（鱼、虾、蛋类、牛奶）、药物（阿司匹林、抗生素），非变应原性因素包括大气污染、吸烟、运动、肥胖等。

（二）临床表现

表现为反复发作的喘息、气急、胸闷或咳嗽等症状，常在夜间及凌晨发作或加重，危害很大，不注意治疗可能会危及生命，多数患者可自行缓解或经治疗缓解。

（三）治疗

1. 控制药物（需长期用药）

（1）糖皮质激素：是目前控制哮喘最有效的药物。可口服，可吸入，也可静脉注射，吸入给药是效果最好也是首选的途径。

（2）长效β₂受体激动剂：较常见的是沙美特罗，与吸入激素联合应用效果最好。

（3）白三烯受体拮抗剂：轻症哮喘可单独使用该药，不过效果不如吸入激素好。

中重度患者需要和吸入激素联合应用。

（4）茶碱：口服，常用药物有氨茶碱和缓释茶碱，用于轻、中度哮喘急性发作以及哮喘的维持治疗。

2. 缓解药物（又称急救药）

（1）速效吸入β$_2$受体激动剂：一般是吸入给药，常被用来缓解轻中度急性哮喘症状，也可用于治疗运动性哮喘。

（2）吸入性抗胆碱能药物：如溴化异丙托品、溴化氧托品等，不过其舒张支气管的作用较弱，起效也较慢，但是长期应用不易产生耐药性。

（3）茶碱：静脉给药主要用于重症和危重症哮喘。

实训 4　呼吸系统的观察及肺通气功能的测定、病例讨论

【实验目的】

1. 熟练掌握呼吸道及肺的形态结构和位置。

2. 学会肺量计的使用和肺容积、肺容量、肺通气量的测定。

3. 学会分析慢性阻塞性肺疾病的病因、临床表现和治疗。

【实验材料】

1. 呼吸系统概观标本、模型。

2. 头颈部正中矢状切面标本、模型。

3. 鼻、喉、气管、主支气管及其分支和肺的标本、模型。

4. 改良式肺量计、记录纸、橡皮接口、鼻夹、烧杯、75%乙醇棉球、钠石灰等。

5. 内科病房或学校模拟病房或呼吸系统常见病症的有关视频。

【实验内容和方法】

1. 利用呼吸系统概观标本指出呼吸系统的组成及上、下呼吸道的组成。

2. 利用头颈部正中矢状切面标本、模型观察鼻腔外侧壁的结构。

3. 在活体上触摸和观察喉结，注意其随吞咽时上、下移动，发音时用手触摸可感觉其振动。

4. 利用喉标本观察喉腔内的结构。

5. 利用喉、气管、主支气管及其分支标本或模型观察气管和左、右主支气管的形

态，注意比较左、右主支气管的差异。

6. 利用肺标本、模型观察肺的位置和形态。

7. 利用胸腔器官标本观察各部壁胸膜，加深对胸膜腔的理解。

8. 利用肺量计测定肺通气功能。

（1）测定肺容积和肺容量

1）测定潮气量：记录平静呼吸约30秒。计算每次吸入或呼出气量的平均值。

2）测定补吸气量：平静呼吸数次后，在一次平静吸气末，继续吸气直至不能再吸为止，计算从平静吸气末所增加的吸入气量。

3）测定补呼气量：平静呼吸数次后，在一次平静呼气末，继续呼气直至不能再呼为止，计算从平静呼气末所增加的呼出气量。

4）测定肺活量：平静呼吸数次后，命受试者尽力作最大限度的深吸气，随即作最大限度的深呼气，记录呼出的最大气量。重复2~3次，取最大值。

5）测定用力呼气量：在肺量计内重新充灌新鲜空气4~5L，按测定潮气量的方法，记录平静呼吸数次。然后命受试者作最大限度的深吸气直至不能再吸为止，屏气1~2秒，同时换快速走纸档（25mm/s），立即用最快的速度用力深呼气，直至不能再呼为止。记录第1、2、3秒末呼出的气量，并计算它们各占肺活量的百分比。

（2）测定肺通气量

1）测定静息每分钟通气量：将已测得的潮气量按下式计算

静息每分钟通气量（L/min）=潮气量（L）× 呼吸频率（次/min）

2）测定最大通气量：调节肺量计走纸速度为25mm/s，记录受试者的平静呼吸数次后，主试者发出"开始！"口令，并同时按动秒表，受试者听到命令后，立即作最深最快的呼吸，到第15秒时，主试者发出"停！"的口令。记录15秒内吸入或呼出的气体总量，再乘以4，算出最大通气量。

9. 由教师结合典型慢性阻塞性肺疾病病例组织学生讨论其病因、临床表现和治疗原则。

【注意事项】

1. 使用肺量计前，应预先检查肺量计是否漏气、漏水，平衡锤是否合适。

2. 肺量计中的水装得不能太少或太多，要使水温与室温一致。

3. 测定时应防止从鼻孔或口角漏气。

4. 测最大通气量前，受试者应预先作几次尽力深快呼吸的练习。

【实验结果与分析】

1. 将实验结果做如下记录（表6-2）：

表 6-2 肺通气功能的测定

受试者姓名				性别			年龄	
潮气量 /ml	补吸气量 /ml	补呼气量 /ml	肺活量 /ml	用力呼气量			静息每分钟通气量/ml	最大通气量 /ml
				第1秒末 /%	第2秒末 /%	第3秒末 /%		

2. 以上各测定值是否在正常范围？如果不是，请分析原因。

•⋯⋯ 小结 •⋯⋯

1. 呼吸系统由呼吸道和肺组成。呼吸道包括鼻、咽、喉、气管和各级支气管。鼻、咽、喉称为上呼吸道；气管及各级支气管称为下呼吸道。

2. 肺实质主要由各级支气管和肺泡组成。肺泡是气体与血液进行气体交换的部位。

3. 呼吸包括外呼吸、气体在血液中运输和内呼吸。外呼吸包括肺通气和肺换气。

4. 呼吸肌的收缩与舒张是肺通气的原动力；肺泡气与外界大气之间的压力差是肺通气的直接动力。肺通气的阻力包括弹性阻力和非弹性阻力。

5. 肺容量是指肺容纳的气体量，包括潮气量、补吸气量、补呼气量、肺活量。反映肺通气量的指标有静息每分钟通气量、最大通气量、用力肺活量和用力呼气量。

6. O_2和CO_2在血液中均通过物理溶解和化学结合2种形式运输，且以化学结合为主要形式。

7. 过敏性鼻炎是一种吸入外界过敏性抗原物质而引起的以鼻痒、打喷嚏、流清涕等为主要症状的疾病。

8. 咳嗽是人体清除呼吸道内的分泌物或异物的保护性呼吸反射动作，但长期剧烈咳嗽不仅增加患者的痛苦，而且会出现其他并发症。

9. 鼻塞又称鼻堵，主要就是鼻腔通气不畅，是鼻及鼻窦疾病的常见症状，也可见于某些全身性疾病。

10. 急性上呼吸道感染是鼻、咽或喉部急性炎症的概称，是呼吸道最常见的一种传染病。流感是流感病毒引起的一种急性呼吸道疾病，主要通过接触及空气飞沫传播，传染性强。

11. 慢性阻塞性肺疾病是一组以气流受限为特征的肺部疾病。主要指具有不可逆性气道阻塞的慢性支气管炎和肺气肿2种疾病。

12. 支气管哮喘简称哮喘，是由支气管平滑肌痉挛、气道阻塞引起的气道慢性炎症性疾病。

● ····· **思考与练习** ···

1. 气管异物通常易坠入哪一侧主支气管，为什么？
2. 简述肺的位置和形态。
3. 简述气体在血液中的运输。
4. 简述呼吸运动的调节。
5. 简述慢性阻塞性肺疾病的临床表现和治疗。

（何永芳）

项目七
泌尿系统解剖生理及常见病症

学习目标

- 掌握肾的位置、形态和结构；尿的生成过程、尿的稀释和浓缩的原理以及尿生成的调节。

- 熟悉输尿管、膀胱、尿道的位置和形态结构；泌尿系统常见病症的病因、临床表现与治疗原则。

- 具有应用泌尿系统相关解剖生理知识分析、解释相关临床病症的能力。

▶ 学前导语

患者，女，35岁，突发寒战、高热，伴头痛、全身疲乏无力、食欲减退、恶心、呕吐等；同时有尿频、尿痛、尿急及腰部钝痛。查体：体温40.2℃，脉搏110次/min，血压130/80mmHg，肾区叩击痛。尿液检查：尿蛋白（－），尿红细胞（－），尿白细胞7~8个/HP；尿细菌培养菌落数10^5CFU/ml。

请问：1. 该患者的初步诊断是什么？

2. 如何对该疾病进行治疗？

3. 如何指导该患者的饮食？

4. 关于抗生素的合理使用问题，你是如何理解的？

泌尿系统由肾、输尿管、膀胱和尿道4个部分组成（图7-1），其主要功能是通过尿液的生成和排出，调节机体的水盐代谢和酸碱平衡，从而维持机体内环境的稳定，此外，肾还有内分泌功能，能产生促红细胞生成素和肾素等。尿液在肾内形成，经输尿管输送到膀胱暂时贮存，再经尿道排出体外。

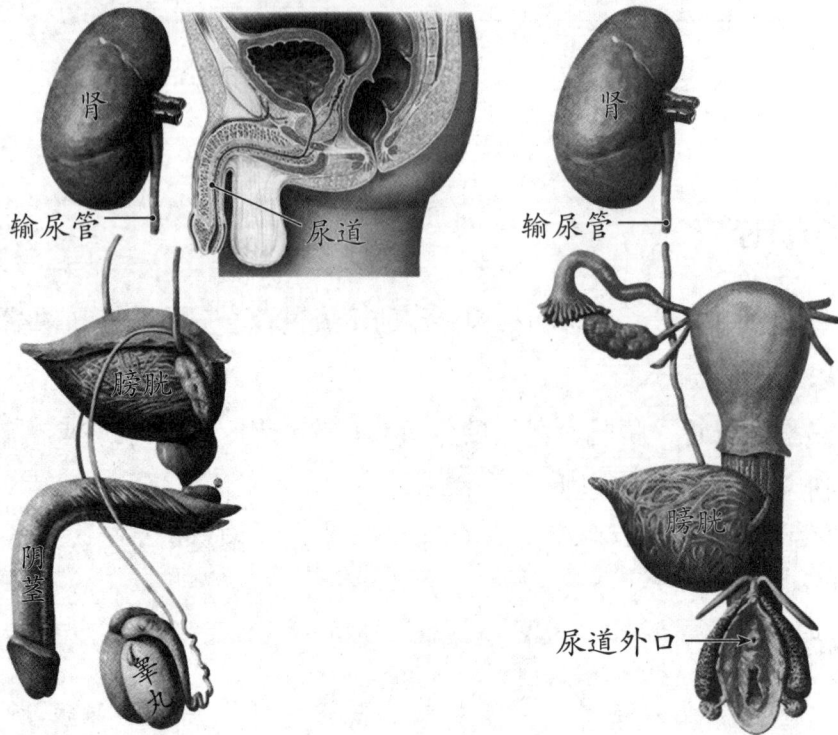

图7-1　泌尿系统模式图

任务 7-1　泌尿系统解剖概述

一、肾

（一）肾的位置和形态

肾是成对的实质性器官，位于腹膜后面，紧贴腹后壁，在脊柱的两侧，左右各一（图7-2）。左肾上端约平第11胸椎下缘，下端约平第2腰椎下缘，第12肋斜过左肾后面的中部。右肾因上方有肝，故位置较左肾低约半个椎体，第12肋斜过右肾后面的上部（图7-3）。竖脊肌的外侧缘与第12肋之间的夹角称为肾区，在临床上，当肾有病变时，叩击或触压此处常可引起疼痛，是检查肾有无疾病的一种简便方法。

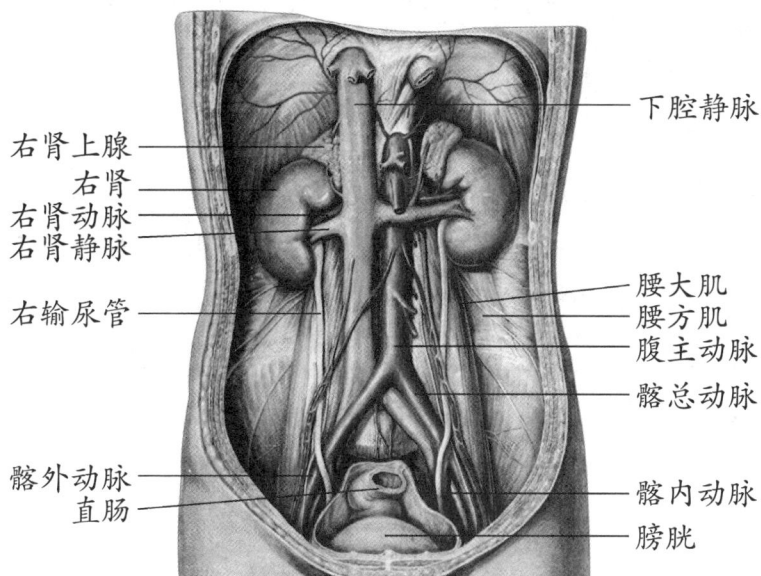

图7-2 肾的位置（前面观）

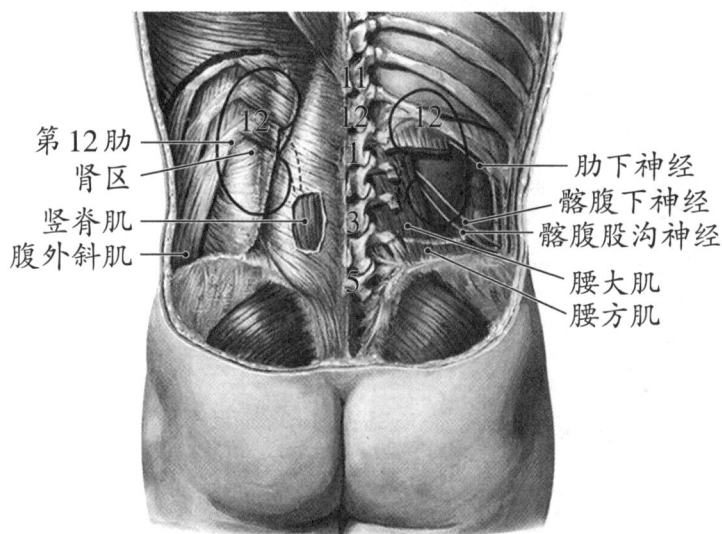

图7-3 肾的位置（后面观）

② **课堂互动**

做一做：同学之间在彼此背部找一找肾区。

新鲜的肾呈红褐色，表面光滑，质地柔软。肾形似蚕豆，分为上、下两端，前、后两面，内、外侧两缘。其内侧缘中部凹陷称肾门，肾盂、血管、神经和淋巴管经此出入。进出肾门的结构被结缔组织包绕形成肾蒂。肾门向肾内凹陷形成的腔隙，称为肾窦，肾窦内容纳肾小盏、肾大盏、肾盂、肾的血管和脂肪等。

（二）肾的结构

1. **肾的一般结构** 肾实质分为肾皮质和肾髓质2个部分（图7-4）。肾皮质位于浅层，富含血管，肾皮质伸入髓质之间的部分称肾柱。肾髓质位于肾皮质的深部，由15~20个肾锥体组成。肾锥体切面呈三角形，尖端突入肾窦，称肾乳头，其顶端有许多乳头孔，为乳头管的开口。肾乳头被漏斗状的肾小盏包绕，相邻2~3个肾小盏合成1个肾大盏。2~3个肾大盏，再合成1个扁漏斗状的肾盂。肾盂出肾门后移行为输尿管。

2. **肾的微细结构** 肾实质主要由大量泌尿小管构成，其间有少量结缔组织、血管、神经和淋巴管等构成的间质。泌尿小管包括肾单位和集合管2个部分（图7-5）。

（1）肾单位：是肾脏结构和功能的基本单位，可分肾小体和肾小管两部分。

1）肾小体：呈球状，由血管球和肾小囊构成。

血管球又称肾小球，是入球微动脉和出球微动脉之间的一团盘曲的毛细血管，其管壁由一层内皮细胞及基膜构成。

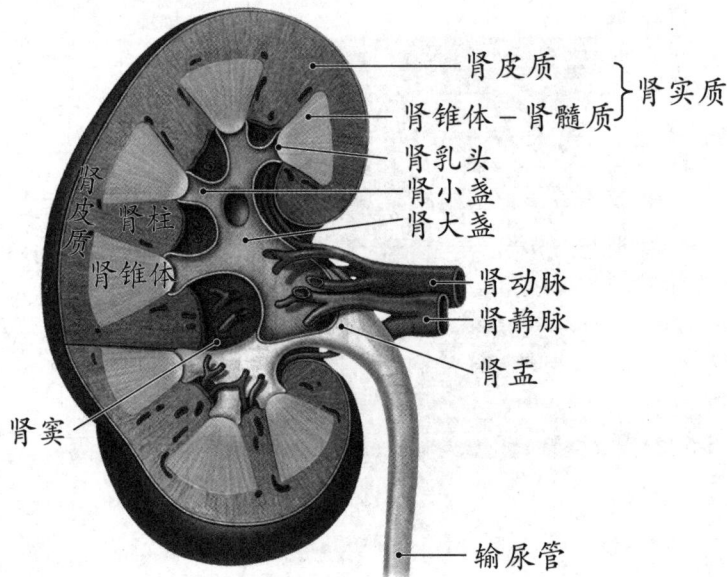

图7-4 肾冠状切面

🔗 知识链接

慢性肾小球肾炎

慢性肾小球肾炎，为最常见的一组原发于肾小球的疾病。慢性肾小球肾炎具有多种病理类型，临床特点为病情迁延，尿常规检查有不同程度的蛋白尿、血尿、管型尿，可出现水肿、高血压，多缓慢发展成慢性肾衰竭。慢性肾小球肾炎患者大多数病因不明，仅15%~20%的患者是由急性肾小球肾炎迁延不愈转变而来。发病的起始因素多是免疫介导性炎症，多数病例肾小球内有免疫复合物沉积。

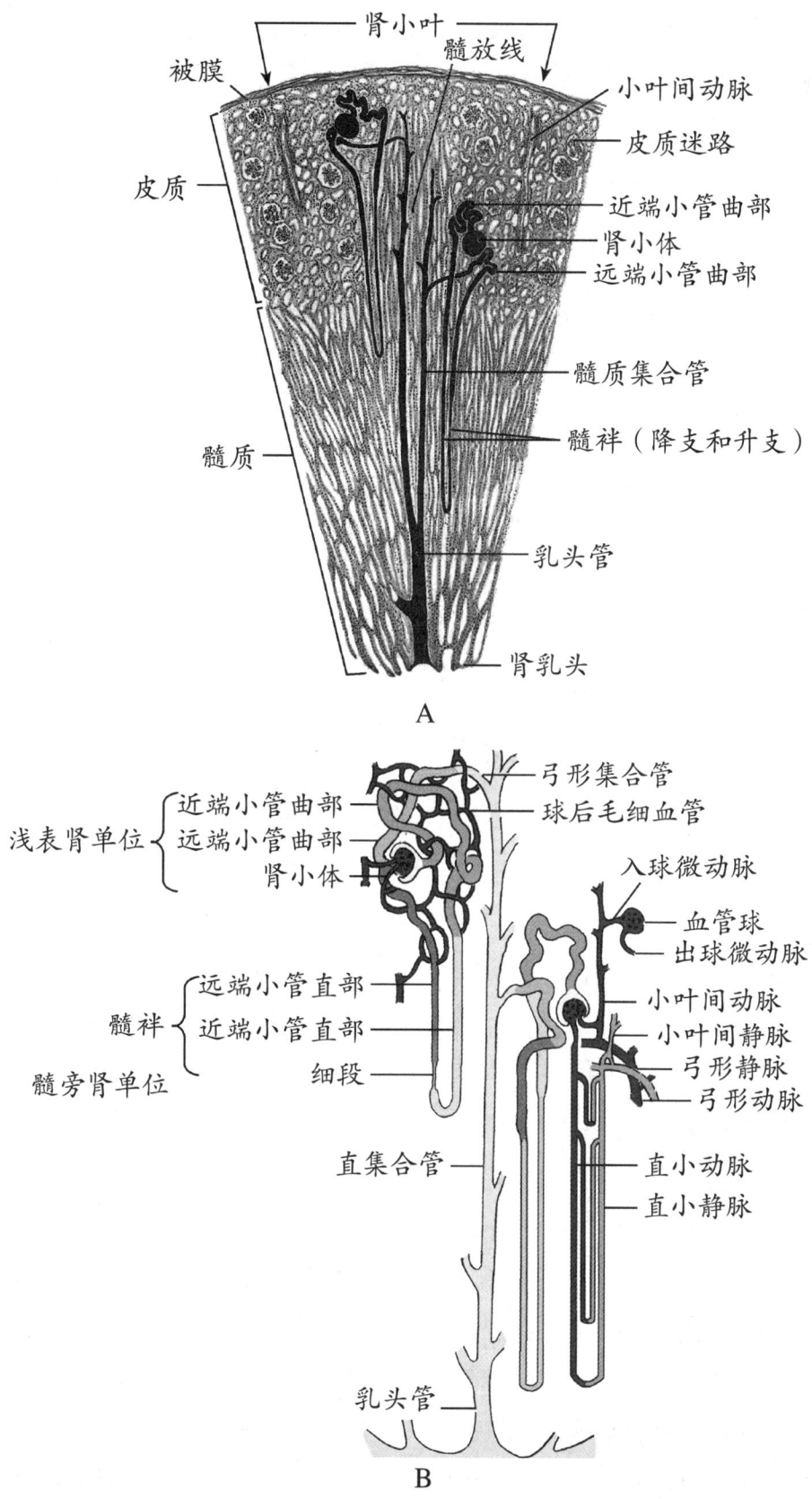

图7-5　泌尿小管和肾血管模式图

A. 肾实质组成及其在肾内分布示意图；B. 肾实质组成与血液循环示意图

肾小囊包绕血管球，为肾小管起始端扩大并凹陷而成的杯状双层囊，其间的腔隙为肾小囊腔。肾小囊的外层（壁层）与肾小管续接，内层（脏层）足细胞突起间的裂孔膜与血管球毛细血管内皮细胞及基膜构成滤过膜（或滤过屏障）（图7-6）。当血液流经血管球时，血浆中除大分子血浆蛋白以外的成分均可经此滤入肾小囊腔内成为原尿。

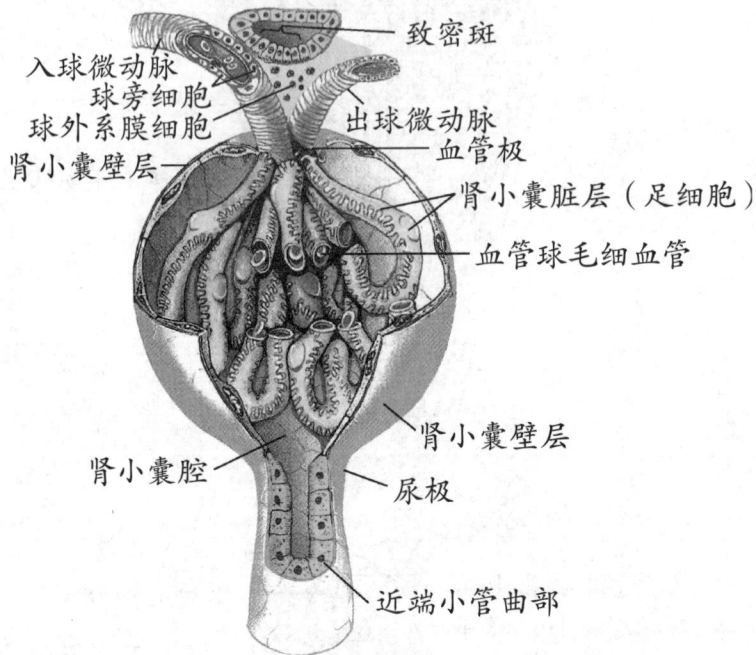

图7-6　肾小体与球旁复合体立体模式图

2）肾小管：由近端小管、细段和远端小管构成。近端小管和远端小管均分为曲部和直部，由单层立方上皮构成，近端小管曲部又称近曲小管，远端小管曲部又称远曲小管；细段由单层扁平上皮组成（图7-7）。由近端小管直部、细段和远端小管直部组成的"U"形结构称为髓袢。

（2）集合管：由远端小管末端汇合而成（图7-5）。在从皮质行向髓质的过程中，集合管陆续汇合成乳头管，开口于肾乳头。由肾乳头排入肾小盏的尿液称为终尿。

（3）球旁复合体：主要包括球旁细胞、致密斑等（图7-6）。球旁细胞是入球微动脉的平滑肌细胞分化而成的上皮样细胞，能分泌肾素。致密斑是远端小管曲部靠近肾小体处的管壁上皮细胞变高变窄、排列紧密而形成的椭圆形斑，可感受小管液中Na^+浓度的变化，并将信息传至球旁细胞，以调节肾素的分泌。

3. 肾的被膜　肾的表面有三层被膜包裹，由内向外依次为纤维囊、脂肪囊和肾筋膜（图7-8）。纤维囊紧贴于肾实质的表面，脂肪囊对肾起弹性垫样保护作用，肾筋膜是固定肾的主要结构。

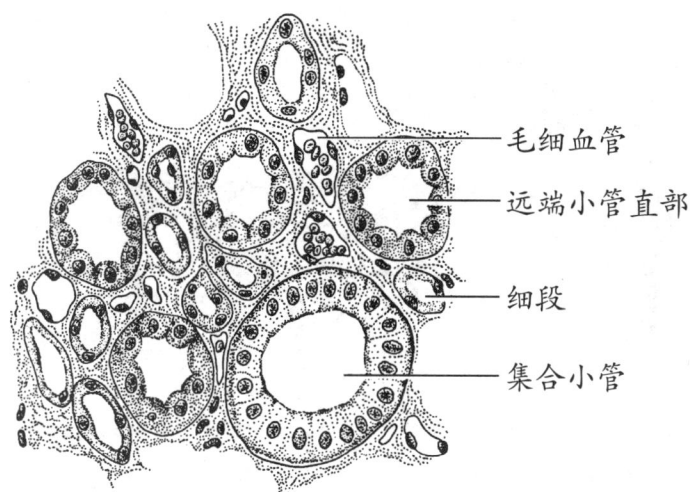

图7-7　肾髓质的微细结构

毛细血管
远端小管直部
细段
集合小管

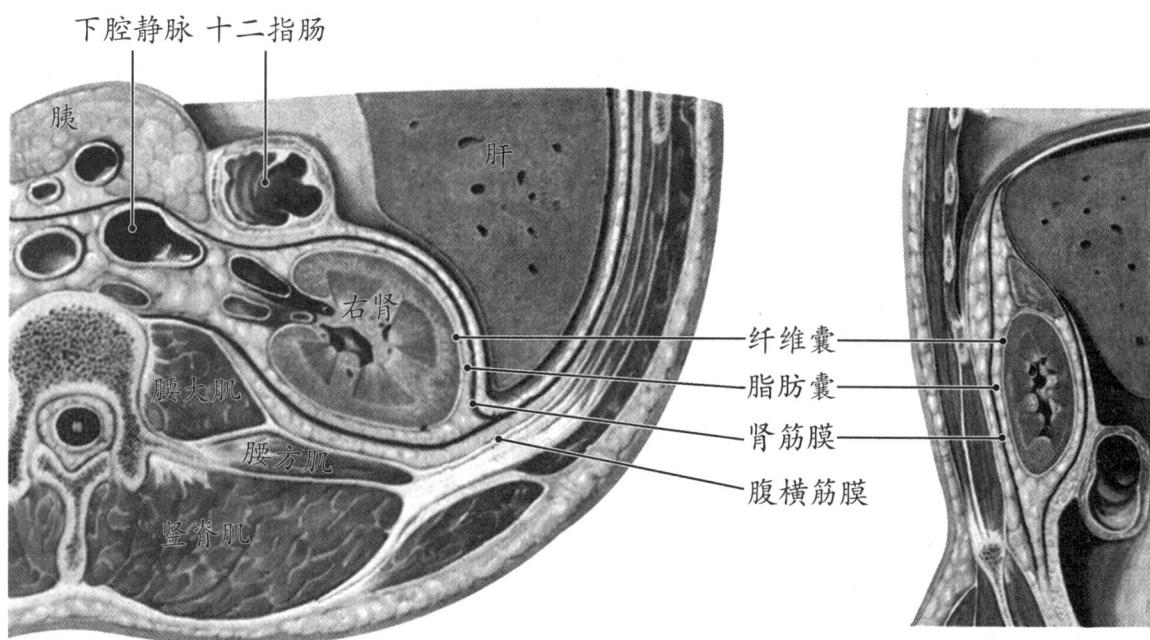

图7-8　肾的被膜

下腔静脉　十二指肠
胰
肝
右肾
腰大肌
腰方肌
竖脊肌
纤维囊
脂肪囊
肾筋膜
腹横筋膜

（三）肾血液循环的特点

1. 肾血流量大，流速快。肾动脉直接起于腹主动脉，粗而短，血流量约占心输出量的1/4。

2. 入球微动脉粗，出球微动脉细，血管球内的压力高，有利于滤过。

3. 两次形成毛细血管网，入球微动脉分支形成血管球，出球微动脉出球后再次形成毛细血管网（图7-9），分布在肾小管周围，起营养作用，并有利于肾小管上皮细胞的重吸收和尿液的浓缩。

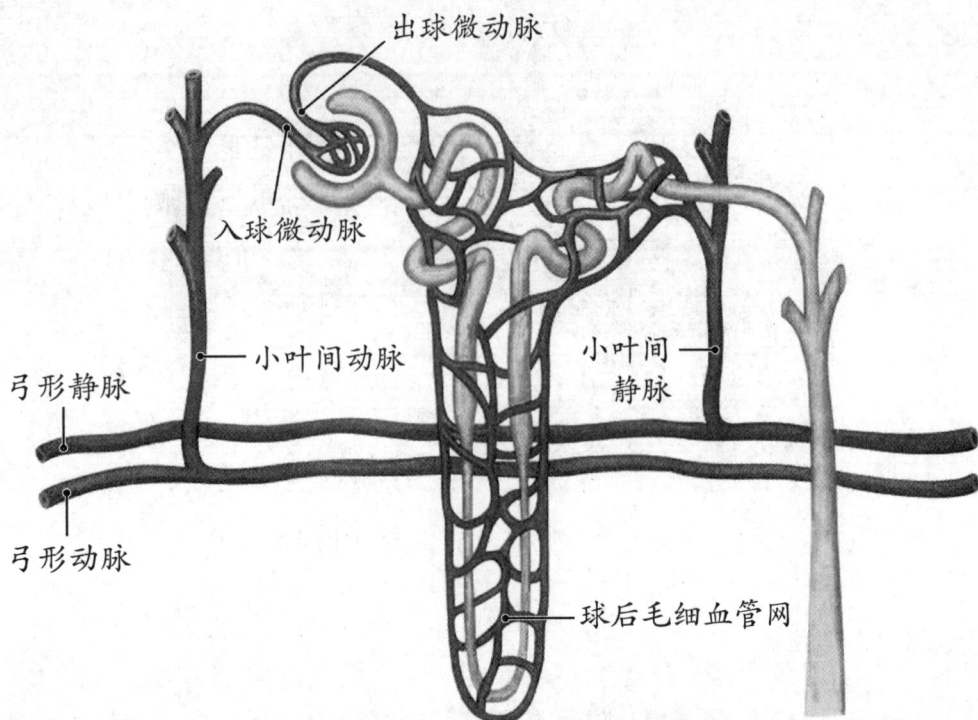

图7-9　肾血液循环模式图

二、输尿管、膀胱和尿道

（一）输尿管

输尿管（图7-2）是一对细长管状结构，起于肾盂，终于膀胱。输尿管全长有3处生理性狭窄，分别位于起始部、跨过髂总动脉分支处和斜穿膀胱壁处。当尿路结石下降时，易嵌顿于狭窄处，造成输尿管损伤。

（二）膀胱

膀胱位于小骨盆腔的前部，是一个肌性囊状器官，伸缩性很大，其大小、形态和位置随尿液的充盈程度、年龄、性别的差异而有所不同。膀胱空虚时呈三棱锥体形，可分为膀胱尖、膀胱底、膀胱体和膀胱颈4个部分。成人膀胱容量为300~500ml，最大容量可达800ml。男性膀胱后邻精囊、输精管末端和直肠（图7-10），女性膀胱后邻子宫颈和阴道（图7-11）。

（三）尿道

尿道是从膀胱通向体外的管道。男性尿道兼有排尿和排精的功能。女性尿道长3~5cm，起于尿道内口，借尿道外口开口于阴道前庭（图7-11）。由于女性尿道短、宽、直，故易发生泌尿系逆行感染。

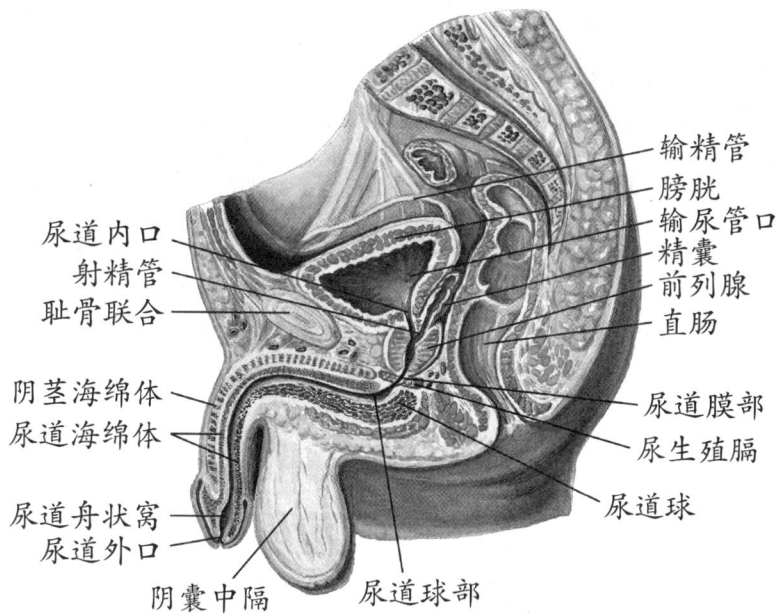

图7-10 男性膀胱的位置

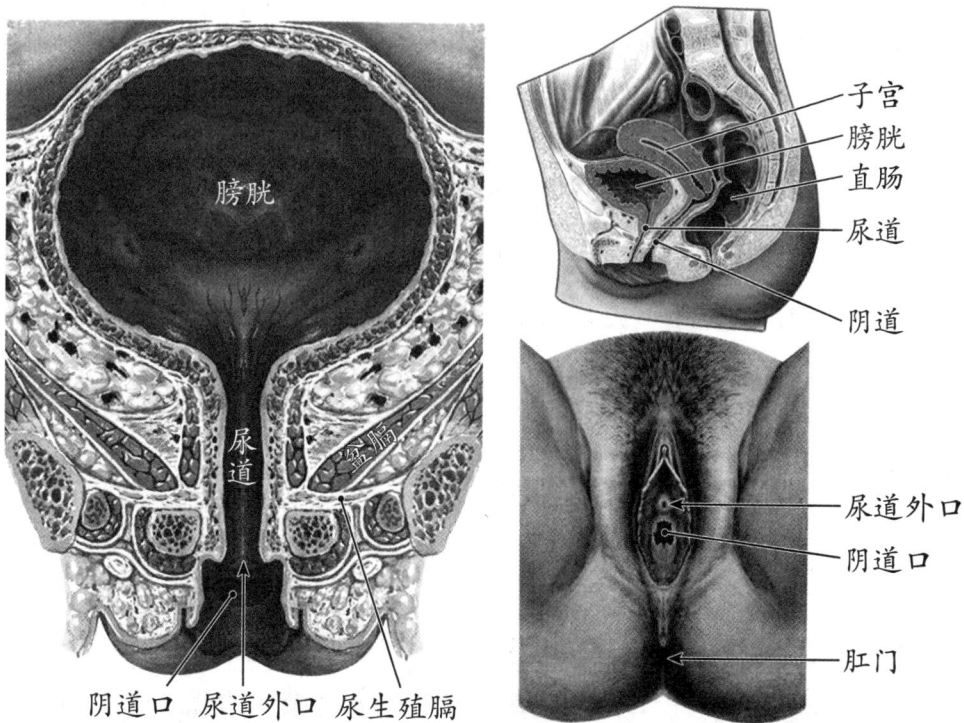

图7-11 女性膀胱与尿道

尿路结石

尿路结石是常见的泌尿系统外科疾病之一，包括肾结石、输尿管结石、膀胱结石和尿道结石。男性多于女性，一般为（3~5）∶1。尿路结石的发病有地区差异性，在我国多见于长江以南，北方相对少见。近三十年来，我国肾、输尿管结石发病率显著提高，膀胱结石日趋少见。本病复发率高，且尚无十分理想的预防方法。

任务 7-2 泌尿系统生理概述

一、尿的生成过程

尿的生成包括肾小球的滤过、肾小管和集合管的选择性重吸收以及肾小管和集合管的分泌3个互相联系的过程。

（一）肾小球的滤过

1. 肾小球滤过与肾小球滤过率 血液经过肾小球毛细血管，血浆中的水和小分子物质在有效滤过压的作用下，通过滤过膜进入肾小囊腔形成原尿的过程，称为肾小球滤过。单位时间内两侧肾所生成的原尿量，称为肾小球滤过率（glomerular filtration rate，GFR），正常成人约为125ml/min。

2. 肾小球滤过的动力 促使肾小球滤过的力量是肾小球毛细血管血压，阻碍肾小球滤过的力量是血浆胶体渗透压和肾小囊内压。肾小球滤过的动力可用有效滤过压表示，即肾小球有效滤过压＝肾小球毛细血管血压－（血浆胶体渗透压＋肾小囊内压）（图7-12）。

（二）肾小管和集合管的选择性重吸收

原尿进入肾小管后称为小管液。小管液流经肾小管和集合管时，其中的水分和溶质通过小管上皮细胞重新转运回血液的过程，称为肾小管和集合管的重吸收（图7-13）。

正常成人两肾每天生成的原尿量达180L，而终尿量仅为1~2L，表明原尿中约

99%的水被肾小管和集合管重吸收，只有约1%被排出体外。原尿中的葡萄糖和氨基酸等全部被重吸收，Na^+、K^+、Cl^-、HCO_3^-等大部分被重吸收，尿素小部分被重吸收，肌酐则完全不被重吸收。可见肾小管和集合管的重吸收具有选择性。

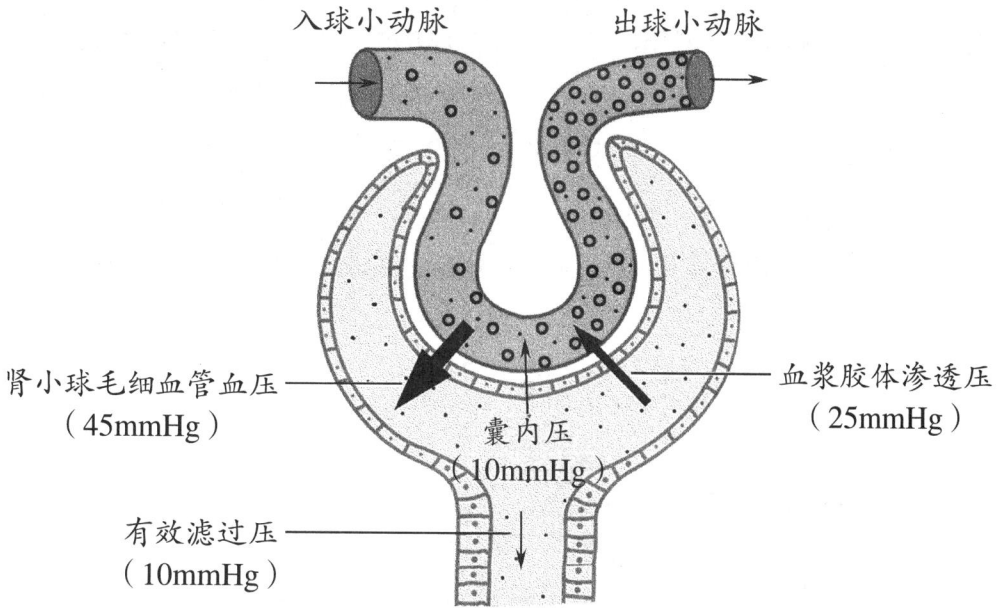

图7-12 肾小球有效滤过压示意图

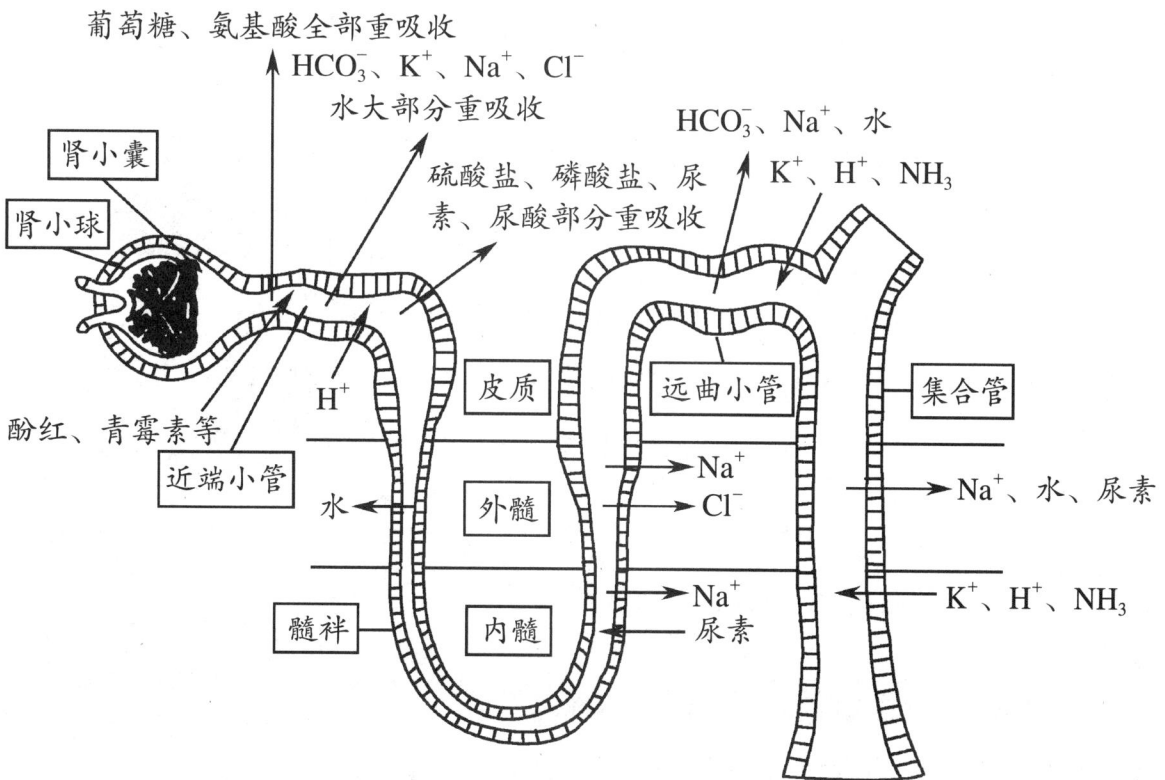

图7-13 肾小管和集合管重吸收与分泌示意图

（三）肾小管和集合管的分泌

肾小管和集合管的分泌是指肾小管和集合管的上皮细胞，将自身的代谢产物和血液中的某种物质排入小管液中的过程，以调节体内电解质平衡和酸碱平衡。

1. H^+的分泌　肾小管和集合管上皮细胞均可分泌H^+，但H^+的分泌主要是在近端小管。H^+的分泌具有排酸保碱作用，对维持机体的酸碱平衡具有重要意义。

2. K^+的分泌　终尿中的K^+主要来自远端小管曲部和集合管的分泌。K^+的分泌与Na^+的主动重吸收有密切联系。体内的K^+主要由肾排泄。正常情况下，机体K^+的摄入量和排出量保持动态平衡。肾对K^+代谢特点为：多吃多排，少吃少排，不吃也排出一部分。临床上对不能进食的患者应适当补K^+，以免引起低钾血症。

3. NH_3的分泌　NH_3是肾小管上皮细胞在氨基酸代谢过程中产生。NH_3的分泌同样具有排酸保碱，维持机体的酸碱平衡的作用。

二、尿的浓缩和稀释

肾脏对尿液有浓缩和稀释的功能，其机制与肾髓质高渗的形成、维持及激素对水、盐重吸收的调节有关。

（一）肾髓质高渗的形成

肾髓质组织液渗透压从外向内逐渐升高，形成一个高渗梯度。髓质高渗环境使得小管液流经集合管时，水分从管腔扩散到组织间隙，从而使尿液浓缩（图7-14）。

（二）肾髓质高渗的维持

肾脏的直小血管可将肾髓质中的水摄入血管内以回到体循环中，从而保持肾髓质的高渗环境不被破坏。

（三）激素对水、盐重吸收的调节

1. 抗利尿激素　抗利尿激素可增加远曲小管和集合管对水的通透性，使水的重吸收增多，尿浓缩，尿量减少。

2. 醛固酮　醛固酮能增加远曲小管和集合管主动重吸收Na^+而排出K^+，起到了保钠、保水和排钾的作用。

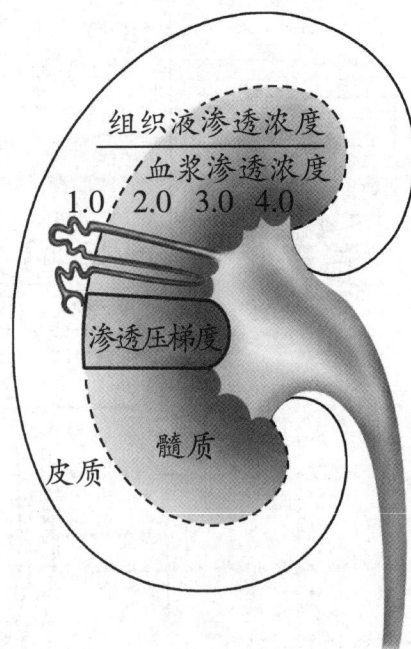

图7-14　肾髓质渗透梯度示意图
髓质颜色越深表示渗透压越高

三、尿生成的调节

（一）自身调节

1. 肾血流量的自身调节　在没有外来神经支配的情况下，肾血流量在动脉血压的一定变动范围（80~180mmHg）内保持相对稳定的现象，称为肾血流量的自身调节（图7-15）。肾血流量自身调节的生理意义在于当心血管功能发生变化时，可保持肾小球滤过功能的相对稳定。与其他器官比较，肾对其血流量的自身调节十分明显。

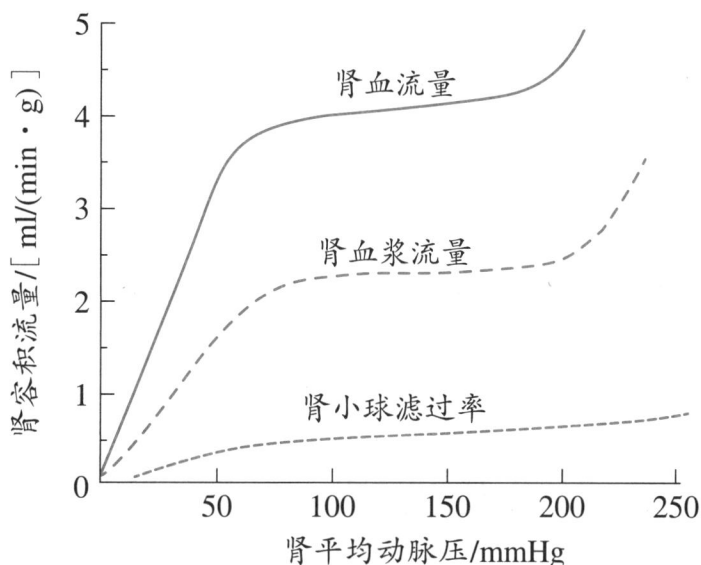

图7-15　肾血流量的自身调节

课堂互动

想一想：低血压休克时尿量为何减少？

---

2. 球-管平衡　当肾小球滤过率发生改变时，近端小管中Na^+和水的重吸收量占肾小球滤过量的百分比能保持不变，这一现象称为球-管平衡。实验证明，近端小管中Na^+和水的重吸收率总是占肾小球滤过率的65%~70%。球-管平衡的生理意义在于使尿钠排出量和尿量不会因肾小球滤过率的变化而发生大的变化。

3. 小管液中溶质浓度　小管液内溶质的渗透压是对抗肾小管重吸收水分的力量。如果小管液中溶质含量增多，渗透压增高，水的重吸收就会减少，尿量随之增加。这种现象称为渗透性利尿。因此，临床上给某些患者使用可被肾小球滤过但不能被肾小管重吸收的物质，如甘露醇和山梨醇等，可产生渗透性利尿效应。

（二）神经调节

一般认为肾没有迷走神经分布。肾交感神经支配肾动脉、肾小管和球旁细胞。肾交感神经兴奋时，对肾功能的作用主要有以下3个方面：①使肾血流量和肾小球滤过率减少；②使尿钠排出量减少；③促进远端小管曲部和集合管对Na^+的重吸收和K^+的分泌。

（三）体液调节

1. 抗利尿激素（antidiuretic hormone，ADH） 是由下丘脑视上核和室旁核等部位的神经元合成（图7-16）。ADH的主要作用是使远端小管曲部和集合管对水的通透性增加，促进水的重吸收，使尿量减少。当ADH缺乏时，远端小管曲部和集合管对水的通透性很低，水的重吸收减少，故尿量增多。

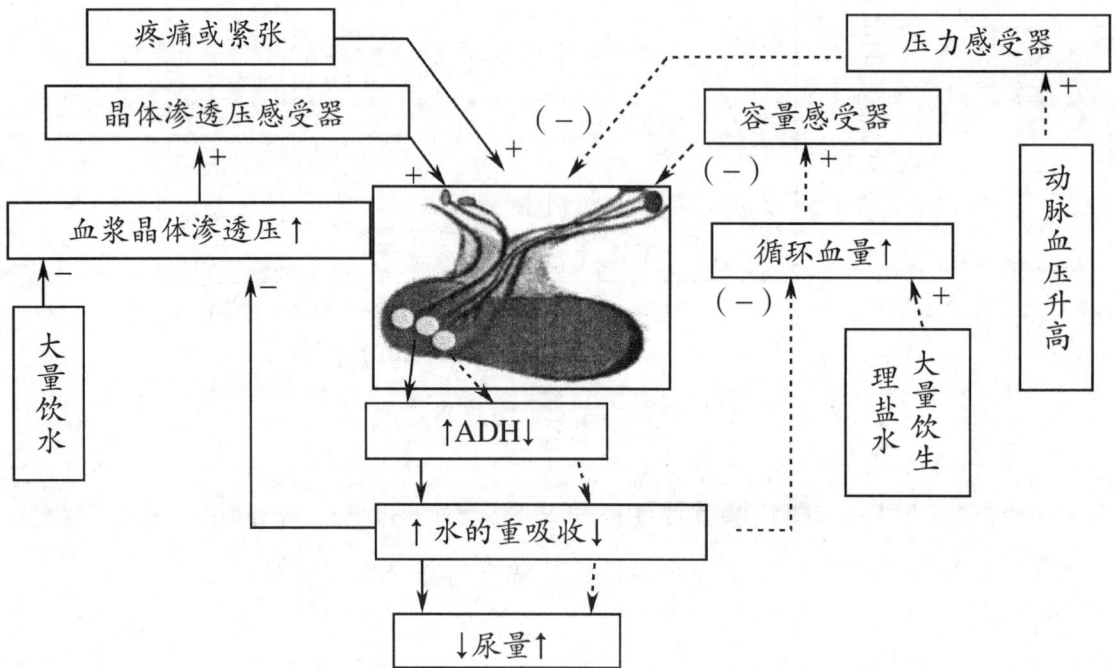

图7-16 ADH分泌及其分泌调节示意图

2. 醛固酮 醛固酮是由肾上腺皮质球状带的细胞合成和分泌的一种激素，其作用是促进远端小管曲部和集合管对Na^+和水的重吸收，并促进K^+的分泌。

3. 心房钠尿肽 心房钠尿肽是由心房肌细胞合成和释放的一种多肽激素，其主要作用是使血管平滑肌强烈舒张和促进肾排钠排水。

任务 7-3　泌尿系统常见病症

一、尿路感染

（一）概述

尿路感染又称泌尿系感染，是指病原体直接侵入泌尿系统所引起的炎症。感染可累及尿道、膀胱、输尿管及肾。临床以脓尿或菌尿为特征，可有尿路刺激征、发热及腰痛等症状，也可无任何症状，仅在普查时发现细菌尿。根据感染的部位分为上尿路感染（肾盂肾炎、输尿管炎）和下尿路感染（膀胱炎或尿道炎）。临床上可发生于任何年龄，多见于女性，以育龄妇女、女幼婴和老年妇女患病率为高。

> **？课堂互动**
> 想一想：泌尿系感染为什么"青睐"女性？

1. **病原菌**　以大肠埃希菌最多见，占60%~80%，其次为变形杆菌、葡萄球菌、铜绿假单胞菌等。真菌感染常继发于长期应用广谱抗生素和糖皮质激素的患者。病毒也可致病，但较少见。

2. **感染途径**

（1）上行性感染：是最常见的感染途径。致病菌从尿道口上行进入膀胱、输尿管、肾脏引起感染。

（2）血源性感染：较少见。任何部位的细菌感染，只要引起菌血症或败血症，细菌都可随血流到达肾实质，引起感染。

（3）淋巴感染：极少见。下腹部和盆腔的炎症可经淋巴管感染肾脏或膀胱。

（4）直接蔓延：肾脏周围器官和组织的感染，如肾周脓肿等，细菌可直接侵入肾脏。

3. **易感因素**

（1）各种原因引起的尿路梗阻、膀胱输尿管反流或泌尿系统畸形致尿流不畅。

（2）泌尿系统局部损伤与防御机制的破坏。

（3）机体免疫力低下。

（二）临床表现

1. **膀胱炎**　约占泌尿系感染的60%。主要表现为尿急、尿频、尿痛等尿路刺激征，伴膀胱区不适。一般无全身感染表现。

2. **急性肾盂肾炎**　多起病急，常有寒战、发热，体温可达40℃，常伴头痛、全身疲乏无力、食欲减退、恶心、呕吐等全身表现。局部表现多有尿路刺激征及下腹部不适，可有腰痛、肾区叩击痛，部分患者有膀胱区、输尿管走行区压痛。临床轻症患者全身症状可不明显，仅有尿路刺激征和尿液改变。

3. 慢性肾盂肾炎　大多数由急性肾盂肾炎发展而来，临床表现多不典型，病程长，迁延不愈，反复发作，病变逐渐进展。部分患者仅多次尿细菌培养为阳性，称"无症状性菌尿"。还有的患者以头昏、头痛、高血压、轻度水肿为临床特征。慢性肾盂肾炎后期可有肾功能减退的表现。

4. 并发症　可有肾乳头坏死、肾周围脓肿和败血症等。

⊘ 知识链接

导管相关性尿路感染

导管相关性尿路感染是指留置导尿管后，或拔出导尿管48小时内发生的尿路感染。对于留置导尿管的患者出现典型的尿路感染症状、体征，且无其他原因可以解释，尿标本细菌培养菌落计数 $\geq 10^3 cfu/ml$ 时，应考虑导管相关性尿路感染的诊断。最新美国感染病学会国际临床实践指南指出，导管相关性尿路感染在全球范围内最常见。导尿管上生物被膜的形成为细菌定植和繁殖提供了条件，是其重要的发病机制。全身应用抗菌药物、膀胱冲洗、局部应用消毒剂等均不能将其清除；最有效的减少导管相关性尿路感染的方式是避免不必要的导尿管留置，并尽早拔除导尿管。

5. 辅助检查

（1）尿液检查：尿蛋白常为阴性或微量，尿沉渣有红细胞、白细胞，白细胞显著增多，有助于肾盂肾炎的诊断。尿细菌检查是确诊的重要指标。

（2）血液检查：急性期白细胞和中性粒细胞计数可升高，慢性期血红蛋白可降低。

（三）治疗

治疗原则是去除诱因，合理使用抗生素，给予全身对症支持疗法。

1. 一般治疗　急性期指导患者卧床休息，鼓励多饮水，勤排尿，保持日尿量在2 500ml以上，以加速细菌、毒素和炎性分泌物的排泄，以减轻尿路刺激征。

2. 抗菌治疗　一般选用对革兰氏阴性杆菌有效的药物，最好根据药敏试验用药。可选用青霉素类、头孢菌素类、喹诺酮类、磺胺类等抗菌药物。应根据病情及时调整药物。

二、尿失禁

（一）概述

尿失禁是指尿液不自主流出。尿失禁可以发生在任何年龄段，在老年人群中更为常见。尿失禁可引起反复尿路感染、盆腔炎、阴道炎、阴部湿疹、溃疡等。

引起尿失禁的风险因素包括：增龄、多次妊娠、雌激素缺乏、子宫切除术、盆腔器官脱垂、肥胖、重体力活动、便秘、吸烟、咖啡因摄入、慢性疾病（心力衰竭、慢性阻塞性肺疾病、慢性咳嗽、糖尿病等）、活动能力下降、药物、环境因素等。

（二）临床表现

1. 压力性尿失禁　指打喷嚏、咳嗽或运动等腹压骤然增高时出现不自主的尿液自尿道外口漏出。常见原因是盆底肌松弛、固有括约肌功能不全，致使尿道阻力不足，尿液漏出。多见于女性，尤其是肥胖女性或经产妇。23%~45%女性有不同程度的尿失禁，其中约50%为压力性尿失禁。

2. 急迫性尿失禁　由突发的、不可抑制的逼尿肌收缩导致强烈的排尿欲望并发生漏尿。表现为不能控制的尿频、尿急、夜尿增多。常见于急性膀胱炎。与膀胱逼尿肌不自主收缩或逼尿肌过度活动有关（称膀胱过度活动症）。可能与增龄相关，或继发于神经系统疾病（脑卒中、脊髓损伤、多发性硬化）、局部膀胱刺激（结石、炎症、肿瘤）。

3. 充盈性尿失禁　指膀胱功能完全失代偿，膀胱过度充盈而造成尿液溢出，常见于各种原因所致的慢性尿潴留。与逼尿肌收缩功能减退和/或膀胱出口梗阻有关。老年男性多见，常见原因是良性前列腺增生、前列腺癌和尿道狭窄。

4. 暂时性尿失禁　由于精神、运动障碍或药物作用，不能及时排尿引起的暂时性/可逆性尿失禁。常见因素包括：谵妄、活动受限（骨折、关节炎、心力衰竭、脑卒中、视力障碍、步态不稳）、多尿（摄入液体过多、糖尿病、高钙血症、低蛋白血症水肿、饮酒和咖啡）、急性感染、尿潴留、粪嵌塞、精神心理因素、环境因素、药物（抗胆碱能药、抗抑郁药、利尿药、镇静催眠药、阿片类镇痛药等）。

5. 混合性尿失禁　常同时合并多种类型特点的尿失禁，老年人常见。

6. 辅助检查

（1）尿常规：可排除尿路感染引起的急迫性尿失禁。

（2）超声残余尿量测定：可排除充盈性尿失禁。

（3）尿动力学检查或影像尿动力学检查：可了解膀胱和括约肌功能。

（三）治疗

首先要除去诱因和针对原发病进行治疗。所有尿失禁患者均应该调整生活方式（饮食方面如避免摄入咖啡、酒精等，多吃蔬菜水果，少食油腻食品，控制体重，戒烟，避免憋尿、避免久坐久站与剧烈运动，避免使用抗组胺药，适当运动，改善便秘等）。在专科医师指导下进行行为治疗（定时或主动排尿；膀胱锻炼，盆底肌训练）。必要时予以药物治疗和手术治疗。

1. 压力性尿失禁　轻、中度的压力性尿失禁以非手术治疗为主，如盆底肌训练（Kegel训练）可增强盆底支撑尿道的肌肉力量，是无创性治疗的基础。有子宫脱垂的女性患者应用子宫托。而中、重度的压力性尿失禁则施以手术治疗，主要手术方法有阴道前壁修补术、耻骨后膀胱尿道悬吊术和尿道下方悬吊带术等。药物治疗主要是针对中、重度尿失禁患者，应用选择性α_1受体激动剂，如米多君，激活尿道平滑肌α_1受体和躯体运动神经元，增加尿道阻力。因其不良反应较大，不建议长期应用。

🔗 知识链接 ....

Kegel训练

1948年美国医师Arnold Kegel为了治疗尿失禁而采用了一种练习法，藉由锻炼耻骨-尾骨肌肉群，以达到增加尿道阻力的目的。

2. 急迫性尿失禁　对于膀胱病变及其局部因素所致的急迫性尿失禁，在缓解症状的同时，应积极去除致病因素。并可采取调整生活方式（控制体重、戒烟、避免咖啡和酒精等），行为治疗（主动或定时排尿、改造环境、膀胱训练）等措施。抗胆碱能药物通过竞争性抑制乙酰胆碱，从而抑制膀胱逼尿肌的不自主收缩，是治疗急迫性尿失禁的首选药物，代表药有奥昔布宁、托特罗定、索利那新等。此类药物有抗胆碱能副作用（口干、便秘、视物模糊、心动过速、尿潴留及认知损害），痴呆患者慎用，胃潴留和闭角型青光眼患者禁用。老年人要从小剂量开始，4~6周后疗效达峰。当一种抗胆碱药疗效欠佳时，可更换另一种。对不适于应用抗胆碱药物者可选用β_3肾上腺素受体激动剂，能诱导膀胱逼尿肌松弛，代表药物为米拉贝隆。在减少急迫性尿失禁发作方面与大多数抗胆碱药相似，最常见的不良反应是高血压等。因与某些药物（如美托洛尔）的代谢方式相同，同时服用这些药物的患者需调整剂量。

3. 充盈性尿失禁　根据引起尿潴留的病因予以针对性治疗。如常见的良性前列腺增生，可选用α受体拮抗剂如特拉唑嗪，来松弛膀胱颈和前列腺肌肉，减轻尿流阻力；还可选用5α还原酶抑制剂，如非那雄胺，降低双氢睾酮水平，缩小前列腺体积，缓解症状。必要时予以手术。

实训 5　泌尿系统的观察、病例讨论

【实验目的】

1. 熟练掌握泌尿系统的组成，肾的形态、位置和结构。

2. 熟练掌握输尿管的起止、行程及狭窄；膀胱的形态及位置；女性尿道的特点及开口部位。

3. 学会尿路感染、尿失禁的病因、临床表现和治疗。

【实验材料】

1. 泌尿系统概观标本、模型。

2. 离体肾标本、模型。

3. 肾额状切面标本、模型。

4. 腹膜后间隙器官标本、模型。

5. 输尿管、肾盂标本。

6. 男、女盆部正中矢状切面标本、模型。

7. 腹、盆腔器官尸体标本。

8. 离体膀胱标本和模型。

9. 内科病房或教学模拟病房或相关病例视频。

【实验内容和方法】

1. 在泌尿系统概观标本或模型上指出泌尿系统的组成及各器官的关系。

2. 利用肾标本和腹膜后间隙器官标本观察肾的形态、位置，辨认出入肾门的肾静脉、肾盂和肾动脉。

3. 利用肾额状切面标本或模型观察肾皮质和肾髓质的构造。观察肾窦及其内容物，注意肾盂和肾大盏、肾小盏的关系。

4. 利用离体膀胱标本或模型并结合男、女盆部正中矢状切面标本和模型观察膀胱的形态、位置。

5. 利用女性盆腔正中矢状切面标本或模型观察女性尿道的形态特点。

6. 由教师组织学生结合尿路感染、尿失禁临床病例讨论其病因、临床表现和治疗原则。

● ···· 小结 ··

1. 泌尿系统由肾、输尿管、膀胱和尿道组成。
2. 输尿管全长有3处生理性狭窄，分别位于起始部、跨过髂总动脉分支处和斜穿膀胱壁处。
3. 尿的生成包括肾小球滤过、肾小管和集合管的选择性重吸收以及肾小管和集合管的分泌3个互相联系的过程。
4. 肾脏通过浓缩和稀释尿液的功能，维持机体的水电解质平衡。
5. 尿生成的调节包括自身调节、神经调节和体液调节。
6. 尿路感染是病原体直接侵入泌尿系统所引起的炎症。临床以脓尿或菌尿为特征，可有尿路刺激征、发热及腰痛等症状。上行性感染是最常见的感染途径。治疗原则主要是去除诱因，合理使用抗生素并给予全身对症支持疗法。
7. 尿失禁是指尿液不自主流出。临床表现主要有压力性尿失禁、急迫性尿失禁、充盈性尿失禁、暂时性尿失禁及混合性尿失禁。治疗首先要去除诱因并针对原发病进行治疗。所有尿失禁患者均应该调整生活方式，在专科医师指导下进行行为治疗。必要时予以药物治疗和手术治疗。

● ···· 思考与练习 ··

1. 简述肾的形态和位置。
2. 简述尿的生成过程。
3. 简述尿失禁的生活方式调整内容。

（卢诗军）

项目八
生殖系统解剖生理及
常见病症

学习目标

- 掌握卵巢、输卵管、子宫的形态结构和位置，雌激素、孕激素、雄激素的主要生理功能。

- 熟悉睾丸、前列腺和男性尿道的结构。熟悉良性前列腺增生症、痛经、阴道炎的病因、临床表现及治疗原则。

- 了解附睾、输精管、射精管、精囊、尿道球腺、阴道、乳房、会阴及男女外生殖器的位置、形态结构。

- 熟练掌握女性生殖系统各器官的形态位置。学会男性生殖系统各器官的形态位置。

- 具有应用生殖系统解剖生理知识分析、解释相关临床病症的能力。

学前导语

患者，男，72岁，因尿潴留2天入院。患者3年前出现尿频及排尿困难，夜尿3~5次，尿流变细，射程变短，尿后淋沥。2天前患者突然不能排尿，小腹胀痛难忍。入院检查：耻骨联合上方膨胀，叩诊为浊音，肛门指检前列腺沟消失，B超显示前列腺体积增大。

请问：1. 该患者的初步诊断是什么？

2. 尿频、排尿困难的原因是什么？

3. 如需插入导尿管导尿，应注意勿损伤哪些解剖结构？

任务 8-1　生殖系统解剖生理概述

生殖系统包括男性生殖系统和女性生殖系统。其主要功能是产生生殖细胞、分泌性激素和繁殖新个体等。男、女生殖系统虽有差异，但都分为内生殖器和外生殖器2个部分。内生殖器主要位于盆腔内，外生殖器显露于体表。

一、男性生殖系统

男性内生殖器包括生殖腺（睾丸）、输精管道（附睾、输精管、射精管、尿道）和附属腺体（精囊、前列腺、尿道球腺）；男性外生殖器包括阴囊和阴茎（图8-1）。

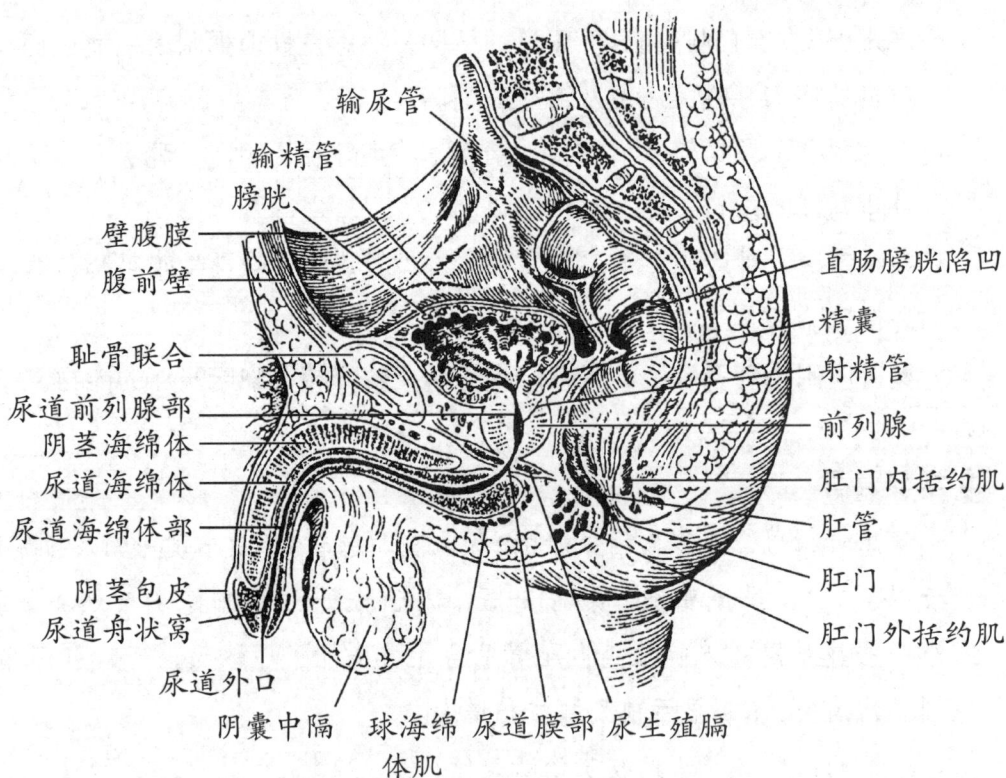

图8-1　男性骨盆正中矢状切面

> ? 课堂互动 ——————————————
>
> 指一指：在男性生殖系统的标本、模型上，指出睾丸、附睾、输精管、精囊、前列腺和尿道的位置。

（一）内生殖器

1. 睾丸　睾丸为男性生殖腺，具有产生精子和分泌雄性激素的作用。

（1）睾丸的位置、形态：睾丸位于阴囊内，左右各一。睾丸表面光滑，呈扁椭圆形，可分内、外两面，上、下两端，前、后两缘。睾丸后缘是血管、神经和淋巴管出入的部位，并与附睾及输精管起始段相邻（图8-2）。

睾丸除后缘外均被有浆膜，称睾丸鞘膜。睾丸鞘膜分脏、壁两层，脏、壁两层在睾丸后缘处相互移行，形成一个密闭的囊腔，称鞘膜腔。鞘膜腔内有少量的浆液，有润滑作用。

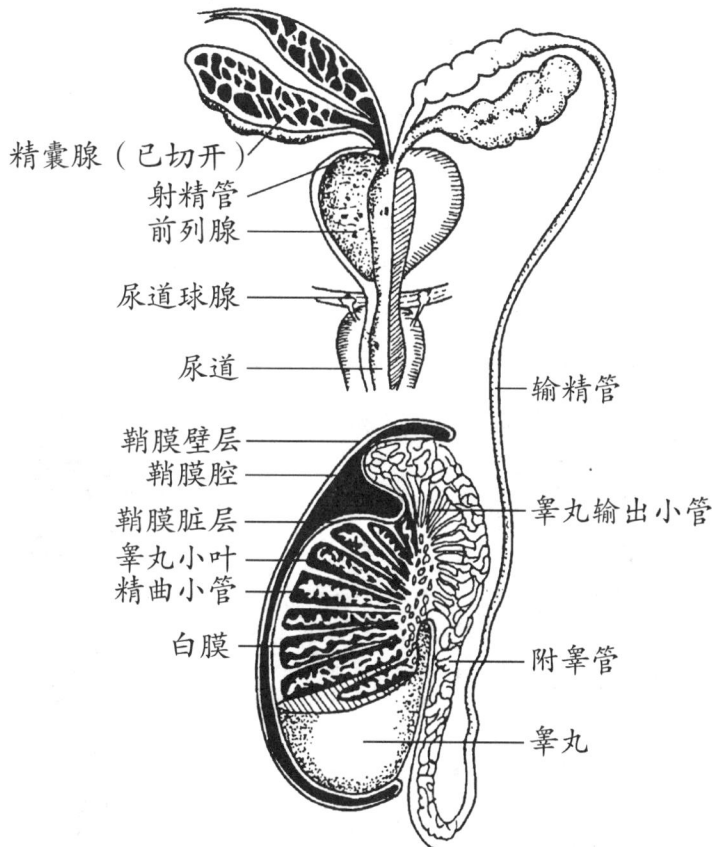

图8-2　睾丸的结构和排精途径模式图

（2）睾丸的微细结构：睾丸表面包有一层坚厚的致密结缔组织膜，称白膜。白膜的深面为睾丸实质。白膜在睾丸后缘增厚形成睾丸纵隔，从睾丸纵隔向睾丸实质发出许多放射状的睾丸小隔，将睾丸实质分隔成200~300个锥体形的睾丸小叶。每个小叶内含有1~4条细长而弯曲的精曲小管，精曲小管之间的疏松结缔组织称睾丸间质，内含间质细胞。精曲小管在接近睾丸纵隔处，互相结合成短而直的精直小管，进入睾丸纵隔内，相互吻合成睾丸网。从睾丸网发出12~15条睾丸输出小管入附睾头（图8-3）。

（3）睾丸的功能

1）生精功能：精曲小管是睾丸产生精子的部位，其管壁上皮称生精上皮，由生精细胞和支持细胞构成。生精细胞为一系列不同发育阶段的细胞，从基膜到管腔呈多层排列。从青春期开始，在垂体促性腺激素和雄激素的作用下，靠近基膜的精原细胞不断分裂繁殖，历经初级精母细胞、次级精母细胞、精子细胞等发育阶段，并逐渐移向管腔，最后成为精子。精子形成后，即游离于精曲小管腔内，随后进入附睾内储存。支持细胞对生精细胞提供营养、保护与支持作用。

成熟的精子形似蝌蚪（图8-4），分头、尾两部，头部主要由精子细胞核浓缩而成，前2/3有顶体覆盖，顶体内含多种水解酶，在受精中发挥重要作用；尾部细而长，是精子的运动装置，可使精子向前游动。

2）内分泌功能：睾丸间质内的睾丸间质细胞，能分泌雄激素（主要成分是睾酮）。睾酮的主要生理功能有：①促进男性生殖器官的生长发育及精子的生成；②促进男性副性征的出现，并维持其正常状态；③促进红细胞的生成；④促进蛋白质合成，同时还能促进骨骼的生长。

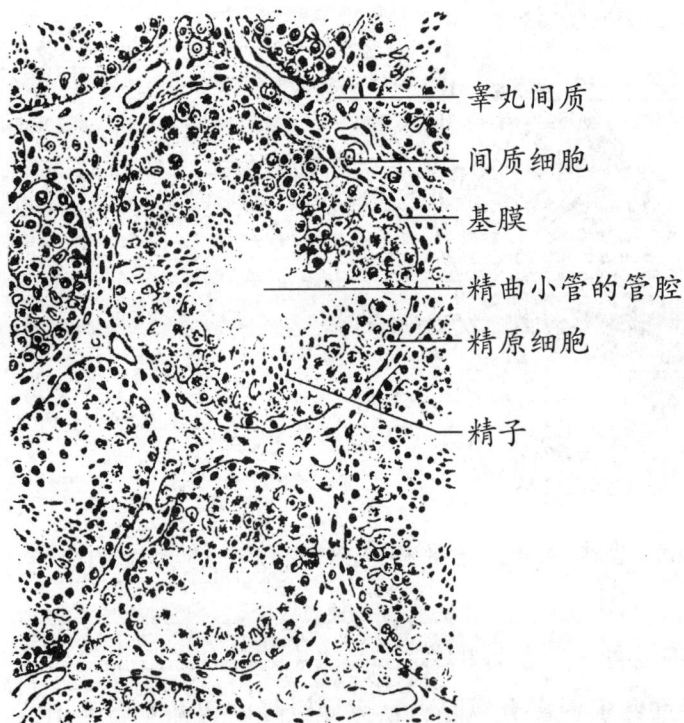

图8-3　睾丸的微细结构

睾丸间质
间质细胞
基膜
精曲小管的管腔
精原细胞
精子

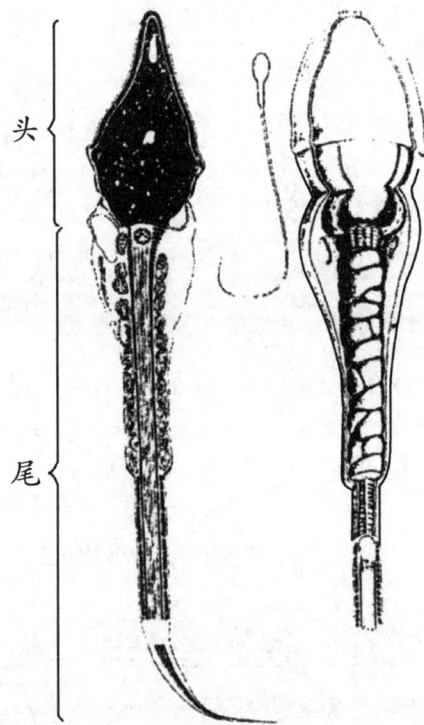

图8-4　精子

头
尾

课堂互动

说一说：以接力赛形式，说出精子产生及排出途径。

影响男性生殖功能的药物

在常用药物中，可能影响男性生育的药物主要有以下几类：①抗高血压药、降脂药及利尿药；②抗慢性心功能不全药，如洋地黄、地高辛等；③镇静催眠、抗惊厥及抗精神病药，如地西泮、巴比妥等；④激素类药，如雌二醇、炔雌醇等；⑤解热、镇痛抗炎药，如阿司匹林、保泰松等。

2. 附睾　呈新月形，附于睾丸的上端和后缘，自上而下分为头、体、尾（图8-2）。附睾具有贮存和营养精子的功能，精子在附睾分泌物作用下发育成熟并获得较强运动能力。附睾是结核好发的部位。

3. 输精管与射精管　输精管起始于附睾尾，长约50cm，沿附睾内侧、睾丸的后缘上行，经阴囊根部和腹股沟管入腹腔，继而弯向内下进入小骨盆腔，在膀胱底的后方膨大为输精管壶腹，并与精囊腺的排泄管合并成射精管（图8-1和图8-2）。输精管在阴囊根部、睾丸后上方处位置表浅，为输精管结扎手术的常选部位。

射精管长约2cm，从后方穿过前列腺，开口于尿道前列腺部。

4. 精囊　又称精囊腺，为长椭圆形的囊状腺体，位于膀胱底后方，左右各一。其排泄管与输精管末端汇合成射精管（图8-1和图8-2）。

5. 前列腺　前列腺呈前后稍扁的栗子形，位于膀胱与尿生殖膈之间（图8-1和图8-2）。上端宽大称前列腺底，下端尖细称前列腺尖。尖与底之间的部分称前列腺体。体的后面正中有一纵形的浅沟称前列腺沟。临床作肛门指检时，可隔着直肠前壁触及前列腺和前列腺沟，老年人患前列腺肥大时，此沟变浅或消失。

前列腺内有男尿道穿过，前列腺肥大时，可压迫尿道引起排尿困难。

6. 尿道球腺　尿道球腺是一对豌豆大小的球形腺体，位于尿生殖膈内。腺的分泌物经细长的排泄管进入尿道球部（图8-2）。

精子与输精管道及附属腺的分泌物混合组成精液。精液呈乳白色。成年男子一次射精2~5ml，含精子约3亿~5亿个。若每毫升精子少于0.2亿个或畸形精子超过20%时则不易受孕。

（二）外生殖器

1. 阴囊　阴囊位于阴茎的后下方，是由皮肤和肉膜组成的囊袋状器官（图8-1）。阴囊的皮肤薄而柔软，具有延伸性；皮肤深面的浅筋膜为肉膜，内含平滑肌纤维，其舒缩可调节阴囊内的温度，适宜于精子的生长发育。肉膜在中线处，向深部发出阴囊中隔，将阴囊腔分为左、右2个部分，分别容纳两侧的睾丸、附睾及输精管起始段。

2. 阴茎　阴茎为男性的性交器官，可分为头、体、根3个部分（图8-5）。阴茎前端膨大为阴茎头，头的尖端有矢状位的尿道外口；后端为阴茎根；中部为阴茎体，呈圆柱形，悬垂于耻骨联合的前下方。

🔗 知识链接

隐睾

隐睾又称睾丸未降。是指一侧或双侧睾丸未降入阴囊内，而滞留于下降途中任何部位。一般停留于腹膜后、腹股沟管或阴囊入口处。睾丸未降入阴囊内，可致精曲小管不能正常发育，不能产生精子或精子发育异常，导致不育，且易发生恶变，故应尽早治疗。

阴茎由两条阴茎海绵体和一条尿道海绵体外包筋膜和皮肤构成。

阴茎的皮肤薄而柔软，在阴茎体前端向前形成双层游离的皮肤皱襞，包绕阴茎头，称阴茎包皮。在成人，若阴茎包皮仍包被阴茎头或不能翻露出阴茎头者，称包皮过长或包茎，因包皮腔内易积存包皮垢，可引起阴茎包皮炎，也可刺激诱发阴茎癌。

尿道海绵体位于两条阴茎海绵体的腹侧，其前端膨大为阴茎头，后端膨大称尿道球，尿道海绵体内有尿道穿过。海绵体内有许多与血管相通的腔隙，当腔隙充血时，阴茎即变粗变硬而勃起。

（三）男性尿道

男性尿道兼有排尿和排精的功能。起始于膀胱的尿道内口，依次穿前列腺、尿生殖膈和尿道海绵体，终于尿道外口。成人尿道长16~22cm，全长分为前列腺部、膜部和海绵体部3个部分（图8-1和图8-6）。临床上将尿道海绵体部称前尿道，尿道前列腺部和膜部合称后尿道。

男性尿道全长有3个狭窄和2个弯曲。3个狭窄分别为尿道内口、膜部及尿道外口。尿道结石常易嵌顿在这些狭窄部位。2个弯曲是凸向后下方的耻骨下弯和凸向前上方的耻骨前弯。耻骨下弯是恒定的，耻骨前弯在阴茎上提时变直而消失。因此，临床上为男性患者导尿时，应将阴茎向上提起与腹前壁约呈60°，此时耻骨前弯消失，可使导尿管顺利进入膀胱。

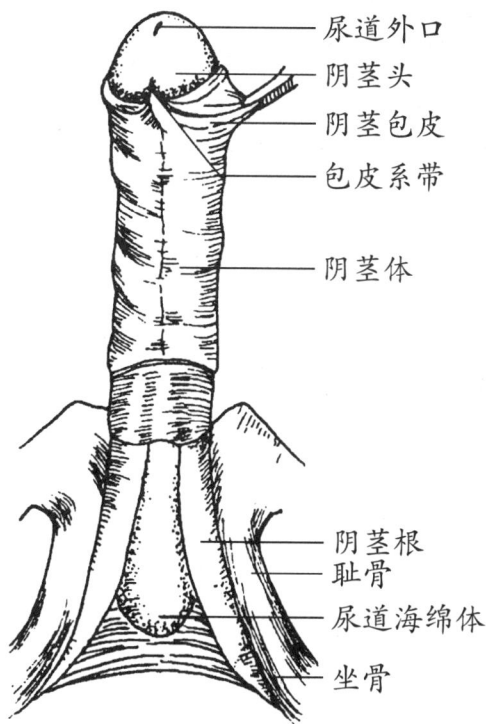

图8-5　阴茎的外形

尿道外口
阴茎头
阴茎包皮
包皮系带
阴茎体

阴茎根
耻骨
尿道海绵体
坐骨

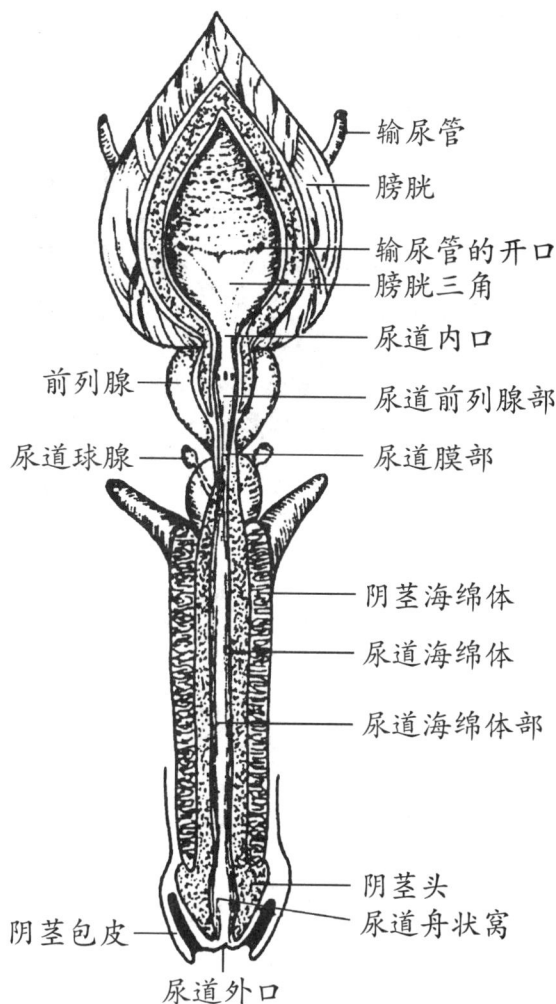

图8-6　男性尿道

输尿管
膀胱
输尿管的开口
膀胱三角
尿道内口
前列腺
尿道前列腺部
尿道球腺
尿道膜部

阴茎海绵体
尿道海绵体
尿道海绵体部

阴茎头
尿道舟状窝
阴茎包皮
尿道外口

🔍 **课堂互动** ————————————————

看一看：通过观看男性导尿动画及视频，加深对男性尿道基本结构的认识和理解。

二、女性生殖系统

女性内生殖器包括生殖腺（卵巢）、输送管道（输卵管、子宫和阴道）和附属腺体（前庭大腺）；外生殖器即女阴（图8-7）。

（一）内生殖器

1. 卵巢　卵巢为女性生殖腺，具有产生卵子和分泌女性激素（雌、孕激素）的功能。

（1）卵巢的位置、形态：卵巢为左、右各一的实质性器官，位于子宫的两侧，盆腔侧壁，髂总动脉分支处下方的卵巢窝内。卵巢呈扁卵圆形，分上、下两端，前、后两缘和内、外两侧面（图8-7和图8-8）。

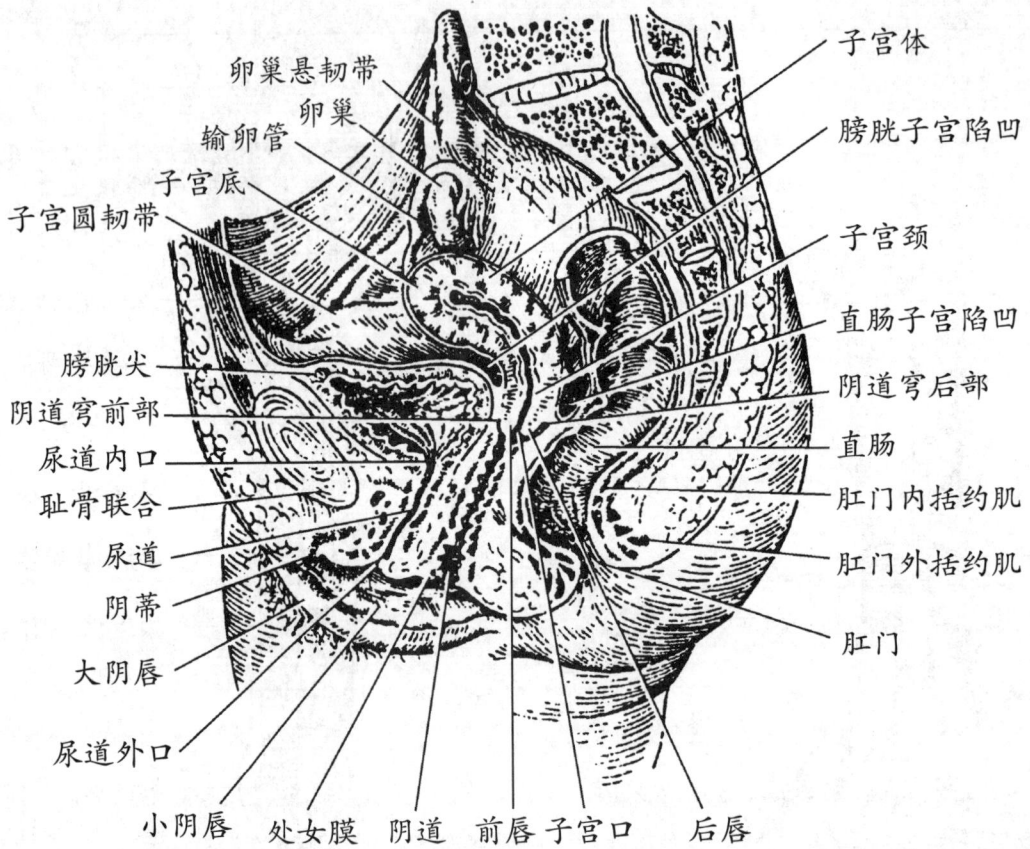

图8-7　女性盆腔正中矢状切面

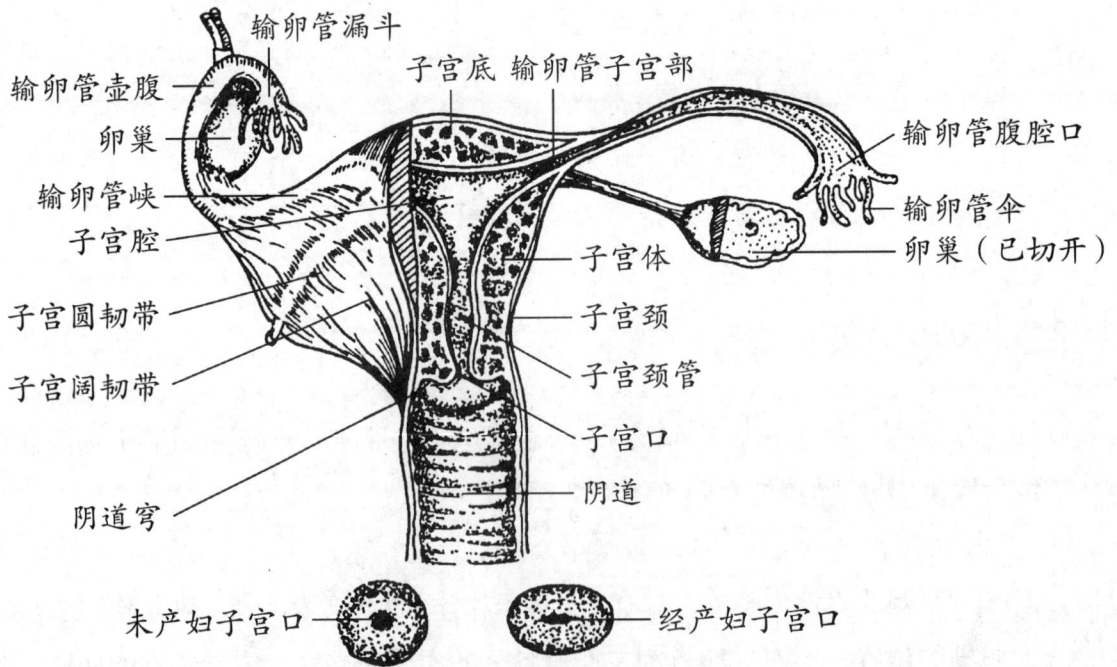

图8-8　女性内生殖器

卵巢大小和形态与年龄有关。幼女的卵巢较小，表面光滑。性成熟期卵巢最大，随着多次排卵，其表面形成许多瘢痕，显得凹凸不平。35~40岁卵巢开始缩小，50岁左右随月经停止（绝经）而逐渐萎缩。

（2）卵巢的微细结构：卵巢表面覆有一层单层立方上皮或单层扁平上皮，上皮深面为一层致密结缔组织，称白膜。卵巢实质分浅层的皮质和中央的髓质2个部分。皮质内含有不同发育阶段的卵泡；髓质由疏松结缔组织、血管、淋巴管和神经等构成（图8-9）。

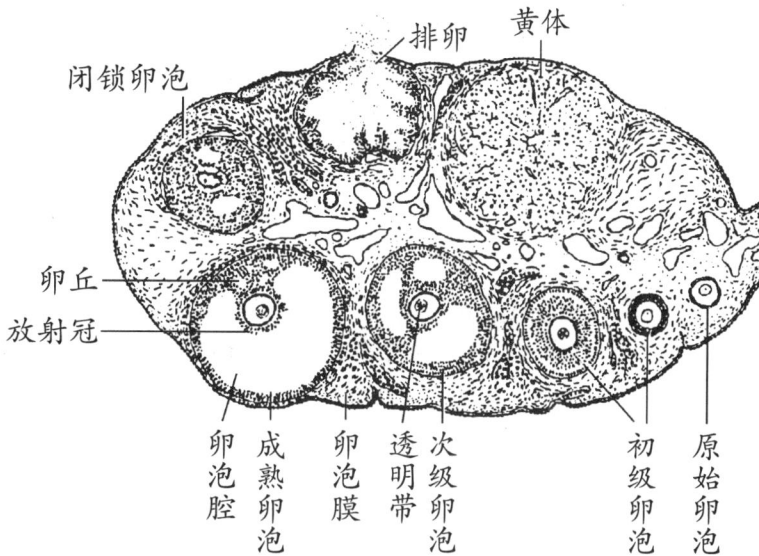

图8-9 卵巢

1）卵泡的发育：卵泡的发育可分为3个阶段，原始卵泡、生长卵泡和成熟卵泡。成熟卵泡是卵泡发育的最后阶段，此时卵泡体积显著增大，并向卵巢表面隆起，在排卵前36~48小时完成第一次成熟分裂，产生1个次级卵母细胞和1个第一极体。

2）排卵：随着成熟卵泡体积的增大，次级卵母细胞连同其周围的结构从卵巢排出进入腹膜腔，这一过程称排卵。排卵时间在月经周期的第14天左右。排出的次级卵母细胞若在24小时内未受精，则退化；若受精则完成第二次成熟分裂，形成1个成熟的卵细胞和1个第二极体。一般左右卵巢交替排卵，每次排出1个卵，偶尔也可排出2个或2个以上卵。女性一生中排出400~500个卵。

3）黄体的形成与退化：排卵后，残留的卵泡结构塌陷，并逐渐发育成一个富有血管的细胞团，新鲜时呈黄色，称黄体。黄体能分泌孕激素和少量的雌激素。黄体维持时间的长短，取决于排出的卵是否受精。如排出的卵受精，黄体继续发育，大约维持到妊娠6个月才开始退化，这种黄体称妊娠黄体；如排出的卵未受精，黄体在排卵后两周左右即开始退化，这种黄体称月经黄体。黄体退化后，逐渐被结缔组织代替而成白体。

（3）雌激素和孕激素的生理作用

1）雌激素：雌激素主要生理作用有，①促进生殖器官的发育；②促进卵泡发育；③促进子宫内膜增生特别是血管和腺体的增生；④促进女性副性征的出现并维持其正常状态；⑤促进乳腺导管和结缔组织增生；⑥促进阴道上皮增生、角化并合成大量糖原，保持阴道内的酸性抗菌环境；⑦其他作用，如加速骨的生长、促进髋软骨愈合，促进蛋白质的合成，降低血胆固醇水平等。

2）孕激素：主要为孕酮，由黄体分泌。在雌激素作用的基础上发挥以下作用：①促使增生的子宫内膜进一步增厚，腺体增生并分泌，有利于受精卵着床；②降低子宫平滑肌的兴奋性，保证胚胎的"安静"环境；③使子宫颈黏液减少变稠，使精子难以通过；④促进乳腺的发育；⑤促进机体产热，使基础体温升高。此外，孕激素还能抑制消化管和血管平滑肌的活动。

⊘ 课堂互动

想一想：先兆流产的孕妇为什么要用黄体酮"保胎"？

🔗 知识链接

更年期综合征

围绝经期又称更年期，是妇女从生殖功能旺盛的生育期进入老年期的过程，此阶段是卵巢功能逐渐衰退的时期。绝经一般发生于45~55岁。部分妇女在绝经前后，由于卵巢功能衰退，引起一系列内分泌变化和以自主神经功能失调为主的症候群，称为更年期综合征。以潮热、情绪不稳定、易激动、好争吵、好哭且不能自制、生殖器官萎缩、外阴瘙痒、骨质疏松等为主要表现。

2. 输卵管　输卵管是一对输送卵子的肌性管道，连于子宫底两侧（图8-7和图8-8）。内侧端以输卵管子宫口与子宫腔相通，外侧端以输卵管腹腔口开口于腹膜腔，全长10~12cm，由内向外可分为4个部分：输卵管子宫部，为穿过子宫壁的一段，以输卵管子宫口与子宫腔相通；输卵管峡部，紧贴子宫壁细而直的一段，常在此部行输卵管结扎术；输卵管壶腹部，约占输卵管全长的2/3，卵子通常在此部受精；输卵管漏斗部，是输卵管外侧端膨大的部分，呈漏斗状，漏斗的底有输卵管腹腔口开口于腹膜腔，口的边缘形成许多细长的指状突起，称输卵管伞，覆盖在卵巢表面，是手术时识别输卵管的标志。临床上将卵巢和输卵管称为子宫附件。

输卵管妊娠

受精卵在子宫腔以外植入并发育，称异位妊娠。按植入部位不同可分输卵管妊娠、卵巢妊娠、腹腔妊娠、子宫颈妊娠等。其中输卵管妊娠最为常见，约占95%。由于输卵管处不具备胚胎生长发育的条件，故在妊娠早期可致流产或破裂，造成腹腔内出血，是妇产科常见急腹症之一，如不及时诊断处理，可危及生命。

3. 子宫　子宫是一个壁厚腔小的肌性器官，为胎儿生长发育和形成月经的场所（图8-7和图8-8）。

（1）子宫的形态和分部：成年未孕育的子宫呈前、后略扁的倒置梨形，可分为底、体、颈3个部分，上端在两输卵管子宫口水平以上钝圆的部分为子宫底；下端缩细呈圆柱状的部分为子宫颈（简称宫颈），子宫颈的下1/3伸入阴道，称子宫颈阴道部，是宫颈糜烂和宫颈癌的好发部位；上2/3位于阴道以上的部分称子宫颈阴道上部；子宫底与子宫颈之间的部分为子宫体。子宫颈与子宫体相接的窄细部称子宫峡。在非妊娠期，子宫峡不明显，长仅1cm，妊娠期子宫峡随胎龄的增加而逐渐伸展变长，形成子宫下段，妊娠末期此部可延至7~11cm，峡壁逐渐变薄，产科常在此处进行剖宫取胎术。

子宫的内腔较为狭窄，可分上部的子宫腔和下部的子宫颈管。子宫腔呈前后略扁的倒置三角形，底向上，两侧通输卵管；尖向下，通子宫颈管。子宫颈管位于子宫颈内，下口通阴道，称子宫口。未产妇的子宫口为圆形，分娩后呈横裂状。

（2）子宫的位置：子宫位于小盆腔中央，在膀胱与直肠之间，成年女性的子宫呈轻度前倾前屈位。前倾是指子宫的长轴与阴道的长轴形成一个向前开放的钝角；前屈是指子宫体与子宫颈之间凹向前的弯曲。子宫的正常位置主要依赖盆底肌的承托及子宫周围韧带的固定。

由于子宫前邻膀胱后贴直肠，膀胱和直肠的充盈度可影响子宫的位置。妊娠期，增大的子宫可压迫膀胱，孕妇常出现尿频现象。

（3）子宫壁的构造：子宫壁较厚，由内向外可分为内膜、肌层和外膜3层（图8-10）。

1）内膜：由上皮和固有层构成，上皮为单层柱状上皮，固有层含有子宫腺和螺旋动脉。子宫内膜可分浅、深两层。浅层称功能层，从青春期开始至绝经期为止，此层出现周期性脱落与出血；深层称基底层，不发生周期性脱落，有增生、修复浅层的功能。

2）肌层：由分层排列的平滑肌组成，各层之间有较大的血管穿行。

3）外膜：除子宫底和子宫体为浆膜外，其他各部均为纤维膜。

（4）子宫内膜的周期性变化：女性从青春期开始，在整个生育期内（除妊娠期和哺乳期外），每月出现一次子宫内膜剥落、出血并经阴道流出的现象，称为月经。月经形成的周期性过程称为月经周期。每个月经周期为28天左右，可分为月经期、增生期和分泌期（图8-11）。

1）增生期：为月经周期的第5—14天。此期卵巢内卵泡正处于生长发育阶段，雌激素的分泌逐渐增多。在雌激素的作用下，月经期脱落的子宫内膜功能层，由基底层增生修复，子宫腺和螺旋动脉增长弯曲，内膜逐渐增厚，此期末卵泡趋于成熟，即将排卵。

2）分泌期：为月经周期的第15—28天。此期卵巢排卵，黄体形成并分泌孕激素和雌激素，使子宫内膜进一步增厚，螺旋动脉扩张充血，腺体迂曲并分泌黏液，为胚泡着床准备适宜条件。如果卵未受精，黄体退化，子宫内膜转入月经期。

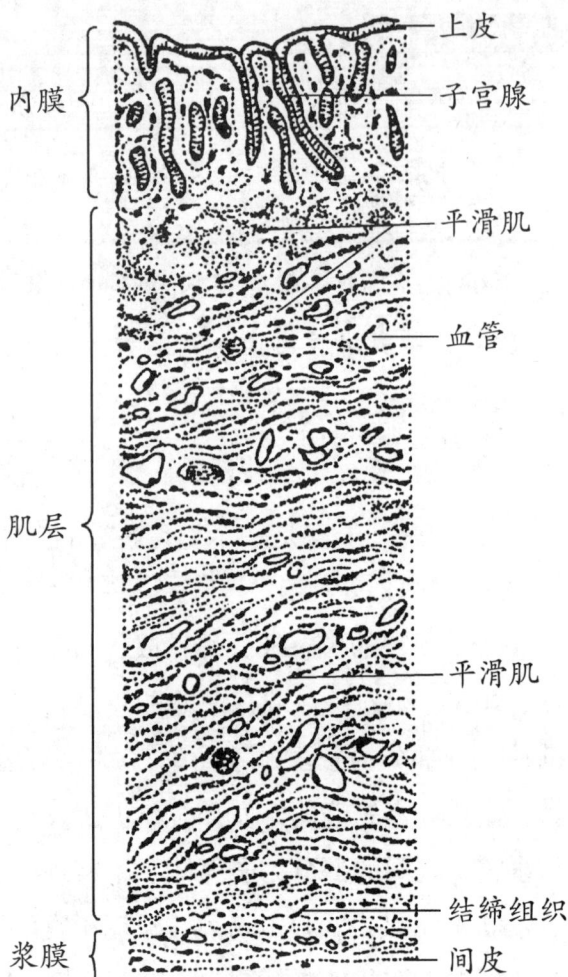

图8-10　子宫的微细结构

3）月经期：为月经周期的第1—4天。由于卵巢排出的卵未受精，黄体退化，血中雌激素和孕激素浓度急剧降低，导致子宫内膜功能层中的螺旋动脉持续收缩，功能层缺血坏死、剥落出血，从阴道流出，形成月经。

4. 阴道　阴道是连于子宫与外生殖器之间的肌性管道，是女性的交接器官，也是排出月经和分娩出胎儿的通道。阴道上端较宽阔，包绕子宫颈阴道部，两者之间形成的环形凹陷称阴道穹。其中阴道后穹较深，与直肠子宫陷凹紧邻，两者之间仅隔阴道后壁和腹膜。当直肠子宫陷凹有积液时，使后穹变小而饱满，此时可经阴道后穹穿刺或引流，以帮助诊断和治疗。阴道的下端以阴道口开口于阴道前庭。处女的阴道口周围有一环行的黏膜皱襞称处女膜，处女膜破裂后，阴道口周围留有处女膜痕（图8-7，图8-12）。

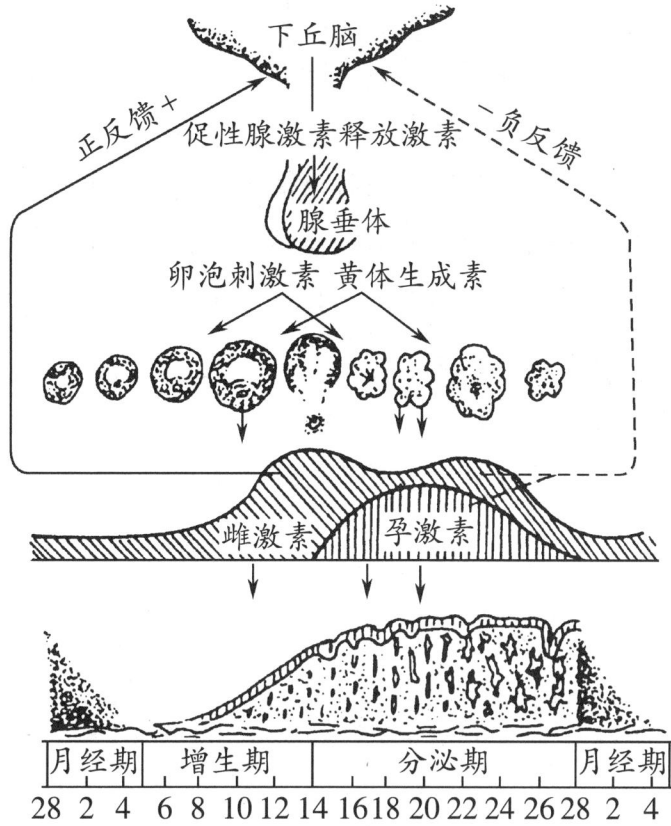

图8-11　子宫内膜的周期性变化与卵巢周期性变化的关系示意图

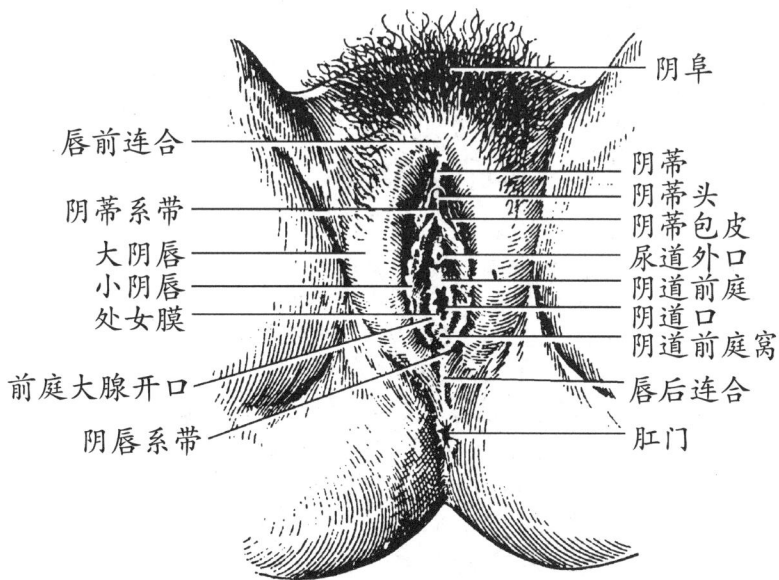

图8-12　女性外生殖器

5. 前庭大腺　前庭大腺是一对位于阴道口两侧形似豌豆的腺体，其导管开口于阴道前庭，分泌物有润滑阴道的作用（图8-12）。

（二）外生殖器

女性外生殖器又称女阴，包括阴阜、大阴唇、小阴唇、阴道前庭、阴蒂、前庭球等。阴阜为耻骨联合前的皮肤隆起，性成熟期生有阴毛。大阴唇是一对纵长隆起的皮肤皱襞。小阴唇是位于大阴唇内侧的一对较薄的皮肤皱襞，表面光滑无毛。阴道前庭是位于两侧小阴唇之间的裂隙，其前部有尿道外口，后部有阴道口。阴蒂由两个阴蒂海绵体构成，顶端有丰富的感觉神经末梢（图8-12）。

> ② 课堂互动
>
> 指一指：在女性生殖系统的标本、模型上，指出卵巢、输卵管、子宫、阴道和女阴的位置。

【附】乳房和会阴

1. 乳房　女性乳房为哺乳器官，于青春期后开始生长发育，妊娠期和哺乳期的乳房有分泌活动，老年妇女乳房萎缩（图8-13）。

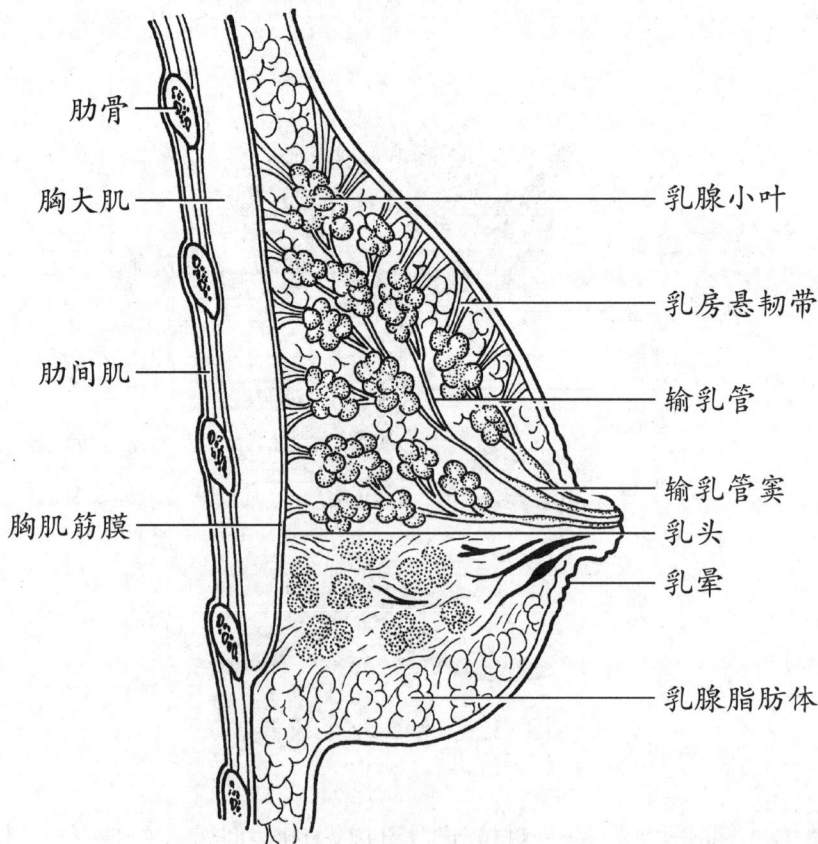

图8-13　女性乳房

乳房位于胸前部胸大肌及其筋膜表面。成年未产妇女乳房呈半球形，紧张而有弹性。乳房中央有乳头，其顶端有输乳管的开口，乳头周围的环形色素沉着区，称乳晕。乳头和乳晕的皮肤薄弱，易于损伤，哺乳期尤应注意卫生，以防感染。

乳房由皮肤、乳腺和脂肪组织构成。乳腺被脂肪组织分隔成15~20个乳腺叶，以乳头为中心，呈放射状排列。每一个乳腺叶均有一条排泄管，称输乳管，开口于乳头。乳房手术时，应尽量采取放射状切口，以减少乳腺组织和输乳管的损伤。乳房表面的皮肤与乳腺及深部的胸肌筋膜之间，连有许多不同走向的结缔组织小束，称乳房悬韧带，对乳腺有支持和固定作用。当有癌细胞浸润时，乳房悬韧带缩短，牵拉皮肤，使皮肤表面形成许多小凹陷，呈"橘皮样"改变，是乳腺癌早期的常见征象之一。

❓ 课堂互动 ————————————————————————

说一说：乳房手术时，为什么要尽量采取放射状切口？

2. 会阴　会阴有狭义和广义之分。狭义会阴即产科会阴，指外生殖器与肛门之间的软组织，由于分娩时此区承受的压力较大，助产时应避免发生撕裂。广义会阴是指盆膈以下封闭小骨盆下口的所有软组织，以两侧坐骨结节之间的连线为界，将其分成两个三角形的区域，前方的称尿生殖三角，后方的称肛门三角。尿生殖三角在男性有尿道通过，在女性有尿道和阴道穿过。肛门三角有肛管通过（图8-14）。

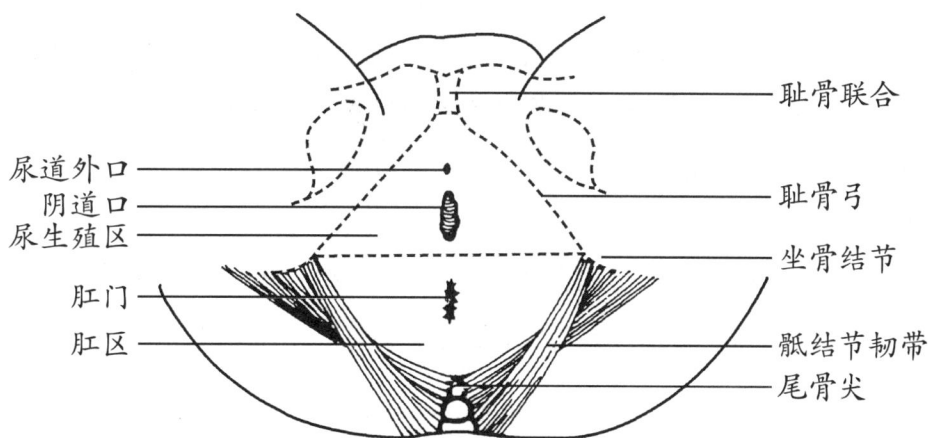

图8-14　会阴的境界和分部

❓ 课堂互动 ————————————————————————

指一指：在女性会阴标本、模型上，辨认"狭义会阴"和"广义会阴"，指出"广义会阴"的分部。

任务 8-2　生殖系统常见病症

一、良性前列腺增生症

（一）概述

良性前列腺增生症又称前列腺肥大，是一种与年龄密切相关的多发和病情进展缓慢的老年男性疾病。主要指尿道前列腺部周围组织的增生，压迫尿道而引起的一系列症状。

良性前列腺增生症的病因与睾丸因素引起雄、雌激素代谢紊乱、双氢睾酮增多有关，前列腺慢性炎症未彻底治疗、尿道炎刺激、酗酒、辛辣食物、缺乏锻炼或不规律性生活等为其诱因。

（二）临床表现

良性前列腺增生症的早期症状并不明显，随着病情的进展症状逐渐明显。主要分为两类：一类是因前列腺增生阻塞尿路产生的梗阻性症状，如尿频、尿急、尿痛、排尿无力、血尿、夜尿增多及尿潴留；另一类是因尿路梗阻引起的并发症，如感染、肾盂积水和尿毒症等。

（三）治疗

1. 非药物治疗　目前，对前列腺增生程度较轻和不愿手术者，主要针对增生的病因对症治疗。

（1）注意行为治疗，戒烟酒、辛辣、冷食，避免劳累、感染，防止性生活过度或性交中断，以免引起前列腺充血；尽早彻底治愈慢性前列腺炎、尿道炎和膀胱炎。

（2）保证营养充足，适量饮水，劳逸结合，切勿憋尿，注意下半身保暖，并进行适度的户外活动与锻炼。

（3）介入治疗主要方法包括：①前列腺气囊扩张；②前列腺扩裂治疗；③前列腺冷冻治疗；④前列腺注射治疗；⑤尿道支架；⑥经尿道激光治疗；⑦微波及射频治疗；⑧高能聚焦超声。

2. 药物治疗

（1）肾上腺素α受体拮抗剂：α_1受体主要分布在前列腺和膀胱颈平滑肌上，α_2受体主要分布在前列腺血管的平滑肌中，抑制α受体可拮抗前列腺增生引起的膀胱颈出口梗阻症状。主要有3种，即特拉唑嗪、阿夫唑嗪和盐酸坦洛新。

（2）5α还原酶抑制剂：抑制前列腺内双氢睾酮可缩小前列腺体积，提高最高尿流率，改善梗阻症状。主要有非那雄胺、爱普列特和度他雄胺。

（3）雌激素：雌激素可拮抗体内雄激素增多，抑制前列腺增生。可选服雌二醇。

（4）雄激素受体拮抗剂：可与睾酮、双氢睾酮竞争受体，使增生的前列腺缩小。治疗3个月后前列腺可缩小，6个月后排尿症状和尿流率得到改善。代表药氟他胺或普适泰。

（5）植物提取成分制剂：可选普乐安或黄酮哌酯。

🔗 知识链接 ....

良性前列腺增生症的诊断

1. 50岁以上男性出现尿频，夜尿尤甚及进行性排尿困难者，应考虑前列腺肥大的可能。

2. 体检可见下腹部膨胀，叩诊为浊音；直肠指诊前列腺沟变浅或消失。

3. B超显示前列腺组织增生，体积增大。

另外还可采取膀胱动力学检查、膀胱镜检、血清前列腺特异性抗原测定等方法帮助诊断。

二、痛经

（一）概述

原发性痛经是青春期至绝经期妇女的一种症状，多见于20~25岁以下未婚女性。一般在初潮1~2年后出现，大约50%的青年女性在月经期有症状。原发性痛经的发病原因尚不清楚，可能与下列因素有关。

1. 内分泌因素　痛经多发生在有排卵月经期，此时，在孕激素的作用下，子宫内膜能分泌前列腺素，前列腺素使子宫肌肉收缩，导致子宫缺血和疼痛。

2. 子宫位置异常、子宫颈管狭窄等造成经血流通不畅。

3. 精神紧张、忧郁、恐惧等精神因素可使痛阈降低，条件反射也会引起痛经。

继发性痛经是生殖器官有明显器质性病变所致的痛经，如子宫内膜异位症、盆腔炎和肿瘤等。

（二）临床表现

1. 疼痛　多在下腹部出现阵发性绞痛或发坠感，可放射到上腹部、会阴、肛门或大腿部。疼痛多在经前1~2天或来潮后第1天开始，经期中逐渐减轻或消失，经前1天疼痛多见于未婚少女。疼痛一般持续0.5~2小时，后转为阵发性中度疼痛，一般在

12~24小时后消失，也有持续2~3天者。

2. 全身症状　伴腰酸、头痛、头晕、乳胀、尿频、稀便、便秘、腹泻、失眠、易于激动等，严重时脸色发白、出冷汗、四肢厥冷、恶心、呕吐，甚至昏厥。

3. 精神症状　紧张、忧郁和恐惧。

（三）治疗

1. 非处方药

（1）解热镇痛药：对乙酰氨基酚，镇痛作用较弱但缓和而持久；布洛芬，镇痛作用强而持久，对胃肠道的副作用较轻，易耐受。

（2）解痉药：氢溴酸山莨菪碱或颠茄浸膏片，可明显缓解子宫平滑肌痉挛。

（3）谷维素：用于伴精神紧张者。

2. 处方药

（1）调节内分泌：肌内注射黄体酮；口服避孕药抑制排卵。

（2）严重疼痛：可选可待因片或氨酚待因片。

（3）解痉：肌内注射阿托品。

三、阴道炎

（一）概述

阴道炎是阴道黏膜及黏膜下结缔组织的炎症，常见的阴道炎性疾病有滴虫性阴道炎、真菌性阴道炎、细菌性阴道炎和老年性阴道炎。

1. 真菌性阴道炎　常见菌株为白念珠菌。

导致感染的途径包括：①自身感染，由于粪便的污染，使肠道寄生的念珠菌进入阴道，婴儿和未婚少女多由此途径感染；②使用被污染的卫生纸、浴盆、浴巾、月经带和内裤；③通过性接触直接感染。

诱发真菌性阴道炎的因素包括：①阴道内的酸碱度改变，失去平衡；②长期应用广谱抗生素，使体内正常的菌群失去平衡，诱发二重感染；③长期应用糖皮质激素或免疫抑制剂，使人体对真菌的免疫力降低；④长期口服避孕药；⑤老年糖尿病患者。

2. 滴虫性阴道炎　发病率仅次于真菌性阴道炎。多见于青年女性，自青春期后发病逐年增加，30~40岁为高峰期，到围绝经期后逐渐下降。其传播方式有2种：直接方式，通过性行为被性伴侣传染；间接方式，如共用浴盆、浴巾，用井水或河水洗阴部，使用别人的内裤、坐便器等。

（二）临床表现

1. 真菌性阴道炎　有曾长期使用抗生素、糖皮质激素或避孕药史；外阴有瘙痒感，外阴湿疹化，阴唇肿胀而有刺痒感，有搔抓痕迹；白带量多有臭味，黏稠呈奶酪或豆腐渣样或白色片，从阴道排出；阴唇可能有肿胀并烧灼感，或有排尿困难和疼痛；阴道壁有白色假膜状物，不易脱落。

2. 滴虫性阴道炎　有外阴和阴道口瘙痒、灼痛和白带增多，宫颈和阴道壁红肿，性交时有疼痛感；阴道有腥臭味；阴道能发现泡沫样白带，阴道分泌物增多，为黏液或脓性；阴道黏膜上有出血点或宫颈有点状红斑及触痛；阴道分泌物镜检可发现毛滴虫；性伴侣可能有尿道炎症状。

（三）治疗

1. 非处方药

（1）真菌性阴道炎：首选硝酸咪康唑栓，次选克霉唑栓或制霉菌素栓；伴老年糖尿病者可于外阴涂敷克霉唑乳膏、联苯唑乳膏或咪康唑乳膏；也可采用4%碳酸氢钠液冲洗阴道。

（2）滴虫性阴道炎：首选甲硝唑活性成分制剂，如甲硝唑栓剂或泡腾片；甲硝唑治疗效果不佳者可考虑选用含替硝唑活性成分制剂；对毛滴虫和真菌混合感染者可选用制霉菌素栓或泡腾片。

2. 处方药

（1）真菌性阴道炎：可选用伊曲康唑、氟康唑口服。

（2）滴虫性阴道炎：首选甲硝唑口服，次选替硝唑，对不能耐受口服药或不适宜全身用药者可局部应用甲硝唑栓剂或泡腾片；对滴虫及念珠菌混合感染者可口服曲古霉素。

实训 6　生殖系统的观察、病例讨论

【实验目的】

1. 熟练掌握卵巢、输卵管、子宫的位置、形态和结构。

2. 学会在标本上观察睾丸、附睾、前列腺、男尿道、输精管、会阴的形态和结构。

3. 学会阴道炎的临床表现和治疗原则。

【实验材料】

1. 离体男性生殖器标本或模型。

2. 男性盆腔正中矢状切面标本。

3. 离体女性生殖器标本或模型。

4. 女性盆腔正中矢状切面标本。

5. 乳房标本、模型。

6. 会阴标本、模型。

7. 妇科模拟病房或相关病例视频。

【实验内容与方法】

1. 利用男性生殖器标本或模型，观察睾丸、附睾位置和形态。

2. 利用男性盆腔正中矢状切面标本或模型，观察输精管的行程。

3. 利用男性盆腔正中矢状切面标本或模型，辨认男性尿道的分部、弯曲和狭窄，观察前列腺的位置和形态。

4. 利用男性生殖器标本或模型，观察阴囊、阴茎的位置及形态结构。

5. 利用女性生殖器标本或模型，观察卵巢位置形态，辨认输卵管的分部，观察子宫形态、分部和位置。

6. 利用女性盆腔正中矢状切面标本，观察阴道的位置、形态，阴道穹与直肠子宫陷凹的关系。

7. 利用乳房标本、模型，观察乳房位置及形态结构。

8. 利用会阴标本、模型，分辨狭义会阴与广义会阴的区别。

9. 由教师组织学生结合典型滴虫性阴道炎病例讨论其病因、临床表现和治疗原则。

● · · · · 小结 ·

1. 生殖系统包括男性生殖系统和女性生殖系统。

2. 睾丸为男性生殖腺，具有产生精子和分泌雄性激素的作用。

3. 前列腺肥大时，可压迫尿道引起排尿困难。

4. 男性尿道全长有3个狭窄和2个弯曲。导尿时，要注意这些狭窄和弯曲。

5. 卵巢为女性生殖腺，具有产生卵子和分泌女性激素（雌、孕激素）的功能。

6. 输卵管峡部是输卵管结扎的选用部位，输卵管壶腹部是受精的部位。

7. 子宫位于小盆腔中央，在膀胱与直肠之间，呈前倾前屈位。

8. 乳房手术时，应尽量采取放射状切口，以减少乳腺组织和输乳管的损伤。

9. 狭义会阴即产科会阴，是指外生殖器与肛门之间的软组织，助产时应避免发生撕裂。

10. 良性前列腺增生症以尿频、排尿困难、尿潴留为主要临床表现。

11. 原发性痛经生殖器无器质性病变；继发性痛经生殖器有器质性病变。

12. 阴道炎主要有滴虫性阴道炎和真菌性阴道炎等。

· · · · · 思考与练习 ·

1. 简述男性尿道的分部、狭窄及弯曲。

2. 简述子宫的位置、形态和分部。

3. 简述滴虫性阴道炎的药物治疗。

（杨银田）

项目九
循环系统解剖生理及常见病症

学习目标

- 掌握体循环和肺循环的途径；心的位置与外形；心的泵血功能；心率的概念；动脉血压的正常值及其影响因素。
- 熟悉心腔的结构；血管的分类；淋巴系统的组成；高血压和冠状动脉粥样硬化性心脏病、血脂异常的主要临床表现和治疗。
- 了解全身血管的分布概况；心音与心动周期；心血管活动的调节。
- 熟练掌握心的位置和形态；人体动脉血压的测量。
- 具有运用循环系统的解剖生理知识分析和判断相关临床常见病症的能力。

学前导语

患者，男，28岁，因车祸撞击左上腹，急送医院就诊。查体：患者面色苍白，呼吸急促，四肢湿冷，口唇发绀，血压50/30mmHg，脉搏120次/min，左上腹压痛，腹肌紧张，叩诊呈浊音。临床诊断为脾破裂并失血性休克。

请问：1. 患者的病况与人体哪个系统密切相关？

2. 形成动脉血压的基本条件包括哪些？

3. 影响动脉血压的因素有哪些？

4. 你是如何理解救死扶伤、治病救人的？

循环系统包括心血管系统和淋巴系统。心血管系统由心和血管组成。淋巴系统由淋巴管道、淋巴组织和淋巴器官构成。

血液由心室射出，依次流经动脉、毛细血管和静脉，最后返回心房，血液这种沿一定方向周而复始地流动，称为血液循环。血液循环根据循环途径的不同分为体循环和肺循环（图9-1）。

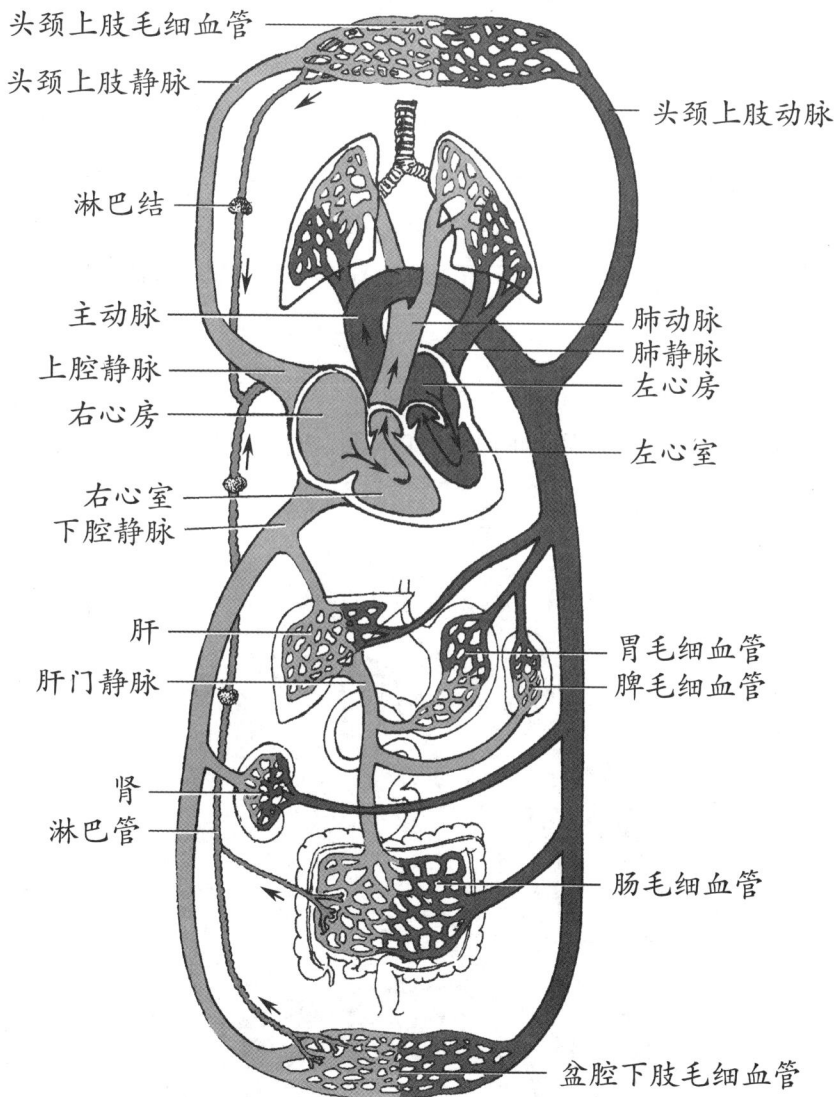

图9-1　血液循环示意图

体循环又称大循环：血液由左心室射入主动脉，经主动脉及其各级分支流向全身毛细血管与组织、细胞进行物质交换后，再经各级静脉回流，最后经上、下腔静脉流回右心房。体循环的特点是流程长，经过循环后血液由动脉血变成静脉血。

肺循环又称小循环：血液自右心室射出，经肺动脉干及其各级分支到达肺泡周围毛细血管进行气体交换后，逐级汇合，最后经肺静脉流回左心房。肺循环的特点是流程短，经过循环后血液由静脉血变成动脉血。

一、心血管系统

（一）心

1. 心的位置和外形 心位于胸腔的中纵隔内，膈的上方，约2/3位于身体正中线的左侧，1/3位于正中线的右侧（图9-2）。

心呈倒置的、前后稍扁的圆锥体，稍大于本人拳头。具有一尖、一底、两面、三缘和三沟（图9-3和图9-4）。①心尖：圆钝，朝向左前下方，在左侧第5肋间隙锁骨中线内侧1~2cm处可触及心尖的冲动。②心底：朝向右后上方，与出入心的大血管相连。③两面：前面即胸肋面朝向前上方；下面即膈面近乎水平位，与膈相贴。④三缘：下缘较锐利，朝向前下，由右心室和心尖组成；右缘垂直圆钝，主要由右心房组成；左缘斜向左下方，主要由左心室组成。⑤三沟：冠状沟近似环形，是心房和心室在心表面的分界；前室间沟和后室间沟位于心室的胸肋面和膈面，是左、右心室在心表面分界的标志。

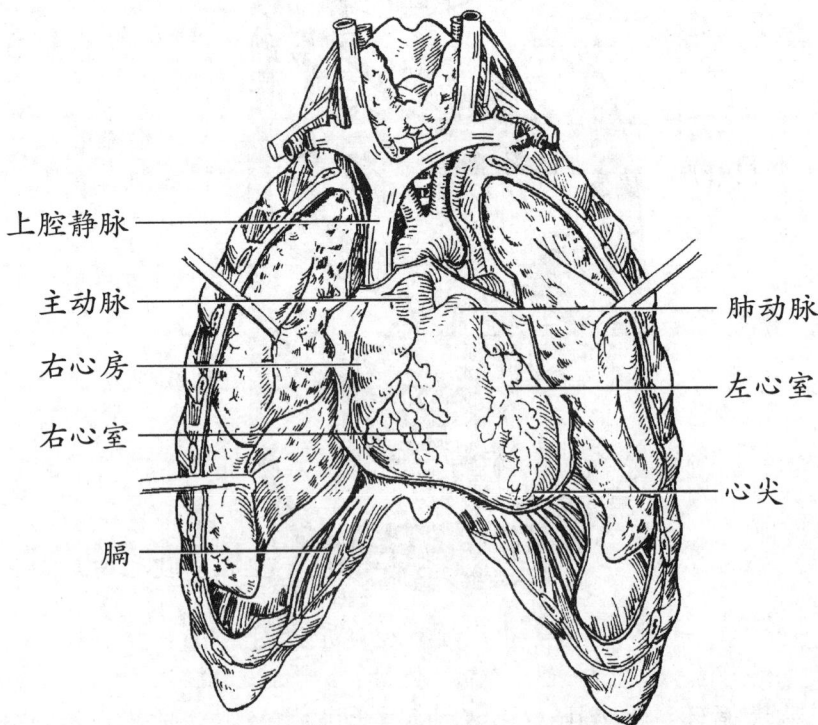

图9-2 心的位置

摸一摸：在左侧第5肋间隙锁骨中线内侧1~2cm处触摸自己
的心尖冲动。

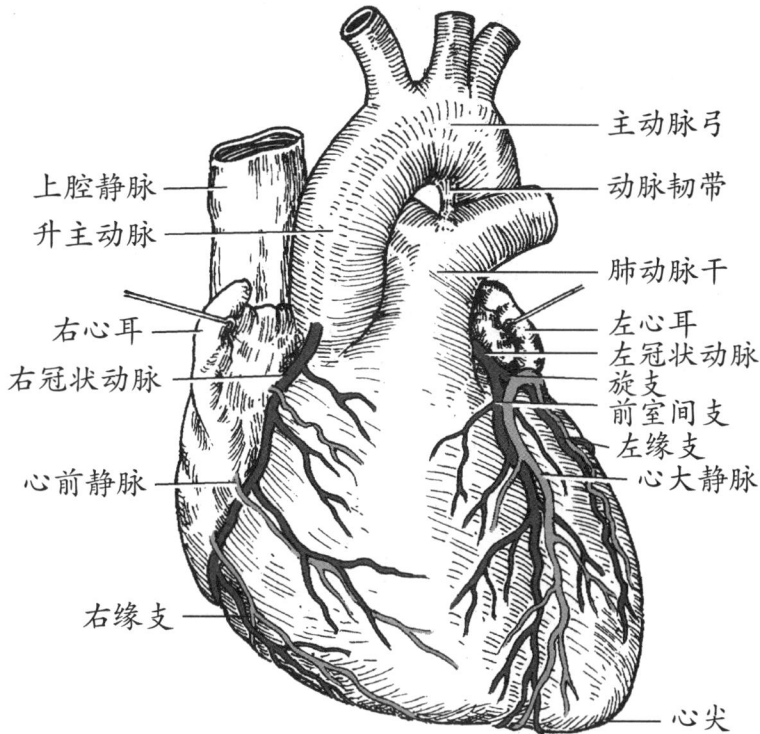

主动脉弓
动脉韧带
肺动脉干
左心耳
左冠状动脉
旋支
前室间支
左缘支
心大静脉

上腔静脉
升主动脉
右心耳
右冠状动脉
心前静脉
右缘支
心尖

图9-3　心的外形和血管（前面）

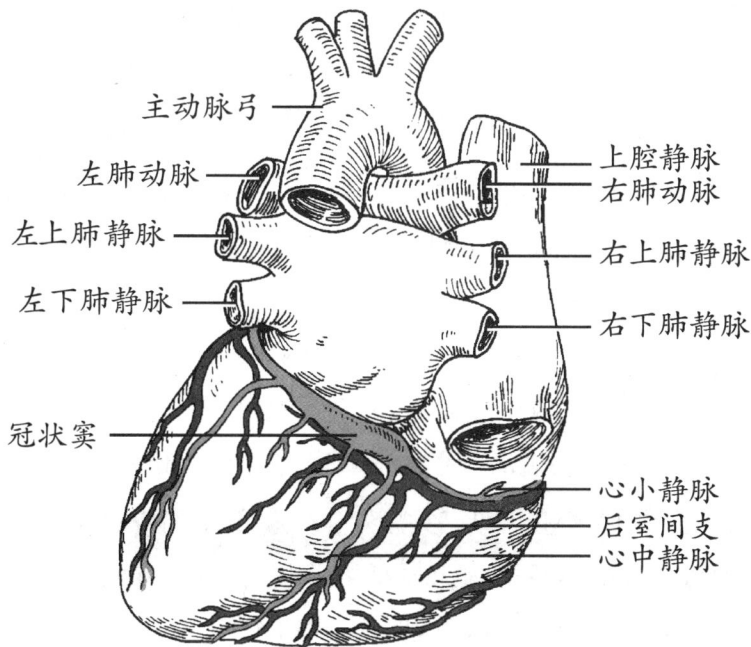

主动脉弓
左肺动脉
左上肺静脉
左下肺静脉
冠状窦

上腔静脉
右肺动脉
右上肺静脉
右下肺静脉
心小静脉
后室间支
心中静脉

图9-4　心的外形和血管（后面）

2. 心腔的结构　心是中空的肌性器官，被房间隔和室间隔分为左心房、左心室、右心房和右心室。左、右两半心互不相通，而同侧心房和心室则借房室口相通。

（1）右心房：壁薄腔大，构成心的右上部。右心房有3个入口和1个出口。入口有上腔静脉口、下腔静脉口和冠状窦口，出口为右房室口。冠状窦口位于下腔静脉口与右房室口之间。在房间隔右侧面的下部有一浅窝，称卵圆窝，为胚胎时期卵圆孔闭锁后的遗迹，是房间隔缺损的好发部位（图9-5）。

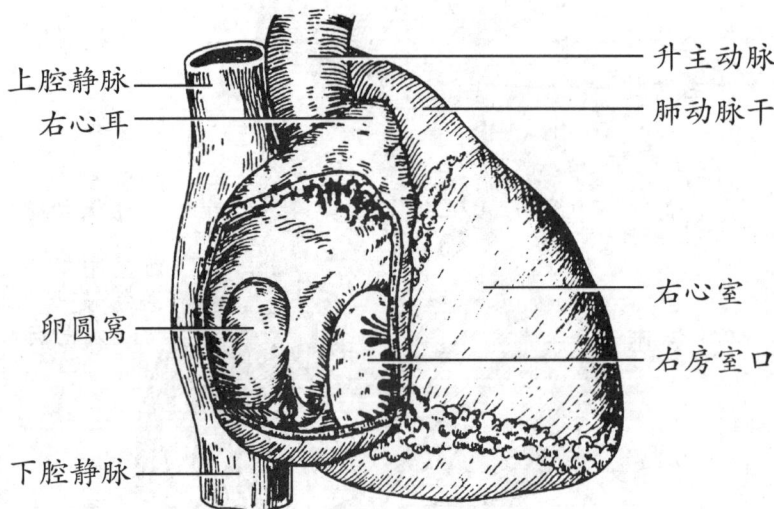

图9-5　右心房的结构

（2）右心室：构成心胸肋面的大部分，有1个入口和1个出口。入口即右房室口，周缘附有3片三角形的瓣膜，称三尖瓣。瓣膜的游离缘借腱索连于乳头肌上。当心室收缩时，三尖瓣被血液推动而互相对合，封闭右房室口。由于乳头肌和腱索的牵拉作用，瓣膜不致翻向右心房，因而可防止血液向右心房逆流。出口为肺动脉口，通肺动脉干。肺动脉口周缘有3片半月形的袋状瓣膜，称肺动脉瓣，其袋口朝向动脉腔。当心室舒张时，血液流入袋内，瓣膜互相对合，封闭肺动脉口，防止肺动脉干的血液向右心室逆流（图9-6）。

（3）左心房：构成心底的大部分，有4个入口和1个出口。入口为其后壁左右各1对的肺静脉口；出口为左房室口，通向左心室（图9-7）。

（4）左心室：大部分位于右心室的左后方。有1个入口和1个出口。入口是左房室口，周缘附有2片三角形瓣膜，即二尖瓣。二尖瓣的游离缘借多条腱索连于乳头肌，可阻止左心室的血液向左心房反流。出口是主动脉口，通主动脉。主动脉口周围有主动脉瓣，具有阻止主动脉内的血液逆流回左心室的作用。

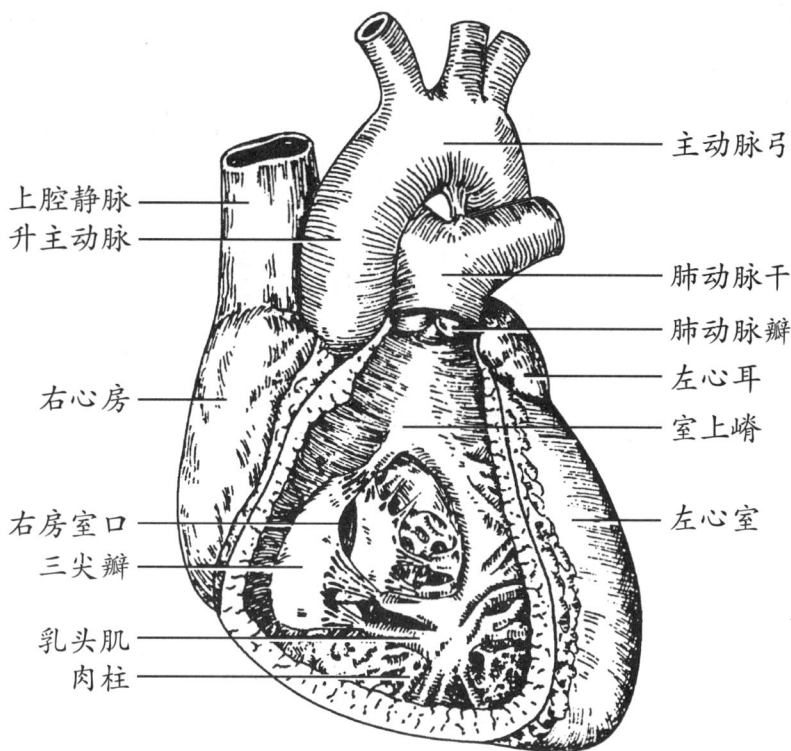

图9-6 右心室的结构

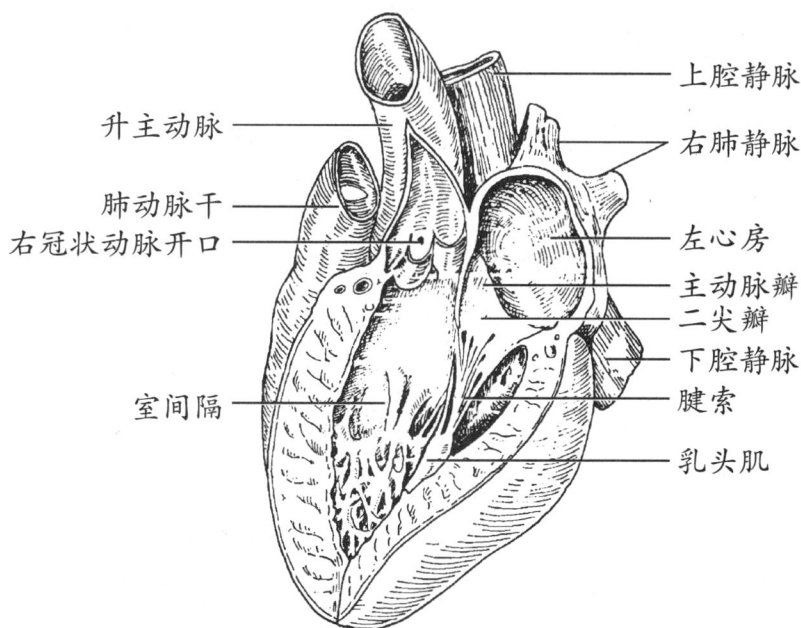

图9-7 左心房与左心室的结构

3. 心壁的微细结构 心壁由心内膜、心肌层和心外膜构成（图9-8）。心内膜是被覆于心腔内面的一层光滑的薄膜，与血管的内膜相延续。心的瓣膜即由心内膜折叠而成。心肌层构成心壁的主体，心房肌较薄，心室肌较厚，左心室的肌层尤为发达。心房肌与心室肌分别附着于房室口周围的纤维环上，两者互不连续，所以心房肌和心室肌不会同时收缩。心外膜为光滑的浆膜，贴附于心肌层和大血管根部的表面，实为浆膜心包的脏层。

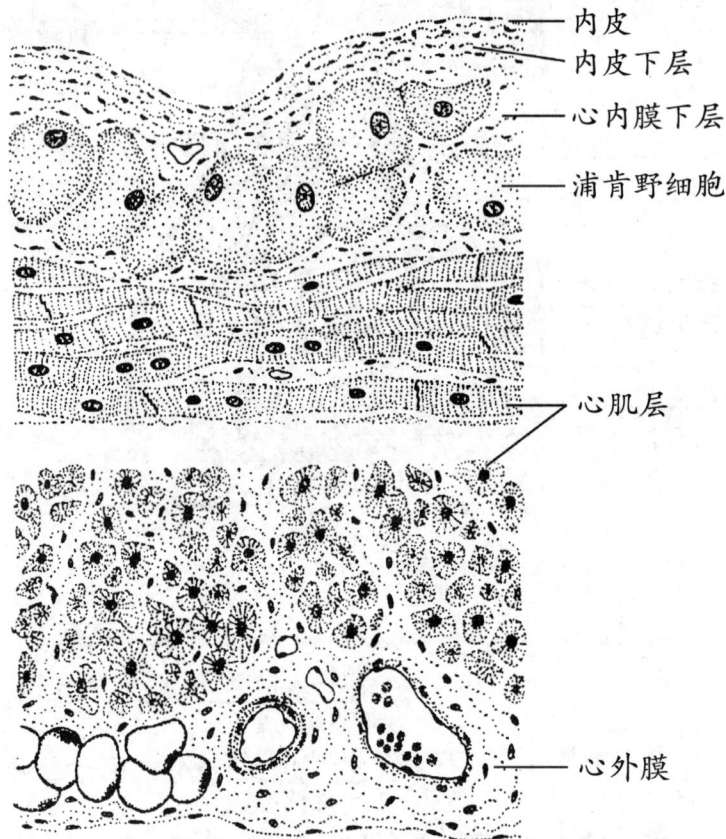

图9-8　心壁的微细结构

4. 心的传导系统　心的传导系统是由特殊分化的心肌细胞构成，包括窦房结、房室结、房室束及其左右束支、浦肯野纤维网（图9-9）。其主要功能是产生和传导兴奋，控制心的节律性活动。

（1）窦房结：位于上腔静脉与右心房交界处心外膜的深面，是心的正常起搏点。

（2）房室结：位于冠状窦口与右房室口交界处心内膜的深面，它的主要功能是将窦房结传来的兴奋传向心室。

（3）房室束：起于房室结的前端，分为左、右束支，最后分支为浦肯野纤维分布于心室肌。

5. 心的血管（图9-3和图9-4）

（1）心的动脉：营养心壁的动脉为左、右冠状动脉，它们发自升主动脉的根部。

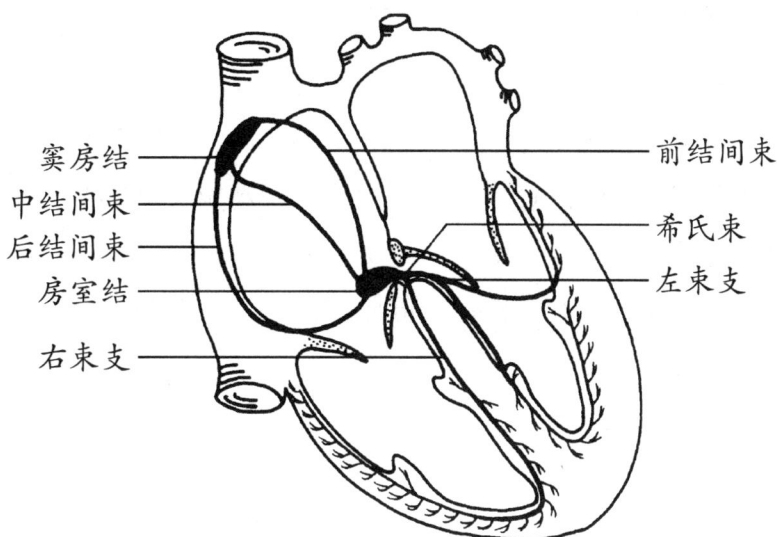

图9-9 心传导系统示意图

（2）心的静脉：心壁静脉血绝大部分由冠状窦收集，经冠状窦口汇入右心房。

6. 心包　心包是包裹心和出入心的大血管根部的纤维浆膜囊（图9-10），分内、外两层，外层为纤维心包，内层为浆膜心包。纤维心包是坚韧的结缔组织囊，向上包裹出入心的大血管根部，并与其外膜相延续，下方与膈的中心腱愈着。浆膜心包分脏、壁两层。壁层衬贴于纤维心包的内面；脏层包于心和大血管根部的表面，构成心壁的外膜。脏、壁两层互相移行，形成心包腔，内含少量浆液，起润滑作用。

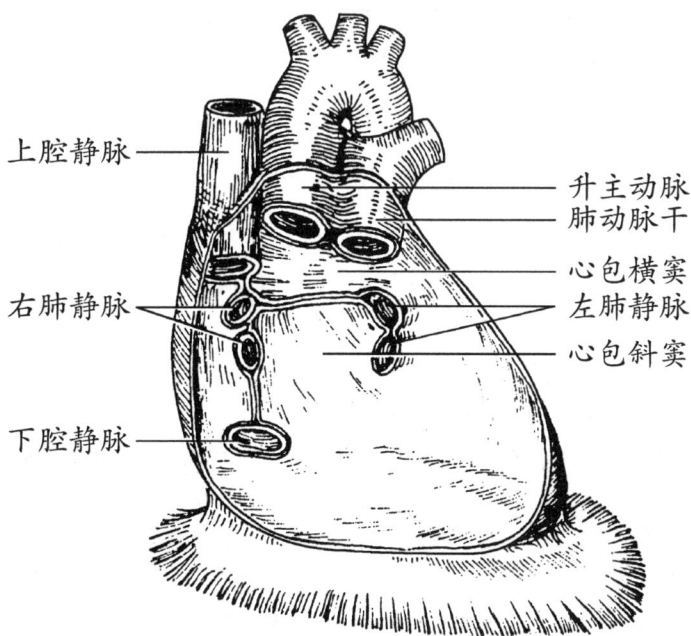

图9-10 心包

（二）血管

1. 血管的分类及结构

（1）血管的分类：血管分布于身体各部，分为动脉、静脉和毛细血管3类。

1）动脉：是导血出心的血管，分为大动脉、中动脉和小动脉，小动脉接近毛细血管的部分称为微动脉。

2）毛细血管：毛细血管是连接动、静脉之间的微细管道，彼此吻合成网，是血液与组织液进行物质交换的场所。

3）静脉：是导血回心的血管，分为大静脉、中静脉和小静脉。小静脉接近毛细血管的部分称为微静脉。

（2）血管的微细结构：除毛细血管壁主要由单层内皮细胞和基膜构成外，动脉和静脉均由内膜、中膜和外膜构成。其中动脉管壁较厚，静脉管壁较薄。动脉血管内膜由内皮、内皮下层和内弹性膜组成，中膜由平滑肌、弹性纤维和胶原纤维构成，外膜由结缔组织构成。大动脉的中膜以弹性纤维为主，有较大的弹性被称为弹性动脉；中动脉和小动脉的中膜以平滑肌为主，被称为肌性动脉（图9-11）。小动脉管壁平滑肌的收缩和舒张，不但可以改变其口径，影响器官、组织的血流量，还可以改变血流的外周阻力，影响血压，所以又称其为阻力血管。

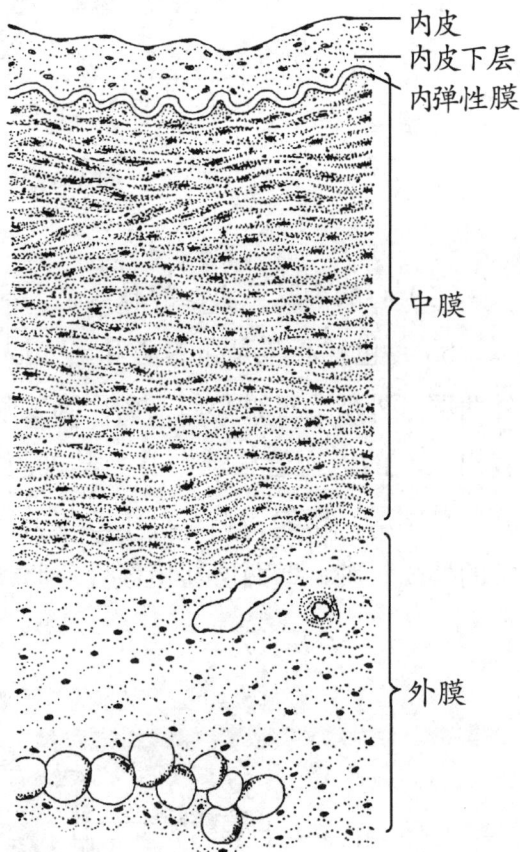

图9-11 中动脉的微细结构

内皮
内皮下层
内弹性膜

中膜

外膜

2. 肺循环的血管

（1）肺循环的动脉：肺动脉干起自右心室，至主动脉弓的下方分为左、右肺动脉，分别经左、右肺门入左、右肺。

（2）肺循环的静脉：肺静脉起于肺泡周围的毛细血管网，在肺内逐级汇合，在两肺门处各自形成两条肺静脉出肺，注入左心房。

3. 体循环的血管

（1）体循环的动脉：由主动脉及其各级分支组成（图9-12）。

体循环动脉的主干是主动脉。它起于左心室，先向右上行，继而呈弓形弯向左后方，沿脊柱下行，经膈的主动脉裂孔入腹腔，至第4腰椎体下缘平面分为左、右髂总动脉。以胸骨角平面为界，主动脉分为升主动脉、主动脉弓和降主动脉。

升主动脉在其根部发出左、右冠状动脉。

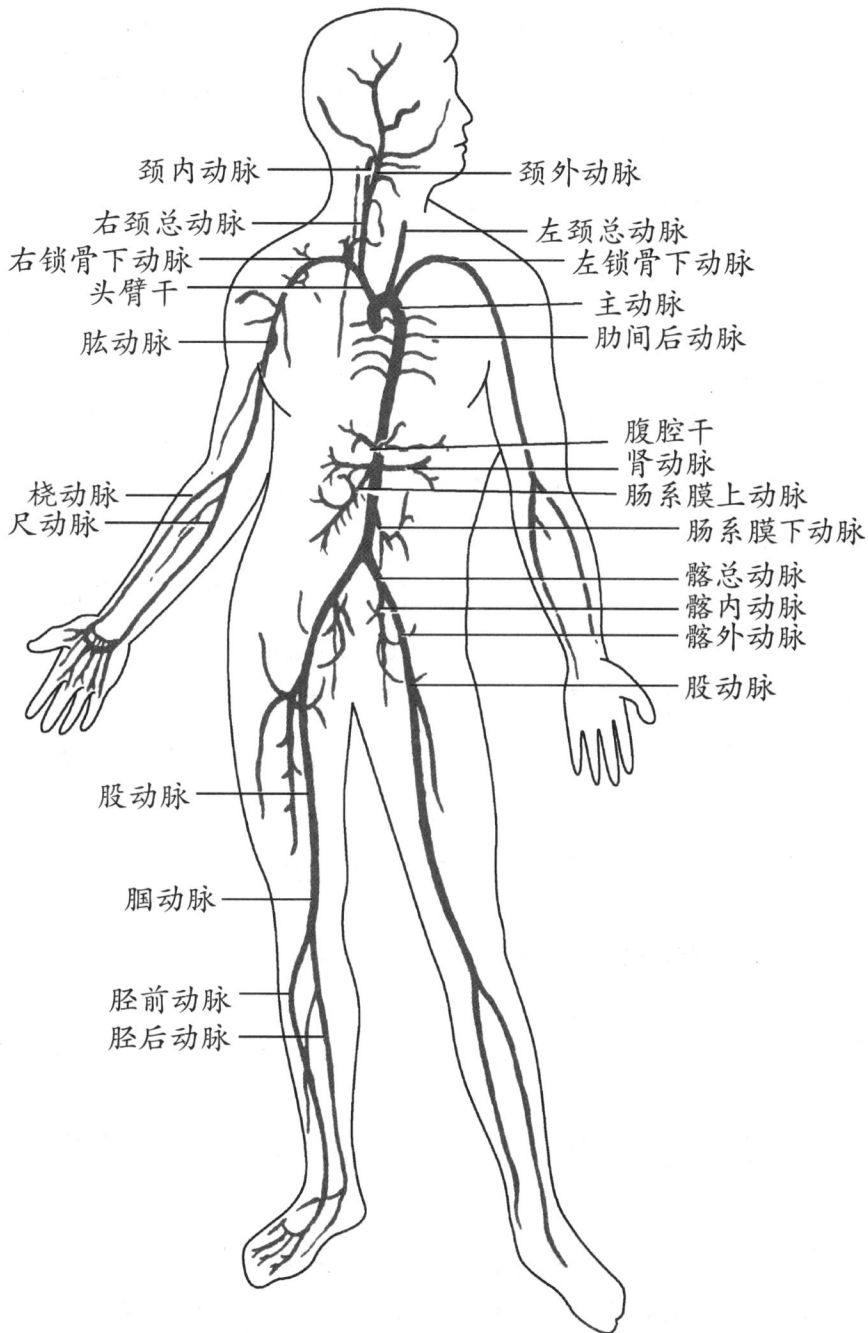

图9-12 全身的动脉分布

主动脉弓在其凸侧壁上从右向左依次发出头臂干、左颈总动脉和左锁骨下动脉三大分支。头臂干为一短干，向上在右侧胸锁关节后方分为右颈总动脉和右锁骨下动脉。主动脉弓壁内有压力感受器，可感受血压的变化；主动脉弓的稍下方有主动脉小球，为化学感受器，可感受血液中CO_2、O_2和H^+等浓度的变化。

降主动脉以膈的主动脉裂孔为界，分为胸主动脉和腹主动脉。

1）头颈部的动脉：主干为颈总动脉，左侧颈总动脉发自主动脉弓，右侧发自头臂干，两侧颈总动脉沿食管、气管和喉的外侧上行，到甲状软骨上缘高度分为颈内动脉和颈外动脉。颈总动脉末端和颈内动脉起始处管腔稍膨大，称颈动脉窦，可感受血压的变化；颈总动脉分叉处的后方有一扁椭圆形的小体，称颈动脉小球，是化学感受器，可感受血液中CO_2、O_2和H^+等浓度的变化。

颈内动脉分支主要分布于脑和眼等处；颈外动脉主要分支布于颈部、面部及颅顶等处。

2）上肢的动脉：主干为锁骨下动脉，左侧锁骨下动脉发自主动脉弓，右侧发自头臂干，依次移行为腋动脉、肱动脉，肱动脉在肘关节前方，分为桡动脉和尺动脉两个分支分布于前臂；桡动脉和尺动脉的末端发出分支分布于手。

3）胸部的动脉：主干为胸主动脉，发出脏支和壁支分布于胸腔脏器和胸壁。

4）腹部的动脉：主干为腹主动脉，发出脏支和壁支分布于腹腔脏器和腹壁。

5）盆部的动脉：主干为髂内动脉，在骶髂关节的前方由髂总动脉发出。髂内动脉发出脏支和壁支分布于盆腔脏器、会阴和外生殖器等处及盆壁。

6）下肢的动脉：主干为髂外动脉，由髂总动脉发出，依次移行为股动脉、腘动脉，腘动脉至腘窝下部分为胫前动脉和胫后动脉，分支分布于小腿和足。

当下肢大出血时，可在腹股沟韧带中点向后压迫股动脉进行急救止血。

---

② 课堂互动

找一找：在体表可触及哪些动脉的搏动？

（2）体循环的静脉：体循环的静脉包括上腔静脉系、下腔静脉系和心静脉系（图9-13）。

体循环的静脉分为浅、深两类。深静脉位于深筋膜深面，多与同名动脉伴行，又称伴行静脉；浅静脉位于皮下，又称皮下静脉，不与动脉伴行，临床上常经浅静脉穿刺，进行输液和输血等。静脉管壁内具有半月形向心开放的静脉瓣，是防止血液逆流的重要结构。

1）上腔静脉系：由上腔静脉及其各级属支构成，收集头颈部、上肢、胸部（心除外）等上半身的静脉血。

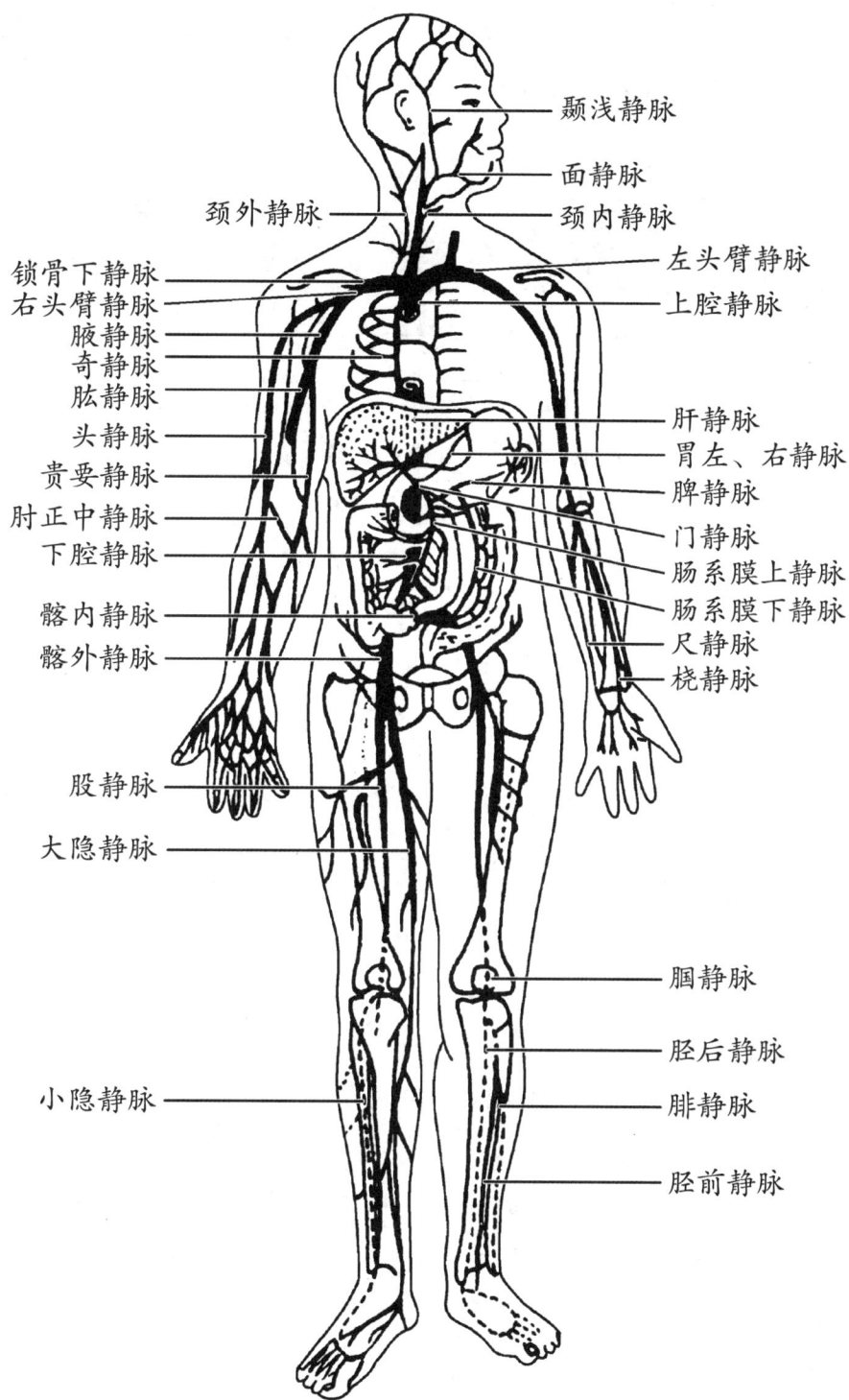

颞浅静脉
面静脉
颈外静脉
颈内静脉
锁骨下静脉
右头臂静脉
腋静脉
奇静脉
肱静脉
头静脉
贵要静脉
肘正中静脉
下腔静脉
髂内静脉
髂外静脉
股静脉
大隐静脉
小隐静脉
左头臂静脉
上腔静脉
肝静脉
胃左、右静脉
脾静脉
门静脉
肠系膜上静脉
肠系膜下静脉
尺静脉
桡静脉
腘静脉
胫后静脉
腓静脉
胫前静脉

图9-13 体循环静脉模式图

2）下腔静脉系：由下腔静脉及其各级属支构成，收集腹部、盆部及下肢的静脉血。

肝门静脉是下腔静脉系的重要组成部分。收集腹腔除肝以外不成对脏器的静脉血。肝门静脉经肝门入肝后，在肝内反复分支，注入肝血窦。肝血窦含有来自肝门静脉和肝固有动脉的血液，经肝静脉注入下腔静脉（图9-14）。

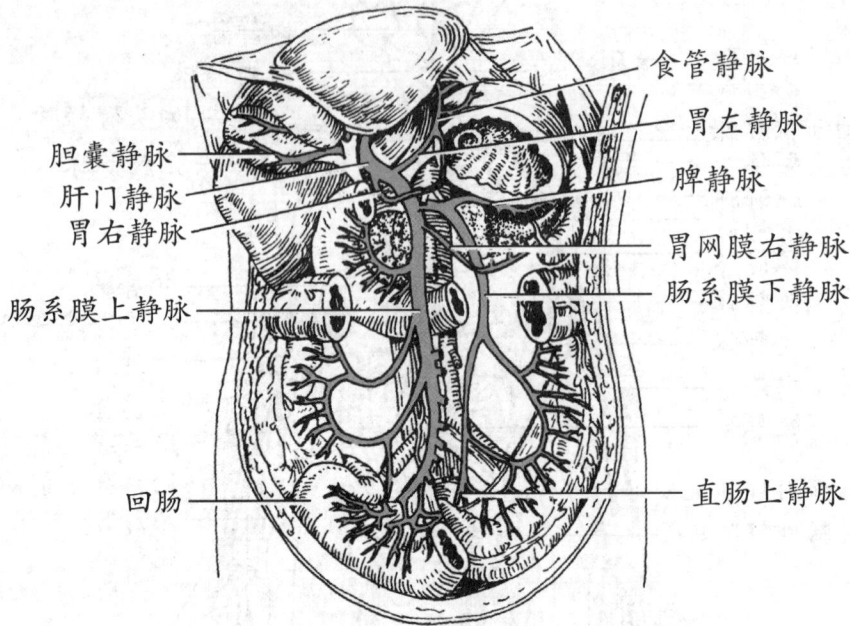

图9-14 肝门静脉及其属支

二、淋巴系统

淋巴系统由淋巴管道、淋巴组织和淋巴器官组成（图9-15）。

（一）淋巴管道

淋巴管道包括毛细淋巴管、淋巴管、淋巴干和淋巴导管。

1. 毛细淋巴管　毛细淋巴管是淋巴管道的起始部，以膨大的盲端始于组织间隙，彼此吻合成毛细淋巴管网。与毛细血管比较，毛细淋巴管管壁通透性更大。一些大分子物质如蛋白质、癌细胞、细菌、异物、细胞碎片等比较容易进入毛细淋巴管。

2. 淋巴管　淋巴管由毛细淋巴管汇集而成，结构与静脉相似，但瓣膜更多，这些瓣膜具有防止淋巴逆流的功能。淋巴管有浅、深两类，浅、深淋巴管之间有丰富的交通。淋巴管在向心行程中要经过一个或多个淋巴结。

3. 淋巴干　淋巴干由最后一群淋巴结的输出淋巴管汇合而成，共有9条，即左、右颈干，左、右锁骨下干，左、右支气管纵隔干，左、右腰干和1条肠干。

4. 淋巴导管　9条淋巴干最终汇合成两条淋巴导管，即胸导管和右淋巴导管。

（1）胸导管：是人体最大的淋巴管道，其起始部较膨大，称乳糜池，由左、右腰干和肠干汇合而成。左颈干、左锁骨下干和左支气管纵隔干，注入胸导管末端。胸导管收纳下肢、盆部、腹部、左半胸部、左上肢和左半头颈部的淋巴，约全身3/4区域的淋巴。

（2）右淋巴导管：由右颈干、右锁骨下干和右支气管纵隔干汇合而成。右淋巴导管收纳右半胸部、右上肢与右半头颈部的淋巴，约全身1/4区域的淋巴。

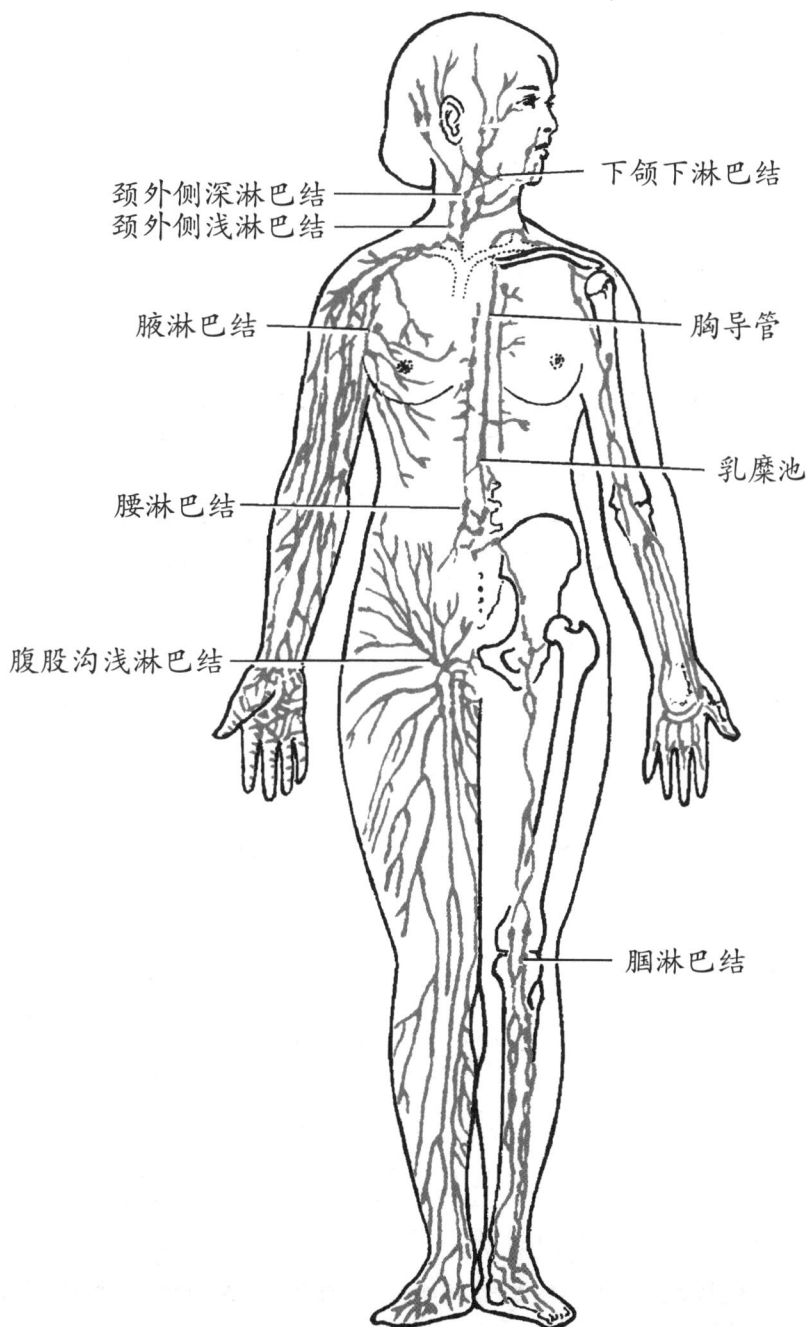

图9-15　淋巴系统模式图

（二）淋巴组织

淋巴组织分为弥散淋巴组织和淋巴小结两类，起防御屏障作用。

（三）淋巴器官

淋巴器官包括淋巴结、脾、胸腺和扁桃体。

1. 淋巴结 为大小不一的圆形或椭圆形灰红色小体（图9-16），常成群分布，数目不定。淋巴结的主要功能是产生淋巴细胞、过滤淋巴以及参与机体的免疫应答。

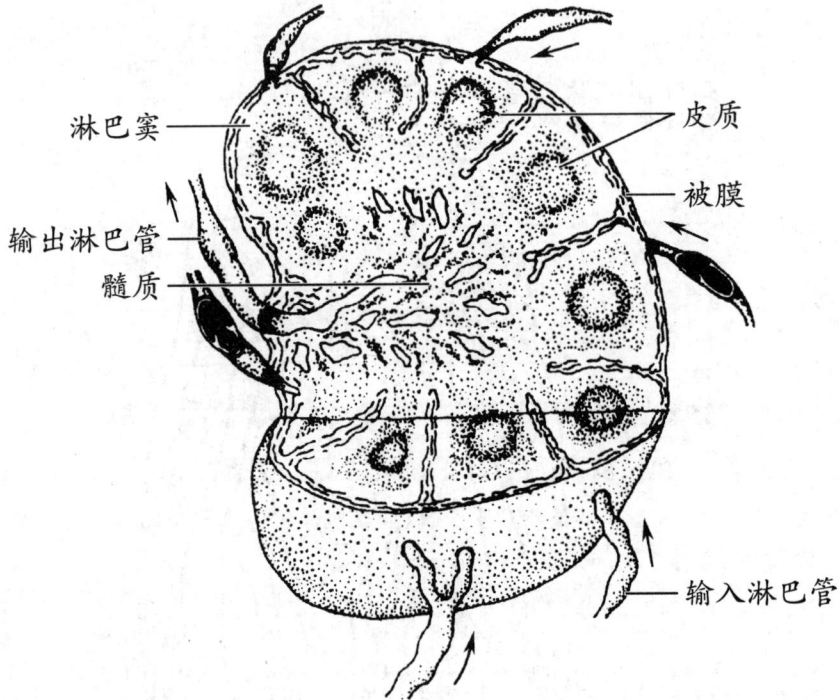

图9-16 淋巴结结构模式图

知识链接

淋巴结与肿瘤转移

淋巴道转移是恶性肿瘤最常见的转移途径之一。由于毛细淋巴管管壁通透性大，肿瘤细胞较易进入毛细淋巴管。肿瘤细胞侵入毛细淋巴管后，随淋巴液首先到达局部淋巴结，引起局部淋巴结肿大；也可侵袭淋巴结被膜而使多个淋巴结相互融合成团块。局部淋巴结转移后，可继续转移到下一群淋巴结，最后可经各级淋巴管进入血液继发血道转移。

2. 脾　是人体最大的淋巴器官，位于左季肋区，第9—11肋的深面，长轴与第10肋一致（图9-17）。正常情况下，在左肋弓下不能触及脾。脾是一扁椭圆形的实质性器官，呈暗红色，质软而脆，左季肋区受暴力的冲击易致脾破裂。脾的脏面凹陷，中央处有脾门，是血管、神经和淋巴管出入之处。

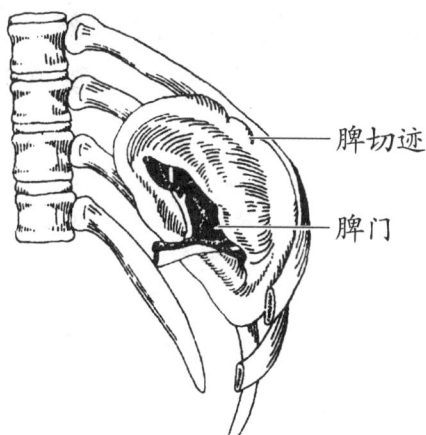

脾切迹

脾门

图9-17　脾的位置和形态

脾的主要功能是造血、贮血、滤血及参与免疫应答。

任务9-2　心血管系统生理概述

一、心脏功能

心脏的主要功能是泵血，通过心房和心室有节律地收缩和舒张活动来完成。心肌的节律性收缩是血液循环的动力，心瓣膜的作用是使血液的流动始终朝着单一方向进行。

（一）心率与心动周期

1. 心率　每分钟心跳的次数即为心率。正常成人安静状态时为60~100次/min，平均75次/min。心率可因年龄、性别及生理状态不同而有差异。安静时成人心率超过100次/min称为心动过速；低于60次/min称为心动过缓。

2. 心动周期　心房或心室每收缩和舒张一次称为一个心动周期。心动周期的长短与心率有关，心动周期=60s/心率。如果心率为75次/min，心动周期即为0.8秒。在一个心动周期中，心房首先收缩，持续0.1秒，随后舒张为0.7秒；在心房收缩之后，心室立即收缩，持续0.3秒，随后舒张0.5秒。从心室开始舒张到心房开始收缩之前这段时间，心房和心室均处于舒张状态，称为全心舒张期，约为0.4秒（图9-18）。若心率加快，则心动周期缩短，以舒张期缩短更为明显。故过快的心率对心的充盈和持久活动非常不利。

（二）心脏泵血过程
血液在心腔内是由心房流向心室，再由心室射入动脉。心脏泵血功能的完成主要取决于：①心脏节律性收缩和舒张造成心室和心房及动脉的压力差，形成推动血液流动的动力；②心内4套瓣膜的开闭控制着血流的方向。现以左心室为例说明心室射血和充盈过程（图9-19）。

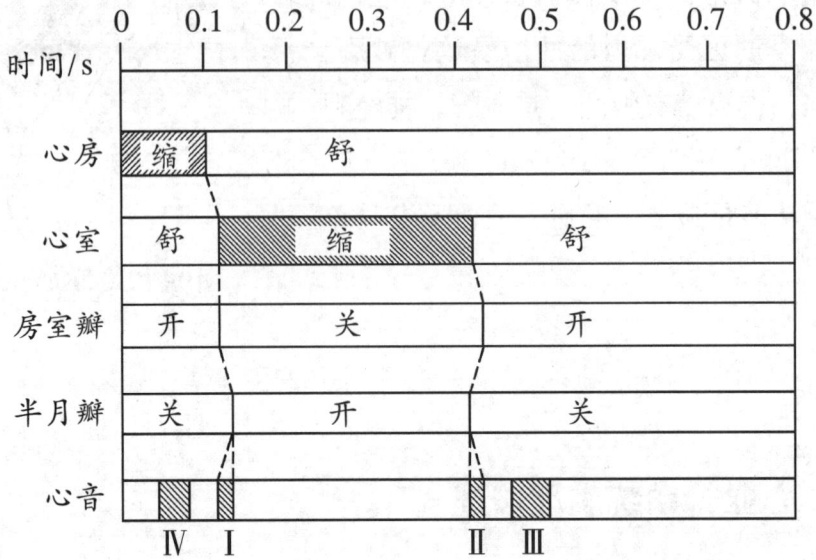

图9-18 心动周期中心房和心室活动的顺序和时间关系

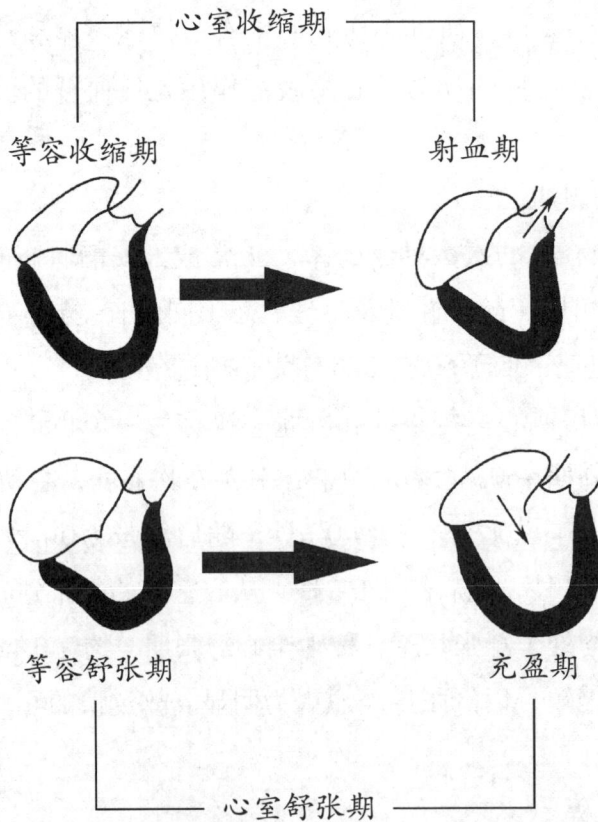

图9-19 心室收缩、舒张期血流和瓣膜状态

1. 心室收缩期　分为等容收缩期和射血期。

心室开始收缩，室内压力迅速升高，当室内压超过房内压时，房室瓣关闭，但室内压仍低于动脉压，动脉瓣处于关闭状态，心室成为一个封闭的腔，心室收缩但心室容积不变，称为等容收缩期。当室内压继续升高，超过动脉压时，动脉瓣被推开，血液由心室射入动脉，此期为射血期。

2. 心室舒张期　分为等容舒张期、充盈期和房缩期。

心室射血完毕后开始舒张，室内压下降。当室内压低于动脉压时，动脉瓣关闭，此时的室内压仍高于房内压，房室瓣亦处于关闭状态，心室再次形成一个封闭的腔，心室舒张但容积不变，称为等容舒张期。心室继续舒张，当室内压低于房内压时，心房中的血液推开房室瓣快速流入心室，称为充盈期。在心室舒张期的最后约0.1秒，心房开始收缩，称房缩期，进一步将血液挤入心室。心室血液的70%来自于室内压降低的"抽吸作用"，而通过心房收缩充盈心室的血液仅占30%。

（三）心输出量及其调节

衡量心脏泵血功能的基本指标为每搏输出量和每分输出量。

1. 每搏输出量和每分输出量　一侧心室每次收缩所射出的血量称为每搏输出量（又称搏出量）。每分钟一侧心室射出的血量，称每分输出量（又称心输出量），等于搏出量和心率的乘积。正常人左心和右心的心输出量基本相等。健康成人安静状态下，搏出量约为70ml，如果心率为75次/min，则心输出量约为5L/min。心输出量与机体的代谢水平相适应，在运动、情绪激动、怀孕等情况下，心输出量增加。

2. 影响心输出量的因素　凡能影响搏出量的因素和心率的改变都可影响心输出量。心输出量＝搏出量×心率。

（1）搏出量：在心率不变的情况下，搏出量的多少取决于前负荷、后负荷和心肌的收缩力。

1）心肌前负荷：心肌在收缩前所承受的负荷称为心肌前负荷，即心室舒张末期的血液充盈量。在一定范围内，前负荷增大，心肌收缩力亦随之增强，搏出量增大。

2）心肌后负荷：是指心肌收缩时所遇到的阻力，即动脉血压。在心肌前负荷和心肌收缩力不变的情况下，动脉血压降低时，搏出量可增多。

3）心肌收缩力：是指心室肌细胞本身的功能状态。在同等条件下，心肌收缩力增强则搏出量增多。

（2）心率：在一定范围内，心率加快，心输出量可增加。但心率过快（超过180次/min）时，由于心动周期缩短，特别是心室舒张期显著缩短，导致心室充盈血量减少，使搏出量和心输出量相应减少。

（四）心音

在心动周期中，心肌收缩、瓣膜开闭、血流流速改变形成的涡流和血流撞击心室壁及大动脉管壁引起振动所产生的声音，称为心音。心音通过心脏周围的组织传到胸壁，可用听诊器在胸壁上听到。一般情况下只能听到第一心音和第二心音，在某些健康儿童和青年人可以听到第三心音，用心音图可以记录到第四心音。

1. 第一心音　第一心音发生在心室收缩期，标志着心室收缩的开始。音调较低，持续时间较长；在心尖冲动处听得最清楚。主要是由于左、右房室瓣关闭引起的室壁振动，以及心室射血撞击动脉管壁引起的振动而产生。其强弱可反映心肌收缩的力量以及房室瓣的功能状态。

2. 第二心音　第二心音发生在心室舒张期，标志着心室舒张的开始。音调较高，持续时间较短；在心底部听得最清楚。主要是由于主动脉瓣和肺动脉瓣关闭，血流撞击大动脉根部和心室内壁的振动而引起。其强弱可反映动脉血压的高低以及动脉瓣的功能状态。

在某些心脏疾病时可产生杂音或其他异常心音，因此听取心音对于心脏疾病的诊断有一定意义。

二、血管功能

血管具有输送血液、实现血液与组织细胞之间的物质交换及维持动脉血压等功能。

（一）血流的基本生理因素

1. 血流量　血流量是指单位时间内流过血管某一横截面的血量。

2. 血流阻力　血流阻力是指血液在血管内流动时所遇到的阻力。它来自血液成分之间以及血液与血管壁之间的摩擦。生理情况下，血流阻力主要取决于血管口径。来自小动脉和微动脉的血流阻力，称为外周阻力。机体主要是通过控制阻力血管的口径来调节各器官的血流分配。

3. 血压　血压是指血管内流动的血液对单位面积血管壁的侧压力。常用毫米汞柱（mmHg）或千帕（kPa）作为计量单位。在不同血管内分别称为动脉血压、毛细血管血压和静脉血压。动脉血压>毛细血管血压>静脉血压，至腔静脉、右心房时血压已接近零。这种压力差是推动血液流动的直接动力。

（二）动脉血压

1. 动脉血压的正常值　通常所说的血压即指动脉血压。在每一心动周期中动脉血压呈现周期性变化。心室收缩时，动脉血压升高所达到的最高值称为收缩压。心室舒张时，动脉血压降低所达到的最低值称为舒张压。收缩压与舒张压之差，称为脉压。临床常以测量上肢肱动脉血压为标准。我国正常成人安静状态下的收缩压为100~120mmHg，舒张压为60~80mmHg，脉压为30~40mmHg。动脉血压的相对稳定是保证正常生命活动的必要条件。

2. 动脉血压的形成　循环系统内的血液充盈、心室射血和外周阻力，以及大动脉的弹性作用是形成动脉血压的基本条件。动脉血压是在足够的血液充盈血管的前提下，由心肌收缩射血的动力和外周阻力两者同时作用于血液而形成的对动脉管壁的侧压，大动脉管壁的弹性对动脉血压则起缓冲作用。

心室收缩射血时，每次向主动脉射血60~80ml，由于外周阻力的作用，其中只有1/3的血液流至外周，其余约2/3的血液则暂时贮存于大动脉内，使动脉血压随之升高；同时，由于大动脉弹性扩张，一方面，使血压不至于升得过高，另一方面，把心室收缩释放的部分能量以势能的形式贮存于弹性血管壁上。在射血中期，血液对单位面积动脉管壁产生的侧压力最高，此时的血压即为收缩压。

心室舒张射血停止，被扩张的弹性血管发生弹性回缩，把在心缩期中贮存的部分势能重新变为动能，推动血管内贮存的血液继续流向外周，并对血管壁产生侧压力，同时使血压维持在一定水平，不至于过低。随着血液不断流向外周，血压逐渐降低，在下一个心动周期心室射血之前达到最低，此时的血压即为舒张压。

在动脉血压的形成过程中，大动脉的弹性作用一方面使心室的间断射血变为血管内的连续血流；另一方面，又能缓冲血压的波动，使一个心动周期中动脉血压的波动幅度远小于心室内压的变动幅度。

3. 影响动脉血压的因素

（1）搏出量：在外周阻力和心率不变的情况下，搏出量增大，心室收缩期射入主动脉的血量增多，血液对血管壁的侧压力增大，故收缩压明显升高。由于动脉血压升高，血流速度随之加快，大动脉内增加的血量大部分可在心室舒张期流向外周，到心舒期末，存留在大动脉内的血量增加并不多，故舒张压升高较少，脉压增大。反之，当搏出量减少时，则主要使收缩压降低，脉压减小。因此，在一般情况下，收缩压的高低主要反映每搏输出量的多少。

（2）心率：当心率加快时，心室舒张期明显缩短，在心室舒张期流向外周的血液量减少，故心室舒张期末主动脉内存留的血量增多，舒张压升高。

（3）外周阻力：外周阻力增大时，心室舒张期内血液流向外周的速度减慢，心舒期末存留在主动脉内的血量增多，故舒张压升高。因此，在一般情况下，舒张压的高低主要反映外周阻力大小。

（4）大动脉管壁的弹性：大动脉的弹性作用对动脉血压有缓冲作用，使收缩压不至于过高，舒张压不至于过低。老年人由于动脉管壁弹性降低，缓冲血压的功能减弱，可出现收缩压升高而舒张压降低，脉压明显加大。此时若伴有小动脉、微动脉硬化，外周阻力将增加，舒张压也会随之升高。

（5）循环血量与血管容量的比例：循环血量与血管容量之间保持适当的比例是形成血压的前提条件。如果血管系统容量不变，而循环血量减少（如大失血）或循环血量不变而血管系统容量增大（如大量毛细血管扩张），均会导致动脉血压降低。

在整体情况下，各种因素可能同时发生改变并相互影响，因此，血压的变化常常是多种因素相互作用的综合结果。

（三）动脉脉搏

在心动周期中，动脉内压力的周期性变化所引起的动脉管壁发生的节律性波动，称为动脉脉搏，简称"脉搏"。在一些表浅动脉的表面（如桡动脉）均可摸到动脉搏动。脉搏可反映心血管的功能状态。

⊘ **课堂互动** ————————————————————————

摸一摸：在自己的身上摸一摸动脉脉搏。

·····································

（四）静脉血压与血流

1. 静脉血压　通常将各器官的静脉血压称为外周静脉压，将胸腔内大静脉和右心房内的血压称为中心静脉压，其正常值为 $5\sim12cmH_2O$。中心静脉压的高低取决于心脏射血能力和静脉回心血量之间的相互关系，与心脏射血能力成反比关系，与静脉回心血量成正比关系。因此，中心静脉压是反映心血管功能的一个重要指标。外周静脉压与中心静脉压之差是推动静脉血流的动力。

2. 影响静脉回心血量的因素

（1）心肌收缩力：心肌收缩力增强时，由于射血量增多，心室内剩余血量减少，心舒期室内压较低，从而对心房和静脉内血液的抽吸力增强，故回心血量增多；反之，则回心血量减少。右心衰竭时，由于右心收缩力降低，体循环的静脉回流减慢，患者可出现颈静脉怒张、肝充血肿大、下肢水肿等体循环淤血的表现；左心衰竭时，由于左心收缩力降低，左心房压和肺静脉压升高，可造成肺淤血和肺水肿。

（2）呼吸：呼吸运动对静脉回流起着"呼吸泵"的作用。吸气时，胸腔容积增大，胸膜腔负压增大，使胸腔内的大静脉和右心房更加扩张，压力进一步降低，有利于静脉血回流到右心房。呼气时，胸膜腔负压减小，则静脉回流到右心房的血量相应减少。

（3）体位：当人由平卧位变为直立位时，由于重力作用，心水平以下部位的静脉充盈扩张，可比卧位时多容纳大约500ml血液，导致静脉血液回流减少，心输出量减少，动脉血压降低。这种变化在健康人由于神经和体液的迅速调节而不易觉察。长期卧床的患者，由于静脉管壁的紧张性较低，可扩张性较大，加之肌肉收缩力量弱，对静脉的挤压作用减小，故由平卧位突然站立时，可因大量血液积滞在下肢静脉内，回心血量过少，心输出量减少，动脉血压下降，脑组织血液供应不足而发生昏厥。

（4）骨骼肌的挤压作用：静脉内有向近心端方向开放的瓣膜，防止血液逆流。肌肉收缩时，静脉受挤压而压力升高，血液回心；肌肉舒张时，静脉扩张而压力降低，有利于血液从毛细血管流入静脉而使静脉充盈。可见，骨骼肌和静脉瓣膜一起对静脉血的回流起着"泵"的作用，称为肌肉泵。长期站立工作的人，不能充分发挥肌肉泵的作用，易引起下肢静脉淤血，甚至形成下肢静脉曲张。

三、心血管活动的调节

人体主要通过神经、体液2种调节方式对心血管系统的功能活动进行调节，以适应各器官不同情况下对血流量的需要。

（一）神经调节

1. 心的神经支配及其作用　心接受交感神经和迷走神经的双重支配。

（1）心交感神经及其作用：当心交感神经兴奋时，对心肌细胞具有兴奋作用，使心率加快，心肌收缩力增强，心输出量增多，血压升高。

（2）心迷走神经及其作用：当迷走神经兴奋时，对心肌细胞具有抑制作用，使心率减慢，心室肌收缩力减弱，心输出量减少，血压下降。

2. 血管的神经支配及其作用　绝大部分血管平滑肌都受内脏神经支配。支配血管平滑肌的神经纤维可分为缩血管神经纤维和舒血管神经纤维。

（1）交感缩血管神经及其作用：交感缩血管神经分布到全身血管平滑肌。该神经兴奋时，使血管平滑肌收缩，外周阻力增加，血压升高。

（2）交感舒血管神经及其作用：骨骼肌血管除接受交感缩血管神经支配外，还接受交感舒血管神经支配，该神经兴奋时使骨骼肌血管舒张，血流量增加。

3. 心血管中枢　心血管的基本中枢在延髓。延髓心血管中枢包括心迷走中枢、心交感中枢和交感缩血管中枢。它们分别通过心迷走神经、心交感神经和交感缩血管神经来调节心血管的活动。

4. 心血管活动的反射性调节

（1）颈动脉窦和主动脉弓压力感受性反射：颈动脉窦和主动脉弓管壁的外膜下有压力感受器，能感受血液对血管壁的牵张。动脉血压升高时，压力感受器接受刺激而产生神经冲动传至延髓，使心迷走中枢兴奋，通过相应的传出神经调节，使心率减慢，心收缩力减弱，心输出量减少，血管舒张，外周阻力下降，从而使动脉血压下降，故又称减压反射（图9-20）。减压发射是一种负反馈调节，其生理意义是维持动脉血压的相对稳定。

（2）颈动脉小球和主动脉小球化学感受性反射：颈动脉小球和主动脉小球为化学感受器。当血液出现缺O_2、CO_2过多或H^+浓度升高时，均可刺激化学感受器，产生神经冲动，传入延髓，兴奋延髓的呼吸中枢，使呼吸加深加快，肺通气量增加；同时提高交感缩血管中枢的紧张性，使血管收缩，外周阻力增加，动脉血压升高（图9-21）。此反射对维持血中O_2、CO_2含量的相对稳定起重要作用。

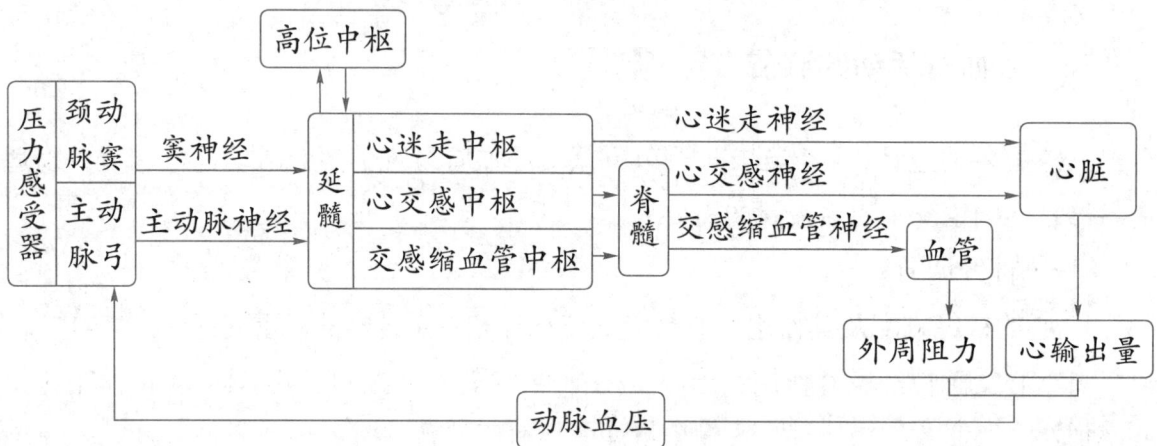

图9-20　压力感受性反射过程

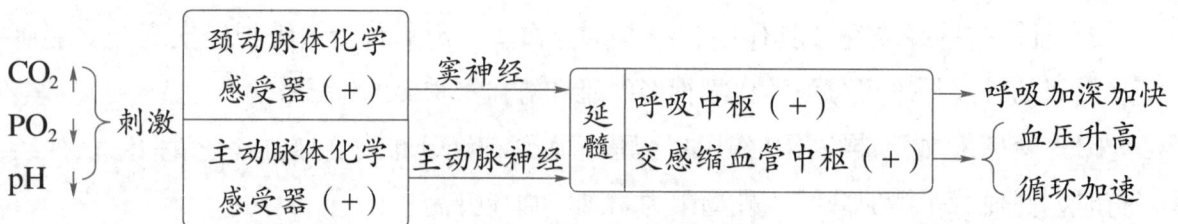

图9-21　化学感受性反射过程

（二）体液调节

体液调节是指血液和组织液中一些化学物质对心血管活动的调节作用，按其作用范围，可分为全身性体液调节和局部性体液调节。

1. 全身性体液调节　主要有以下激素和血管活性物质。

（1）肾上腺素和去甲肾上腺素：血液中的肾上腺素和去甲肾上腺素主要来自肾上腺髓质，两者对心血管的作用相似，但又各有特点。肾上腺素对心肌作用较强，可使心率加快，心肌收缩力增强，心输出量增多。所以临床上常把肾上腺素作为心的兴奋药使用。去甲肾上腺素的缩血管作用较强，可使全身的小动脉收缩，外周阻力显著增加，使动脉血压升高。临床上常作为升压药使用。肾上腺髓质安静及休息时分泌这两种激素很少，但在运动、劳动、情绪激动、失血、窒息、疼痛等情况下分泌增多，以调节心血管活动使其适应机体的需要。

（2）血管紧张素：包括血管紧张素Ⅰ、Ⅱ、Ⅲ，其中血管紧张素Ⅰ不具有生理活性；血管紧张素Ⅱ、Ⅲ作用相似，都有刺激肾上腺皮质球状带分泌醛固酮和缩血管作用，从而引起血压升高。

2. 局部性体液调节　组织细胞活动时释放的组胺、前列腺素、激肽类和组织代谢产物如CO_2、乳酸、H^+、腺苷等，对微血管具有扩张作用。

任务9-3　心血管系统常见病症

一、高血压

高血压是以体循环动脉血压升高、周围小动脉阻力增大同时伴有不同程度的心输出量和血容量增加为主要表现的临床综合征。临床上分为原发性（95%）和继发性（5%）两类。高血压的诊断标准为：静息状态下，成人收缩压≥140mmHg和/或舒张压≥90mmHg。原发性高血压主要见于中老年人，发病率随年龄而升高。近年来，我国的原发性高血压发病率有明显上升的趋势。

（一）概述

1. 病因　尚未完全清楚，目前认为原发性高血压是一种由遗传及致病性增压因素和生理性减压因素相互作用而引起的多因素疾病，这些因素主要包括以下几种。

（1）遗传因素：高血压患者多数有家族史，父母双方或一方有高血压者，其子女高血压的发病率明显高于一般人群，表明遗传因素在高血压的发病中具有重要作用。

（2）高钠膳食：人群中，钠盐摄入量与血压水平和高血压患病率呈正相关，高钠膳食是我国大多数高血压患者发病的主要危险因素之一。

（3）职业与环境：长期精神紧张的职业人群，如司机、会计、脑力劳动者等发病率较高。长期处在不良的心理状态，如焦虑、忧郁、恐惧等，也易患高血压。

（4）其他危险因素：包括吸烟、血脂异常、糖尿病、肥胖、年龄、缺乏体力活动等。

2. 发病机制　目前尚未完全清楚，多认为在遗传、后天环境等多种因素的共同作用下，使正常血压的调节机制发生障碍，从而导致血压升高。

（二）原发性高血压的临床表现

1. 一般症状　大多数原发性高血压起病隐匿，进展缓慢，初期一般没有特殊的临床表现，约半数患者因体检或因其他疾病就医时偶然发现血压增高。常见的症状有：头痛、头晕、失眠、乏力、心悸等，紧张或劳累后加重。

2. 体征　心脏听诊时可有主动脉瓣区第二心音亢进、收缩期杂音。并发左心室肥厚时，心界可向左下扩大。

3. 并发症

（1）心脏病变：早期心功能可正常。随着病情的进展，血压长期升高，心负荷加重，左心室出现代偿性肥厚；晚期，可发生左心室心力衰竭，表现为心悸、劳力性呼吸困难；严重时可发生急性肺水肿，表现为阵发性夜间呼吸困难、端坐呼吸、咳粉红色泡沫样痰。

（2）肾脏病变：早期一般无异常泌尿系统表现。长期持续高血压可使肾脏小动脉硬化，肾单位缺血、萎缩、纤维化，最终发生肾衰竭。患者可出现夜尿增多，尿中出现蛋白质、管型和红细胞；肾衰竭时，可出现恶心、呕吐、少尿、电解质紊乱等。

（3）脑的病变：长期高血压使脑小动脉痉挛，表现为头痛、眩晕、眼花、耳鸣、健忘、失眠、乏力等。脑出血常在情绪激动等情况下血压明显升高时发生。

（4）视网膜病变：主要表现为视网膜中央动脉硬化、变细、迂曲、交叉压迫，严重者可出现眼底出血、视神经盘水肿。

（5）动脉粥样硬化：高血压是导致动脉粥样硬化的重要因素，可引起冠心病、脑血栓形成等。

> 知识链接
>
> ### 高血压的分级
>
> 高血压分级：1级高血压收缩压为140~159mmHg和/或舒张压90~99mmHg；2级高血压为收缩压160~179mmHg和/或舒张压100~109mmHg；3级高血压为收缩压≥180mmHg和/或舒张压≥110mmHg。

（三）原发性高血压的治疗

包括非药物治疗和药物治疗。

1. 非药物治疗　非药物治疗主要是提倡健康的生活方式，消除不利于心理和身体健康的行为和习惯。包括：合理膳食，多吃水果和蔬菜，减少食物中脂肪的含量，减少钠盐摄入；控制体重；戒烟限酒；适当运动；减轻精神压力，保持心理平衡等。

2. 药物治疗　药物治疗是治疗原发性高血压的主要方法。临床对3级高血压患者，应立即开始抗高血压药治疗，2级高血压患者，应考虑开始药物治疗，1级高血压患者，在生活方式干预数周后，血压仍≥140/90mmHg时，可用抗高血压药治疗。

（1）抗高血压药的应用原则：从小剂量开始；优先选择长效制剂；联合用药；个体化用药。

（2）常用抗高血压药

1）利尿剂：为基础抗高血压药。通过增加肾脏排水排钠，降低血容量和心输出量而降低血压。常用药物如氢氯噻嗪。

2）β受体拮抗剂：通过减慢心率和减弱心肌收缩力，降低交感神经活性，抑制肾素分泌等作用降低血压。常用药物如阿替洛尔。

3）钙通道阻滞剂：阻滞钙离子通道，抑制血管平滑肌及心肌钙离子内流，降低心肌收缩力，扩张外周血管，使血压下降。常用药物如硝苯地平。

4）血管紧张素转化酶抑制剂：抑制血管紧张素转化酶活性，减少血管紧张素Ⅱ的生成；同时减慢缓激肽的降解，使血管扩张，血压下降。常用药物如卡托普利。

5）血管紧张素Ⅱ受体阻滞剂：通过对血管紧张素Ⅱ受体的抑制阻断血管紧张素的作用。常用药物如氯沙坦。

? **课堂互动** ——————————————

说一说：如何预防高血压？

··

二、冠状动脉粥样硬化性心脏病

冠状动脉粥样硬化性心脏病，简称冠心病，是由冠状动脉粥样硬化引起的心肌缺血、缺氧性病变，亦称缺血性心脏病。冠状动脉粥样硬化的发生与高血脂、高血压、吸烟、糖尿病、缺乏体力活动和肥胖等因素有关。

冠心病分为无症状冠心病、心绞痛、心肌梗死、心肌硬化、冠状动脉性猝死5种临床类型。本部分仅介绍心绞痛。

（一）概述

心绞痛是由于冠状动脉供血不足，导致心肌发生急剧、暂时性缺血和缺氧所引起的临床综合征。

心绞痛的发病机制是在冠状动脉粥样硬化的基础上，冠状动脉痉挛，供血量减少，或由于运动等使心肌耗氧量激增，冠状动脉供血不能满足机体代谢的需要，引起心肌缺血、缺氧，代谢产物堆积并刺激心脏传入神经末梢，产生疼痛感。

（二）心绞痛的临床表现

以发作性胸痛为主要临床表现，突然发生的位于胸骨体上段或中段之后的压榨性、闷胀性或窒息性疼痛，可波及大部分心前区，常放射至左肩、左上肢前内侧，疼痛一般持续数分钟至十余分钟，多为3~5分钟；疼痛发作时可出现面色苍白、冷汗、焦虑、心率加快和血压升高等。常由劳累、情绪激动、受寒、饱食和吸烟等诱发。

（三）心绞痛的治疗

1. 发作时的治疗　发作时立刻休息。可使用作用快的硝酸酯制剂，如硝酸甘油0.25~0.5mg舌下含化，1~2分钟起作用，作用维持半小时或硝酸异山梨酯5~10mg舌下含化，2~5分钟见效，作用维持2~3小时。

2. 缓解期的治疗　避免各种诱因，合理饮食，禁烟酒。药物治疗包括硝酸酯类药物如硝酸异山梨酯、β受体拮抗剂如普萘洛尔、钙通道阻滞剂如硝苯地平、冠状动脉扩张剂如双嘧达莫、中医中药类如复方丹参片等；也可以实施主动脉－冠状动脉旁路移植术。

🄿 课堂互动 —————————————————————

想一想：冠心病患者家中须备哪些药物？

⸜ 知识链接 ·····················

冠状动脉搭桥术

冠状动脉搭桥术，是取患者自身的血管（如胸廓内动脉、大隐静脉等）或者血管替代品，将狭窄冠状动脉的远端和主动脉连接起来，让血液绕过狭窄的部位，以改善心肌血液供应，进而达到缓解心绞痛，改善心脏功能，提高患者生活质量及延长寿命的目的。

三、血脂异常

血脂异常是指血浆中脂质的异常，通常指血浆中胆固醇和/或甘油三酯（TG）升高，也包括高密度脂蛋白胆固醇降低。由于脂质不溶或微溶于水，在血浆中与蛋白质结合以脂蛋白的形式存在，因此，血脂异常实际上表现为脂蛋白异常血症。血脂异常可导致动脉粥样硬化，增加心脑血管病的发病率和死亡率。防治血脂异常对提高生活质量、延长寿命具有重要意义。

（一）概述

临床上血脂基本检测项目为血清总胆固醇（TC）、甘油三酯（TG）、高密度脂蛋白胆固醇（HDL-C）和低密度脂蛋白胆固醇（LDL-C）。

1. TC　是指血液中各类脂蛋白所含胆固醇之总和。受年龄与性别、饮食习惯、遗传因素的影响。

2. TG　是血浆中各类脂蛋白所含TG的总和。TG水平受遗传和环境因素的双重影响。

3. HDL-C　基础研究证实，HDL能将外周组织如血管壁内的胆固醇转运至肝脏进行分解代谢，提示HDL具有抗动脉粥样硬化作用。

4. LDL-C　LDL的代谢相对较简单，且胆固醇占LDL重量的50%左右，故通常认为，LDL-C浓度基本能反映血液LDL总量。LDL-C增高是动脉粥样硬化发生、发展的主要脂质危险因素。

（二）临床分型

1. 继发性或原发性高脂血症　继发性高脂血症是指由于全身系统性疾病所引起的血脂异常。可引起血脂升高的系统性疾病主要有糖尿病、肾病综合征、甲状腺功能减退症等。某些药物如利尿药、β受体拮抗剂、糖皮质激素等也可能引起继发性血脂升高。在排除了继发性高脂血症后，即可诊断为原发性高脂血症。

2. 简易临床分型（表9-1）

表9-1　血脂异常的临床分型

分型	TC	TG	HDL-C
高胆固醇血症	增高		
高甘油三酯血症		增高	
混合型高脂血症	增高	增高	
低高密度脂蛋白胆固醇血症			降低

（三）治疗

1. 治疗原则

（1）继发性血脂异常应以治疗原发病为主：如糖尿病、甲状腺功能减退症经控制后，血脂有可能恢复正常。

（2）综合治疗：健康生活方式是首要的基本治疗措施，药物治疗需严格掌握指征。

（3）防治目标水平：根据是否有冠心病及其他危重症以及有无心血管危险因素，结合血脂水平来综合评估心血管病的发病危险，将人群进行血脂异常危险分层。

2. 调脂药物的选择

（1）高胆固醇血症：首选他汀类，如单用他汀类不能使血脂达到治疗目标值可加用依折麦布或胆酸螯合剂，强化降血脂作用，但联合用药的相关临床证据仍然较少。

（2）高三酰甘油血症：首选贝特类，也可选用烟酸类和ω-3脂肪酸制剂。对于重度高甘油三酯血症可联合应用贝特类和ω-3脂肪酸制剂。

（3）混合型高脂血症：一般首选他汀类，以降低TC与LDL-C；但当血清TG≥5.65mmol/L（500mg/dl）时，应首先降低TG，以避免发生急性胰腺炎的危险，首选贝特类；如TC、LDL-C与TG均显著升高或单药效果不佳时，可考虑联合用药。贝特类最好在清晨服用，而他汀类在夜间服用，主要是因为人体合成胆固醇在夜间最活跃。他汀类单用无法控制TC时，与ω-3脂肪酸制剂联用可进一步降低TC水平，安全性高、耐受性好。

（4）低高密度脂蛋白胆固醇血症：可供选择的药物相对较少。烟酸为目前升高HDL-C水平较为有效的药物，升高HDL-C幅度为15%~35%。他汀类和贝特类升高HDL-C幅度一般限于5%~10%。

3. 其他治疗措施　饮食、运动控制及药物治疗均可以达到比较理想的血脂调节效果，然而有极少数患者的血脂水平非常高，多伴有基因异常，这些患者可通过血浆净化治疗及外科手术治疗（部分回肠末段切除术、门腔静脉分流术等），以达到降低血脂的作用。

实训7　循环系统的观察及人体动脉血压的测量、病例讨论

【实验目的】

1. 熟练掌握心的形态、位置和构造。

2. 学会体循环动脉和静脉各血管的名称和位置；测量人体动脉血压的方法。

3. 学会用心血管系统的解剖、生理知识分析相关临床病症。

【实验材料】

1. 猪心标本。

2. 心的模型。

3. 暴露了全部血管的整尸标本。

4. 听诊器、血压计、秒表。

5. 内科病房或学校模拟病房或相关病例视频。

【实验内容和方法】

（一）循环系统的观察

1. 利用心的模型和猪心标本观察心的形态和各心腔的构造。

2. 利用暴露了全部血管的整尸标本观察心的位置、体循环动脉和静脉的名称和位置。

（二）人体动脉血压的测量

1. 熟悉血压计的结构。血压计有汞柱式、弹簧式和电子式，本实验使用的是汞柱式血压计。它由水银计、袖带和橡皮充气球3个部分组成。

2. 受试者脱去一侧衣袖，静坐5分钟以上。

3. 松开血压计橡皮球螺丝，驱出袖带内的残留气体，再旋紧螺丝。

4. 令受试者将前臂平放于桌上，与心在同一平面，手掌向上。将袖带缠在该上臂，其下缘至少在肘关节上2cm，松紧适宜。

5. 将听诊器两耳件塞入外耳道，其弯曲方向与外耳道一致。

6. 在肘窝内侧先用手指触及肱动脉脉搏，然后将听诊器胸件放在其上。

7. 测量收缩压　用橡皮充气球将空气打入袖带内，使血压计中水银柱逐步上升到听诊器听不到脉搏为止。继续打气，使水银柱再上升20~30mmHg，随即松开充气球螺旋，连续缓慢放气，减低袖带内压力，在水银柱缓慢下降的同时仔细听诊。当开始听到"砰、砰"的动脉音时，血压计上水银对应的刻度即代表收缩压。

8. 测量舒张压　继续缓慢放气，动脉音由高变低，在声音突然由高变低的瞬间，

血压计上水银柱对应的刻度即代表舒张压。血压记录常以"收缩压/舒张压"mmHg表示。

9. 测量结束后，及时放出袖带内的气体，关闭开关。

10. 注意事项

（1）测量应在安静环境中进行，被测者应先休息且保持情绪平稳。

（2）受试者应脱去衣袖，以免袖口过紧，阻碍血液循环。

（3）重复测量时，应让水银回到零位后再测量。

（4）不要将听诊器胸件置于袖带底下进行测量。

（5）打气时不要太快，以防水银喷出管外。

（三）由教师组织学生结合典型原发性高血压病例讨论其病因、临床表现和治疗原则

● ···· **小结** ·········

1. 循环系统包括心血管系统和淋巴系统。心血管系统由心和血管组成，淋巴系统由淋巴管道、淋巴器官和淋巴组织构成。

2. 血液循环根据循环途径的不同分为体循环和肺循环。

3. 心是血液循环的动力器官，由4个室腔组成：左心房、左心室、右心房和右心室。营养心壁的动脉为左、右冠状动脉。

4. 血管分为动脉、静脉和毛细血管3类。

5. 体循环动脉的主干为主动脉。体循环的静脉包括上腔静脉系、下腔静脉系和心静脉系。肝门静脉收集腹腔不成对脏器（肝除外）的静脉血。

6. 心的主要功能是泵血。心房或心室收缩和舒张一次构成一个心动周期。瓣膜的开闭保证了血液的单向流动。

7. 影响心输出量的因素有心室舒张末期容积（前负荷）、动脉血压（后负荷）、心肌收缩力和心率。

8. 动脉血压是指动脉内流动的血液对单位面积管壁的侧压力。其产生的前提条件是有足够的血液充盈心血管，根本因素是心室收缩射血和外周阻力，大动脉管壁的弹性对动脉血压起缓冲作用。动脉血压的测量指标包括收缩压、舒张压、脉压。影响动脉血压的因素有心搏出量、心率、外周阻力、循环血量与血管容积的比例、大动脉管壁的弹性。

9. 心音主要有第一心音和第二心音，分别为心室收缩和舒张开始的标志。

10. 人体主要通过神经和体液2种方式对心血管的功能活动进行调节。

11. 高血压是以体循环动脉血压升高、周围小动脉阻力增大同时伴有不同程度的心输出量和血容量增加为主要表现的临床综合征。其诊断标准为：在静息状态下，成人收缩压≥140mmHg和/或舒张压≥90mmHg。

12. 心绞痛是由于冠状动脉供血不足，导致心肌发生急剧、暂时性缺血和缺氧所引起的临床综合征。心绞痛发作时常选用硝酸甘油舌下含服。

13. 血脂异常是指血浆中脂质的异常，通常指血浆中胆固醇和/或甘油三酯（TG）升高，也包括高密度脂蛋白胆固醇降低。

思考与练习

1. 简述肺循环、体循环的循环途径。

2. 简述心的形态和位置。

3. 简述影响动脉血压的因素。

4. 治疗原发性高血压的常用药物有哪些？

（于 宁）

项目十
感觉器解剖生理及常见病症

学习目标

- 掌握眼的结构及功能。
- 熟悉皮肤的结构；感觉器常见病症的病因、临床表现和治疗原则。
- 了解耳的结构及功能。
- 熟练掌握眼的结构，学会观察耳的结构。
- 具有应用感觉器相关解剖生理知识分析、解释相关临床病症的能力。

学前导语

患者，男，20岁，在游泳池游泳后第2天出现双眼红肿、分泌物增多、有异物感，自觉刺痛、痒、灼热、畏光和流泪。全身症状不明显。查体：双眼结膜下充血、水肿。

请问：1. 该患者的初步诊断是什么？

2. 如何对该疾病进行预防和治疗？

3. 关于良好卫生习惯的养成，你是如何理解的？

感觉是客观物质世界在人脑中的主观反映，是人类认知过程的开始，是人体赖以生存的重要活动之一。感觉的产生是由感受器、传入神经和大脑皮质感觉中枢3个部分共同完成的。

感觉器即感觉器官，是由特殊感受器及其附属结构构成的特殊感受装置。而感受器是机体专门执行感受内、外环境各种不同刺激的结构。人体最重要的感觉器有眼、耳、鼻、舌等，它们都分布在头部。本项目主要介绍眼、耳和皮肤。

任务 10-1　感觉器解剖生理概述

一、眼

眼，也称视器。大部分位于眶内，由眼球和眼副器2个部分构成。眼球近似球形，是眼的主要部分。眼副器位于眼球的周围，对眼球起支持、保护和运动作用。

（一）眼球

眼球位于眶内，由眼球壁和眼球内容物构成（图10-1）。

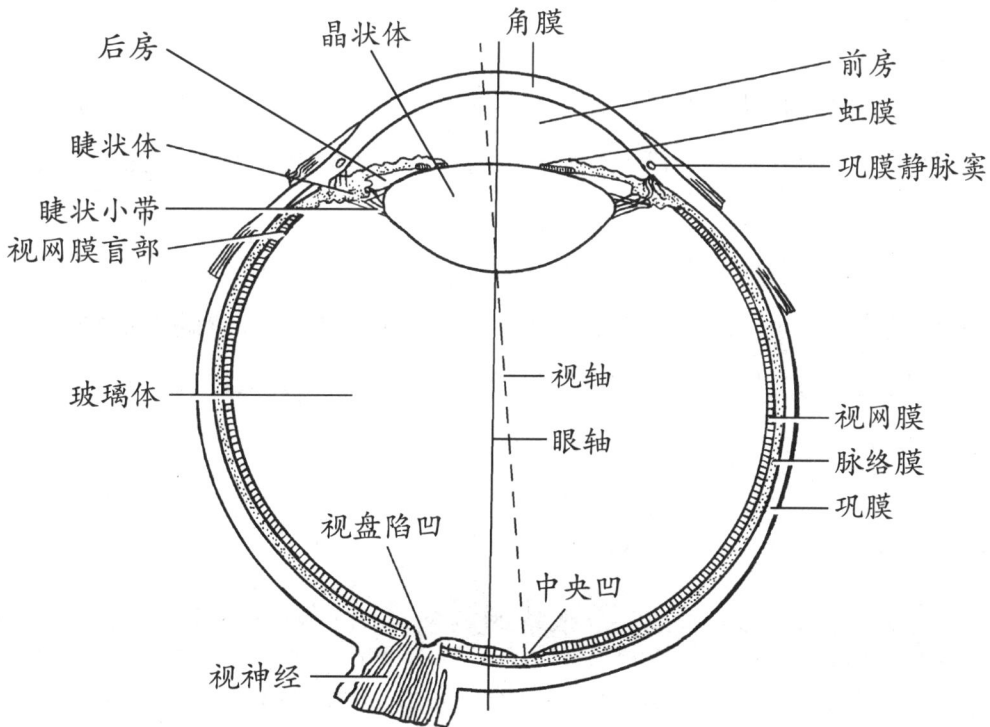

图10-1　眼球的构造

1. 眼球壁　由外向内眼球壁依次分为外膜、中膜和内膜3层（图10-1和图10-2）。

（1）外膜：也称眼球纤维膜。厚而坚韧，由致密结缔组织构成，是眼球壁的最外层，对眼球起支持和保护作用。眼球外膜由前向后分为角膜和巩膜2个部分。

1）角膜：约占眼球外膜的前1/6，无色透明，弹性好，无血管，富有感觉神经末梢，感觉灵敏，病变时疼痛剧烈。角膜内凹外凸，有折光作用。

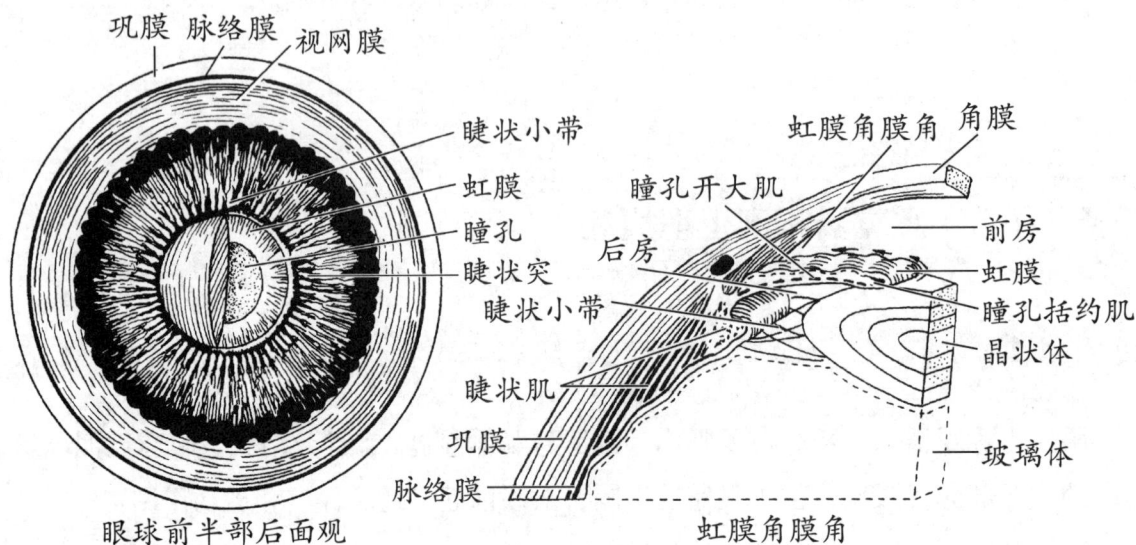

图10-2　眼球前部

2）巩膜：约占眼球外膜的后5/6，呈乳白色，厚而坚韧，对维持眼球形态和保护眼球内容物有重要作用。

（2）中膜：也称眼球血管膜，位于眼球外膜内面，富含血管和色素细胞，呈棕黑色，具有营养眼球内部组织和遮光作用。由前向后眼球中膜依次分为虹膜、睫状体和脉络膜3个部分。

1）虹膜：位于眼球中膜的最前部，为圆盘状薄膜，其中央的圆形孔是瞳孔。在瞳孔周围虹膜内有2种方式排列的平滑肌，一种呈环状排列的称瞳孔括约肌，收缩可缩小瞳孔；另一种呈放射状排列的称瞳孔开大肌，收缩可开大瞳孔。虹膜的颜色取决于色素的多少，有种族差异。

🔗 知识链接 ···

眼睛的颜色

眼睛的颜色是由虹膜含色素多少而决定的，有种族差异，种族不同，虹膜的颜色不同，虹膜有黑、棕、蓝和灰色等不同颜色。白种人，因虹膜缺乏色素而呈浅黄色或浅蓝色，黄种人的虹膜多呈棕色。因此，白种人的眼睛多为蓝色、蓝灰色；黄种人的眼睛多为棕色或棕黑色。

2）睫状体：位于巩膜的内面，是眼球中膜最肥厚的部分。其前部有许多放射状的突起为睫状突。由睫状突发出许多睫状小带与晶状体相连。睫状体内的平滑肌称睫状肌。睫状体的作用是调节晶状体曲度和产生房水。

3）脉络膜：是一层富含血管和色素的棕色薄膜，柔软光滑，其功能是营养眼球和吸收眼内散射光线。

（3）内膜：也称视网膜，位于眼球中膜的内面，在视网膜后部视神经穿出的部位，有一白色的圆形隆起称视神经盘，此处无感光细胞，不能感光，称生理性盲点（图10-3）。在视神经盘的颞侧约3.5mm的稍下方，有一黄色小区，称黄斑；黄斑的中央凹陷，称中央凹，是感光最敏锐的部位（图10-3）。

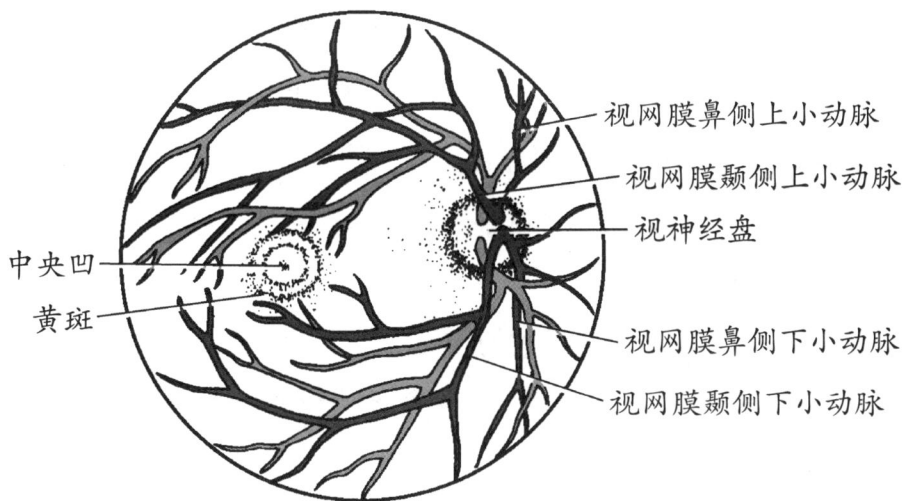

图10-3　眼底

2. 眼球内容物　眼球内容物包括房水、晶状体和玻璃体。三者均无色透明，具有折光作用，它们与角膜共同构成眼的折光系统（图10-1、图10-2、图10-4）。

（1）房水：由睫状体产生，充填于眼房内的无色透明液体，具有维持眼压、营养角膜和晶状体的作用。眼房是位于角膜和晶状体之间的间隙，被虹膜分隔成为前房和后房，两者借瞳孔相通。

（2）晶状体：位于虹膜和玻璃体之间，为无色透明、富有弹性、呈双凸透镜状结构，不含血管和神经，其周边借睫状小带与睫状体相连，通过睫状体的舒缩来调节其曲度。在眼的折光系统中，晶状体是唯一可调节的折光装置。

（3）玻璃体：为填充于晶状体和视网膜之间无色透明的胶状物质，玻璃体除具有折光作用外，还有支撑视网膜的作用，防止视网膜塌陷而剥离。

（二）眼副器

眼副器包括眼睑、结膜、泪器和眼球外肌等（图10-4）。

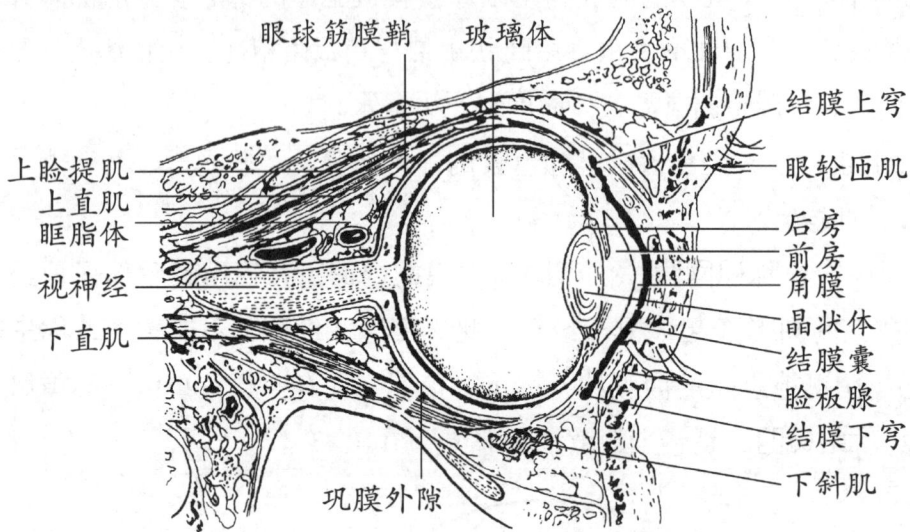

图10-4　右眼眶（矢状切面）

1. 眼睑　眼睑俗称"眼皮"，位于眼球的前方，对眼球有保护作用，能防止异物、强光和灰尘对眼的伤害。眼睑分为上睑和下睑，两者之间的裂隙称为睑裂。睑裂两端上、下眼睑所成的锐角分别称为内眦和外眦。眼睑的游离缘称睑缘，睑缘长有向外弯曲的睫毛，有防止灰尘和减弱强光照射的作用。

2. 结膜　结膜是一层薄而透明、光滑、富含血管的黏膜。按所在部位可分为睑结膜、球结膜和结膜穹3个部分。睑结膜是衬覆于上、下睑内面的部分；球结膜为覆盖于眼球前部巩膜表面的部分；结膜穹是睑结膜与球结膜相互移行处，包括结膜上穹和下穹。

3. 泪器　泪器是由泪腺和泪道2个部分构成（图10-5）。

（1）泪腺：位于眶外上方的泪腺窝内，其功能是分泌泪液。泪液借眨眼活动涂布于眼球的表面，起湿润、清洁角膜和冲洗异物的作用。此外，泪液中还含有溶菌酶，有杀菌作用。

（2）泪道：由泪点、泪小管、泪囊和鼻泪管组成。

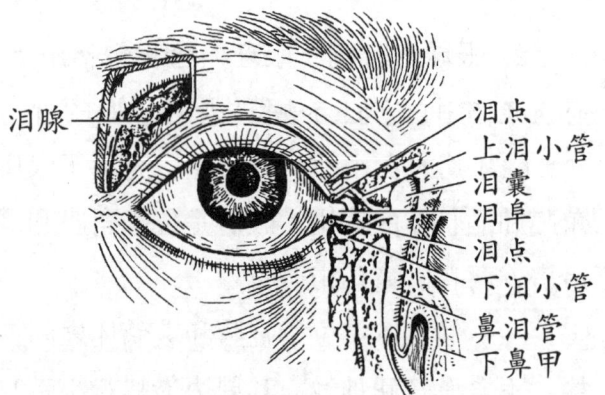

图10-5　泪器

4. 眼球外肌　眼球外肌为7块骨骼肌，位于眼球的周围，其协同收缩能使眼球向不同方向转动（图10-6）。

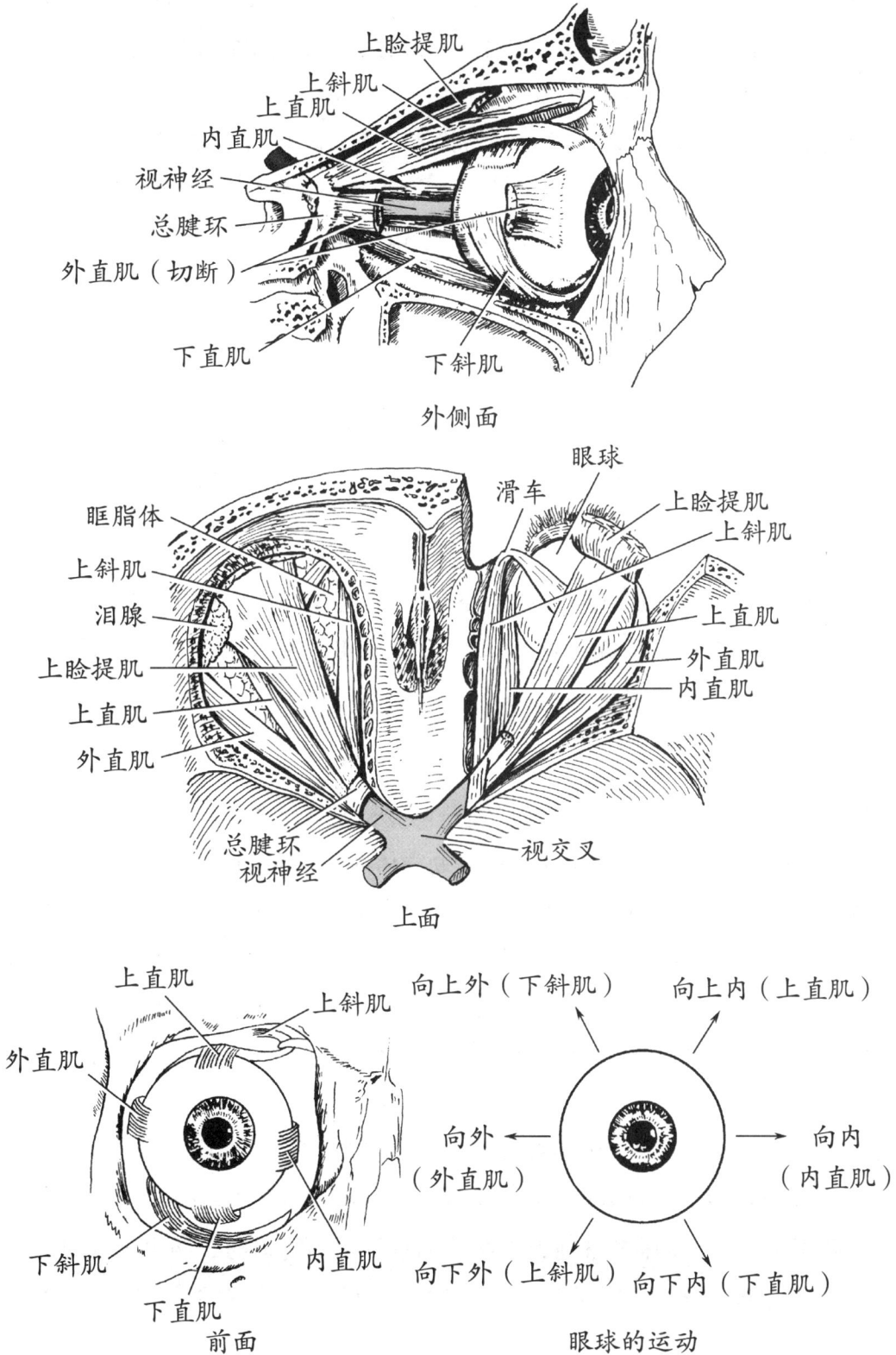

外侧面

上面

前面

眼球的运动

图10-6　眼球外肌

（三）眼的生理功能

眼是引起视觉的外周器官，人眼适宜刺激的电磁波波长为380~760nm，即可见光。视觉的产生是由眼、视神经和视觉中枢的共同活动完成。眼与视觉功能直接有关的结构是眼的折光系统和感光系统，其作用分别是折光成像和感光换能。

1. 眼的折光功能及调节（图10-7）

（1）眼的折光功能：角膜、房水、晶状体和玻璃体共同组成了眼的折光系统，四者都是无色透明，具有折光作用，但起主要作用的是晶状体，它的折光率较大，而且曲度的大小也可以调节。因此，晶状体是眼成像过程中的主要结构。

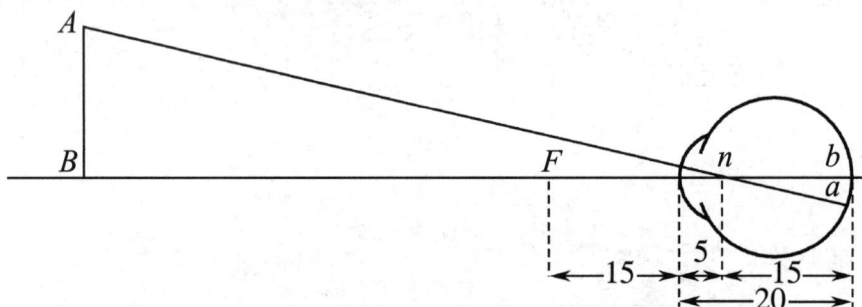

n为节点，ΔAnB和Δanb是两个相似三角形；如果物距为已知，就可由物体大小算出物像大小，也可算出两个三角形对顶角（即视角）的大小。

图10-7　简化眼及其成像示意图

（2）眼的调节：包括晶状体调节、瞳孔调节和眼球会聚。

1）晶状体的调节：眼视6m以外的远处物体时不需要调节就能看清楚，视6m以内近处物体时需要靠晶状体调节才能看清，这是因为，当眼视近物时，晶状体变凸，折光能力增强，使射入眼内的光线经折射后聚焦在视网膜上（图10-7）。随着年龄的增加，晶状体的弹性会逐渐减小，调节能力也逐渐下降，60岁以后的老年人表现更明显，出现视近物不清的现象，称老视，又称"老花眼"，看近物时需配戴适当的凸透镜来矫正。

2）瞳孔的调节：正常人眼瞳孔直径的变动范围在1.5~8.0mm。生理状态下，眼视近物时，可反射性地引起瞳孔缩小，从而使视网膜成像更为清晰。

3）眼球会聚：当双眼凝视前方近物或由远移近的物体时，两眼球同时向鼻侧聚拢的现象，称眼球会聚。其意义在于使视网膜成像对称，避免产生复视，有利于视物清楚。

瞳孔对光反射

瞳孔对光反射是当眼受到强光照射时，可反射性地引起瞳孔缩小的现象，它可使视网膜避免因光线过强受到损害。由于瞳孔对光反射的中枢在中脑，因此，临床上常用检查瞳孔对光反射情况来判断患者全身麻醉的深度和病情危重程度。

（3）眼的折光异常：当眼的折光能力发生异常或眼球的形态异常，静息状态下平行光线入眼后不能在视网膜上聚焦成像，称折光异常或称屈光不正，包括近视、远视和散光（图10-8）。

1）近视：是由于眼球的前后径过长或角膜和晶状体的折光力过强，使发自远物的平行光线聚焦在视网膜之前，而致视物不清，可配戴合适的凹透镜矫正。

课堂互动

说一说：结合实际说一说引起近视的原因有哪些？

2）远视：是由于眼球前后径过短或角膜和晶状体的折光力过弱，使发自远物的平行光线聚焦在视网膜之后，引起视物不清，可配戴合适的凸透镜矫正。

3）散光：是角膜表面不呈正球面，平行光线入眼后，不能在视网膜上聚焦，造成视物不清或物像变形的现象。散光可配戴合适的柱面镜矫正。

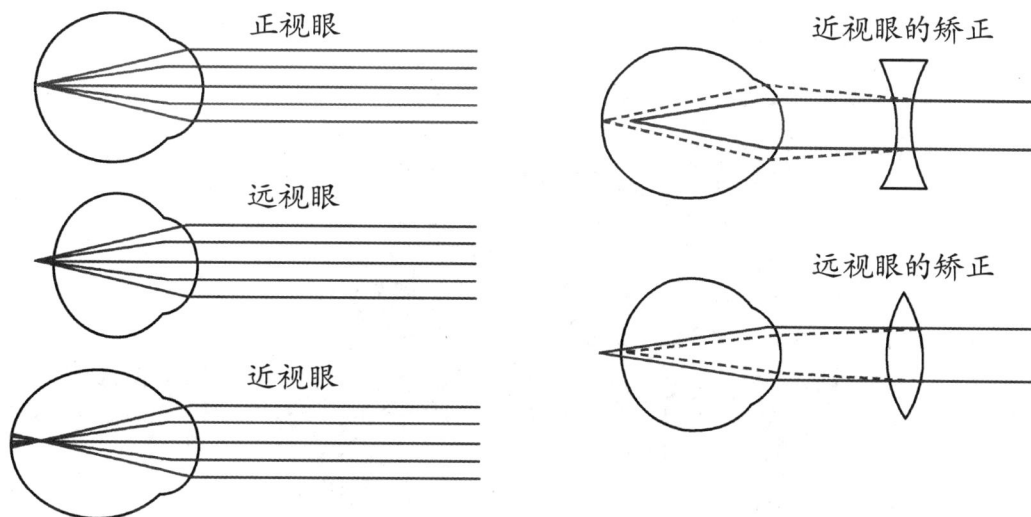

图10-8　眼的折光异常及其矫正

2. 眼的感光功能　外界物体的光线通过折光系统进入眼内并在视网膜上形成物像，这只是一种物理学现象，它只有被感光细胞所感受，并转换成生物电信号传入中枢，经中枢分析处理后才能形成主观意识上的视觉。

视网膜由视细胞、双极细胞和节细胞等构成。视细胞为感光细胞，包括视锥细胞和视杆细胞。视锥细胞能感受强光，且能分辨颜色，主要功能为白昼视物；视杆细胞能感受弱光，但无辨色能力，主要功能为暗光下视物。双极细胞起联络作用，节细胞的轴突形成视神经。

🔗 知识链接

色盲和色弱

日常生活中，有的人因缺乏相应的视锥细胞而产生的色觉障碍，称为色盲。其中如缺乏感受红光或绿光的视锥细胞，称红、绿色盲；而对全部颜色不能分辨者称全色盲，比较少见。色盲多为遗传缺陷，男性多见，女性较少。有的人由于某种视锥细胞的反应能力较弱，对某种颜色的辨别能力较正常人稍差，称为色弱，多由身体健康状况不佳等后天因素引起。

二、耳

耳，也称前庭蜗器。包括外耳、中耳和内耳3个部分（图10-9）。

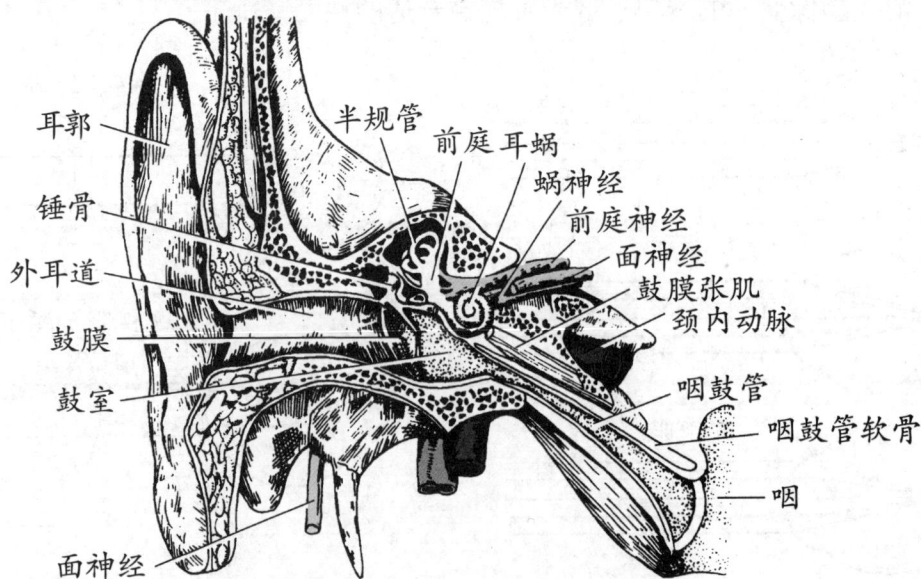

图10-9　前庭蜗器

（一）外耳

外耳包括耳郭、外耳道和鼓膜3个部分（图10-9）。是传导声波的装置。

1. 耳郭　由弹性软骨和结缔组织外覆皮肤构成，其下方无软骨、含脂肪组织、丰富血管的部分为耳垂，是临床采血的常用部位（图10-10）。耳郭有收集声波的作用。

2. 外耳道　长2.0~2.5cm，是外耳门至鼓膜的弯曲管道（图10-9）。外耳道皮肤与软骨膜、骨膜结合紧密，其内感觉神经末梢丰富，炎症时疼痛剧烈。

3. 鼓膜　是位于外耳道与鼓室之间的椭圆形、半透明薄膜（图10-11）。鼓膜能随声波同步振动，将声波不失真地传向中耳。

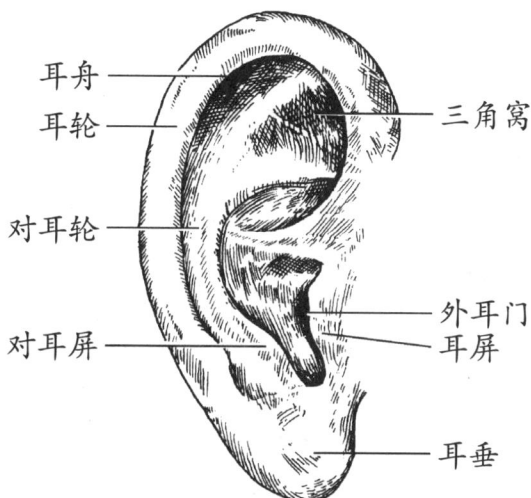

图10-10　耳郭

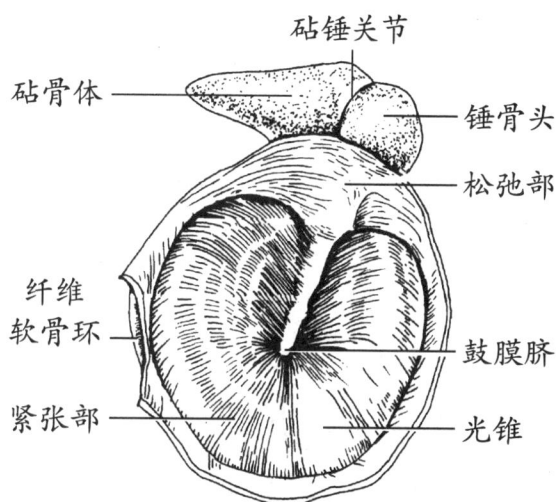

图10-11　鼓膜

🔗 知识链接

检查鼓膜

由于成人外耳道是弯曲的管道，所以，检查鼓膜时，须将耳郭向后上方拉，以使外耳道变直，有利于观察鼓膜；婴幼儿由于外耳道短直，鼓膜接近水平位，所以，检查鼓膜时须将耳郭向后下方拉。

（二）中耳

中耳位于外耳与内耳之间，包括鼓室、咽鼓管、乳突窦和乳突小房。

1. 鼓室　是位于颞骨岩部内的一个不规则含气小腔，内衬黏膜。鼓室内有3块听小骨，由外侧向内侧依次为锤骨、砧骨和镫骨（图10-12），三者借关节和韧带连接，构成听骨链，将声波的振动从鼓膜传递到内耳。

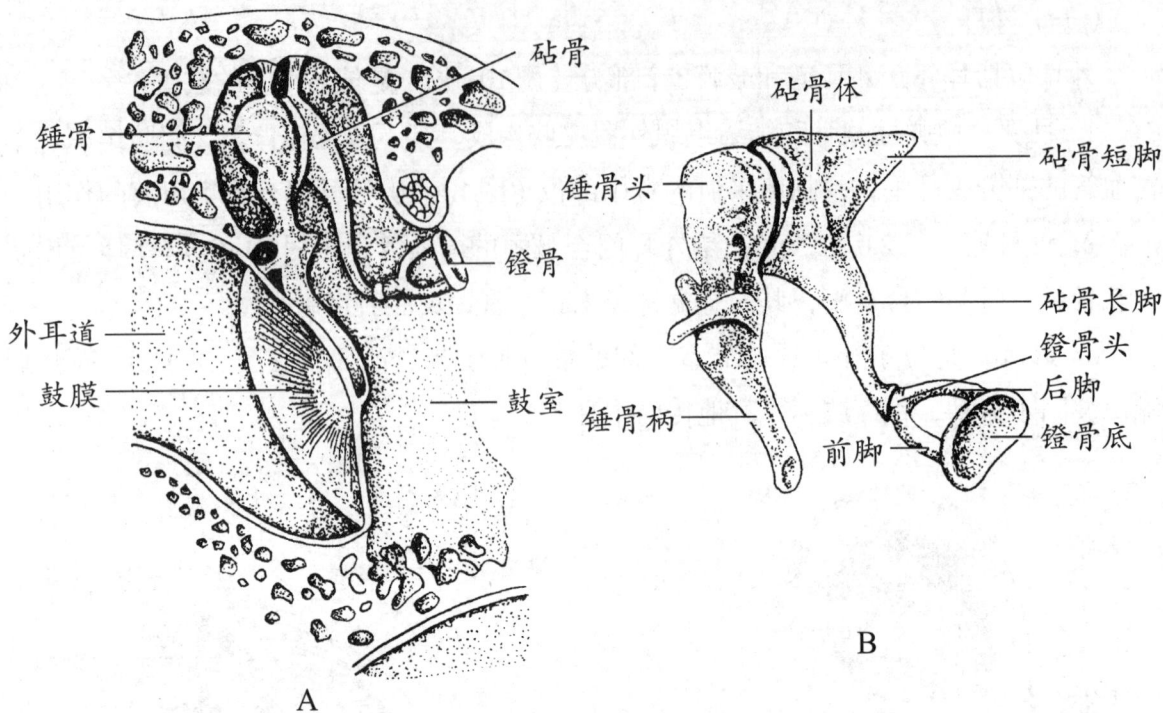

图10-12　听小骨
A. 位置；B. 形态

2. 咽鼓管　是位于鼻咽部与鼓室之间的管道（图10-9）。其作用是使鼓室内的气压与外界大气压保持平衡，以维持鼓膜的正常位置和振动性能。儿童咽鼓管短而宽，近水平位，所以，咽部感染易经咽鼓管侵入鼓室，引起中耳炎。

🔗 知识链接

慢性化脓性中耳炎的危害

　　慢性化脓性中耳炎可侵蚀破坏听小骨及鼓室壁的黏膜、骨膜和骨质。如蔓延至邻近结构，可引起鼓膜穿孔、化脓性迷路炎、化脓性乳突炎、颅内化脓性感染等各种并发症。

（三）内耳

　　内耳位于颞骨岩部的骨质内，因形状不规则，结构复杂，又称迷路。为听觉感受器和位觉感受器所在的部位，根据结构可将其分为骨迷路和膜迷路2个部分。骨迷路和膜迷路之间充满着外淋巴，膜迷路内充满着内淋巴，内、外淋巴互不相通。

1. 骨迷路　是颞骨岩部的骨性管道，包括耳蜗、前庭和骨半规管3个部分（图10-13）。

（1）耳蜗：位于前庭的前方，形如蜗牛壳，由骨质蜗螺旋管围绕蜗轴旋转约两圈半构成。

（2）前庭：位于骨迷路的中间部位，为一略呈椭圆形腔隙，其前部与耳蜗相通，后部与骨半规管相通。

（3）骨半规管：位于前庭的后外方，由3个相互垂直的半环形小管构成。

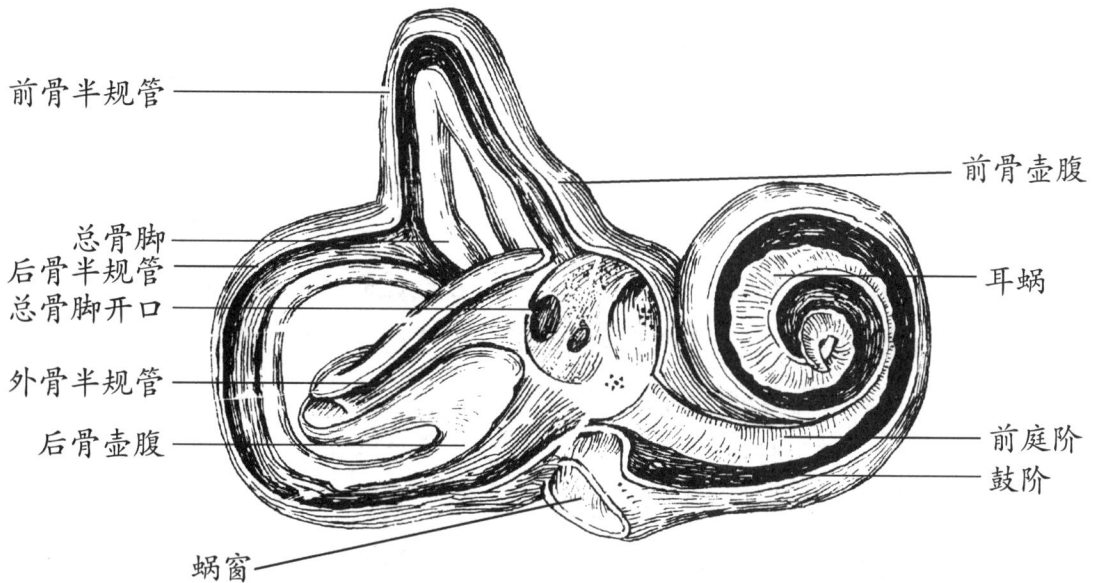

图10-13　骨迷路

2. 膜迷路　为套在骨迷路内的膜性小管和小囊，包括膜半规管、椭圆囊、球囊和蜗管（图10-14和图10-15）。

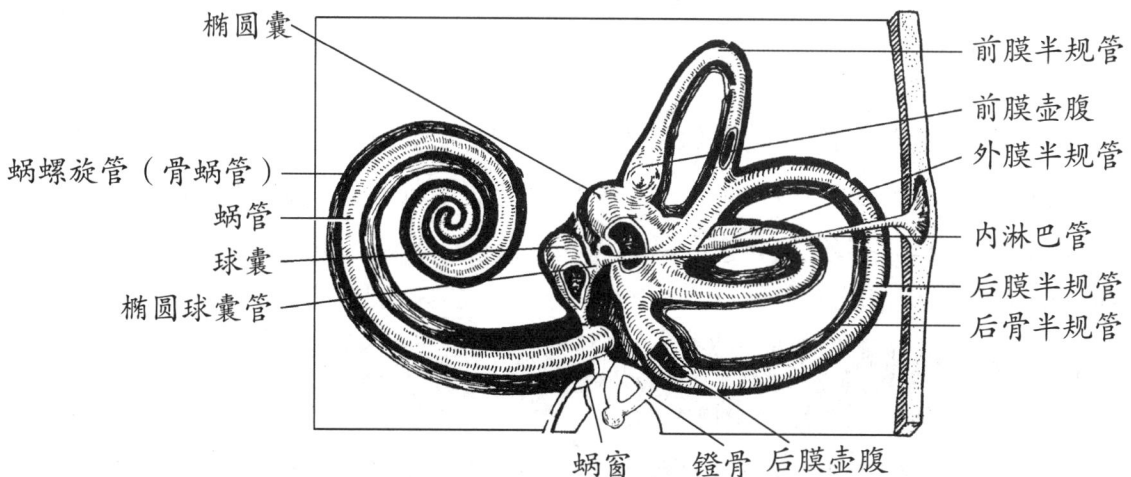

图10-14　内耳模式图

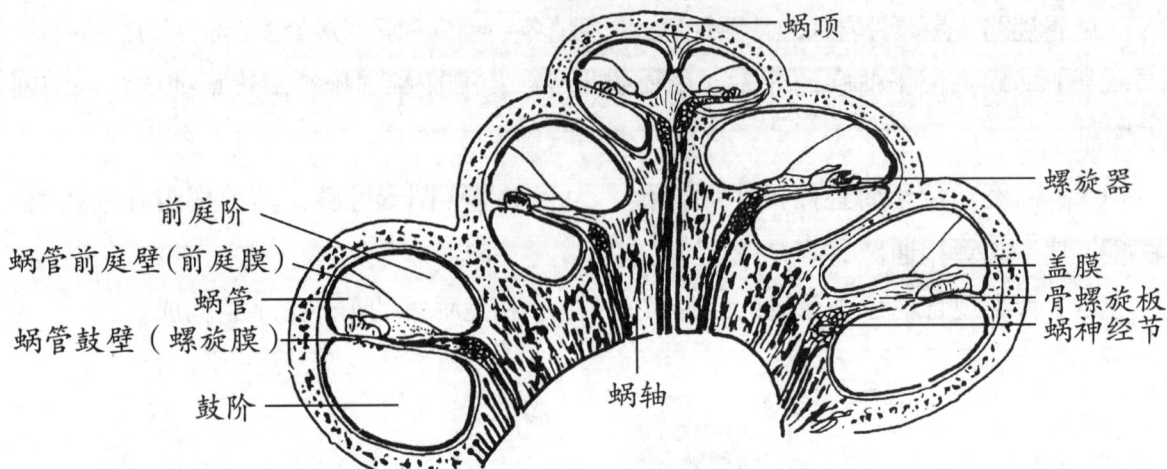

图10-15 耳蜗轴切面

（1）蜗管：位于耳蜗内，横断面为三角形，其下壁为基底膜，在基底膜上有听觉感受器，称螺旋器（Corti器），能感受声波的刺激，并将刺激转化为神经冲动。

（2）椭圆囊和球囊：两者位于前庭内，为相互连通的膜性囊。椭圆囊和球囊的囊壁内面各有一斑块状隆起，分别称为椭圆囊斑和球囊斑，是位觉感受器，均能感受头部的空间位置和直线变速运动的刺激。

（3）膜半规管：位于骨半规管内，为3个相互垂直的半环形小管，与骨半规管的形态一致。每个膜半规管有1个膨大的膜壶腹。膜壶腹内有一隆起，称壶腹嵴，也是位觉感受器，能感受头部空间位置和旋转变速运动的刺激。

？ 课堂互动 —————————————————————————

指一指：在耳的模型上指出耳的组成及各部的结构。
——

三、皮肤

皮肤覆盖于人体体表，柔软而有弹性，是人体面积最大的器官，总面积达1.2~2.0m²。身体各处皮肤厚薄不一，手掌、足底等处较厚，腋窝、眼睑等处较薄。皮肤借皮下组织与深部组织相连，具有保护、吸收、分泌、排泄、感觉、调节体温及参与物质代谢等作用。

（一）皮肤的结构

皮肤由表皮和真皮构成（图10-16）。

1. 表皮 为皮肤的浅层，无血管分布，但有丰富的游离神经末梢。表皮为角化的复层扁平上皮。

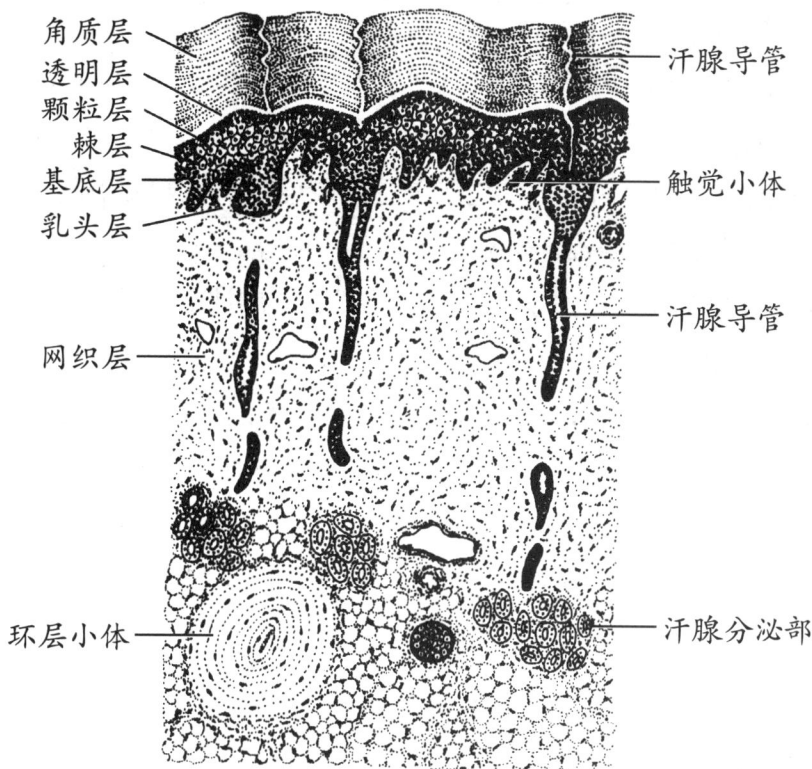

角质层
透明层
颗粒层
棘层
基底层
乳头层
网织层
环层小体

汗腺导管
触觉小体
汗腺导管
汗腺分泌部

图10-16　手指的皮肤

2. 真皮　真皮为皮肤的深层，由致密结缔组织构成。真皮具有良好的韧性和弹性，其内含有丰富的血管、淋巴管、游离神经末梢和触、压觉感受器以及皮肤附属器等。

皮下组织不属于皮肤，由真皮深面的疏松结缔组织和脂肪组织构成，即浅筋膜，它将皮肤与深部组织连接起来。临床上皮下注射时，即将药物注入此层，而皮内注射则是将药物注入真皮内。

（二）皮肤的附属结构

皮肤的附属结构是由皮肤衍生而来，包括毛发、皮脂腺、汗腺和指（趾）甲。

> 知识链接 ....

皮肤的年龄变化

人到中年以后，皮肤会逐渐老化，出现皮肤松弛、粗糙、干燥，面部皱纹增多，显著的表现是口周和眼外角处出现放射性皱纹等，这是因表皮各层细胞数量减少，基底层细胞分裂增殖速度减慢，弹性纤维断裂变性，皮下脂肪减少，汗腺萎缩等因素所致。同时，毛发再生能力也在下降，黑色素合成能力减退，导致毛发也变为灰白或白色。

（三）皮肤的感觉功能

皮肤感觉主要表现为触觉、压觉、温度觉（冷觉和热觉）和痛觉。

1. 触觉和压觉　　是由皮肤感受器受到适宜的机械刺激引起的。其中触觉是皮肤受到轻微的机械刺激引起的，而压觉则是皮肤受到较强的机械刺激引起的，两者合称为触–压觉。触压觉感受器是游离神经末梢和环层小体等。

2. 温度觉　　是冷觉和热觉的合称，其感受器是游离神经末梢。

3. 痛觉　　其感受器为游离神经末梢，是由各种不同性质的伤害性刺激引起。当伤害性刺激作用于皮肤时，可出现快痛和慢痛2种类型的痛觉。快痛是一种感觉清晰、定位明确的尖锐"刺痛"，发生快，消失也快，一般不伴有明显的情绪变化；慢痛则是一种感觉较模糊、定位不精确的"烧灼"痛，疼痛的发生和消退都比较缓慢，并伴有明显的情绪反应，往往出现心率加快、血压升高、出汗等现象。

任务 10-2　感觉器常见病症

一、沙眼

（一）概述

沙眼是由沙眼衣原体引起的一种慢性传染性结膜角膜炎，因其在睑结膜表面形成粗糙不平的外观，形似沙粒，故名沙眼。沙眼的感染率和严重程度同居住条件以及个人卫生习惯密切相关。潜伏期5~14天，急性感染多发生于儿童或少年。

（二）临床表现

沙眼在男女老幼中皆可罹患，轻者可无症状，仅在体检时由医师发现。

较重者常会感到眼内有异物感，难以忍受，有时发痒、迎风流泪、畏惧强光，不时在眼边积存少量分泌物（眼屎）。翻开眼皮可发现睑结膜弥漫性充血，血管模糊不清，结膜上出现乳头或滤泡。沙眼如不及时治疗极易出现并发症，如角膜混浊、角膜溃疡等，严重时会影响视力甚至失明。

（三）治疗

培养良好的卫生习惯，避免接触沙眼患者的分泌物和用物是预防沙眼的重要措施。

1. 药物治疗

（1）非处方药：局部可滴用磺胺醋酰钠、硫酸锌、酞丁胺，或涂红霉素软膏。

（2）处方药：较重或治疗较晚的沙眼结膜肥厚显著者用2%硝酸银或硫酸铜棒擦睑结膜和结膜穹，擦后用生理盐水冲洗。

2. 手术治疗　用于眼部并发症，如严重的睑内翻倒睫等，是防止晚期沙眼瘢痕形成导致失明的关键措施。

二、急性结膜炎

（一）概述

急性结膜炎，全称是急性传染性结膜炎，由病毒或者细菌感染引起，好发于春夏季节，传染性很强，但预后良好，几日内炎症即可消退。通过与患眼接触的毛巾、玩具或公共浴池、游泳池而相互传染，也容易在家庭、学校和公共场所流行。常见病原菌为流感嗜血杆菌、金黄色葡萄球菌或腺病毒。

（二）临床表现

1. 急性卡他性结膜炎　发病急剧，常同时（或间隔1~2天）累及双眼，伴有大量的黏液性分泌物（眼屎），于夜间分泌较多，常在晨起时被分泌物糊住双眼。轻症者在眼内有瘙痒和异物感；重者眼睑坠重、灼热、畏光和流泪，结膜下充血、水肿或有小出血点，眼睑亦常红肿。

2. 流行性结膜炎　一般仅局限于单眼，流泪较多并伴有少量分泌物。分泌物最初为黏液性，后呈脓性，常出现耳前淋巴结肿大。传染性强，发病急剧。

3. 流行性出血性结膜炎　为暴发流行，表现除与流行性结膜炎类似外，同时可有结膜下出血。

4. 过敏性结膜炎　一般较轻，结膜可充血和水肿，瘙痒并伴有流泪，一般无分泌物或稍有黏液性分泌物。

5. 春季结膜炎　其季节性强，多发生于春夏季节，可反复发作，以男性儿童及青年多见，双眼奇痒，睑结膜有粗大的乳头，治疗以抗过敏为主。

（三）治疗

1. 急性卡他性结膜炎　四环素、红霉素、利福平、杆菌肽眼膏、酞丁安、磺胺醋酰钠滴眼剂。

2. 流行性结膜炎　0.1%碘苷滴眼剂、0.1%酞丁安或阿昔洛韦滴眼剂。

3. 流行性出血性结膜炎　0.1%羟苄唑、0.1%利巴韦林滴眼剂。

4. 过敏性结膜炎　醋酸可的松、醋酸氢化可的松或色甘酸钠滴眼剂和眼膏。

5. 春季结膜炎　1%泼尼松、2%色甘酸钠滴眼剂。

说一说：急性结膜炎应如何预防？

三、视觉疲劳

（一）概述

视觉疲劳，是由于长时间不当用眼（如高度紧张地近距离目视，注视目标闪烁、目标亮度过高/过低、用眼过度等）之后出现视模糊、眼胀、干涩、流泪、眼眶酸痛等眼部症状，严重时会发展为头痛、眩晕、乏力等全身不适的一种综合征。

视觉疲劳不是独立的疾病，而是由各种原因引起的一组疲劳综合征。首先，视觉疲劳可由眼睛本身的原因引起，如：近视、远视、散光等屈光不正；调节因素；眼肌因素；结膜炎和角膜炎等。另外，如果配戴的眼镜不合适也容易引发视觉疲劳。用眼环境不好也可导致视觉疲劳，如光照不足或过强、光源分布不均匀或闪烁不定、注视的目标过小过细或不稳定等。另外，神经衰弱、身体过度劳累时也容易出现视觉疲劳。

（二）临床表现

视觉疲劳的临床表现多种多样，主要在用眼后出现，一般伴有全身症状的患者，其视觉疲劳程度要比单纯眼部不适的患者严重。全身症状的出现主要是由于眼部接收信号的不稳定性或注视过程中由于肌肉神经的不协调，而导致全身症状，如斜方肌酸痛、颈椎疼、头痛恶心等。具体来说，视觉疲劳主要有以下几种表现。

1. 视觉障碍　主要表现为近距离工作或近距离阅读不能持久，以及暂时性视物不清或重影。

2. 眼部不适　主要表现为眼痛、眼干、流泪、眼睛发痒，以及眼内异物感，眼眶疼痛等。

3. 全身症状　主要表现为易疲劳、头晕头疼，出现记忆力下降，严重时出现恶心、呕吐，甚至出现焦虑、烦躁等神经症。

（三）治疗

视觉疲劳的治疗原则是首先对因治疗，消除病因，然后进行对症治疗。包括药物治疗和非药物治疗两大类。

1. 药物治疗

（1）改善眼调节功能的药物：如七叶洋地黄双苷滴眼液，该药作用于睫状肌，通过增强睫状肌的功能和增加睫状肌的血流量来改善眼的调节功能。

（2）人工泪液：治疗视觉疲劳。

2. 非药物治疗　主要指一些物理治疗，如雾视法、远眺法和眼保健操等。非药物治疗的主要目的是改善眼周循环，在视觉疲劳治疗中起辅助作用。此外，可以对患者的生活习惯、饮食、生活方式、工作量和身体锻炼等给予合理建议。

? 课堂互动 —————————————————

说一说：结合实际说一说怎样预防视觉疲劳。

四、寻常痤疮

（一）概述

寻常痤疮，俗称"青春痘"，是青春期常见的一种慢性毛囊皮脂腺炎症性疾病，好发于面部，常伴有皮脂溢出。本病有自限性，至成年时自愈。

（二）临床表现

1. 发生部位　前额、颜面、胸背上部和肩胛部等皮脂腺发达的地方。

2. 初起为多数散在与毛囊一样的黑色丘疹，用手挤压后可有黄白色的脂性栓排出来，有时可引起毛囊内及其周围炎症，若位置在皮肤的表浅部则形成炎性丘疹或脓疱。如位置较深或相互融合则形成结节、囊肿或脓肿。当皮脂腺口完全闭塞形成皮疹，顶端可出现小脓疱，小脓疱破溃或吸收后，遗留暂时性色素沉着或小凹状瘢痕。

3. 严重的痤疮除黑头粉刺、血疹、脓疱外，可有蚕豆至指甲大小的炎性结节或囊肿；炎症较深时，可长久存在，亦可逐渐吸收或溃脓形成窦道。

4. 痤疮的病程缓慢，一般青春期过后可自愈，愈后可留有色素沉着斑、小瘢痕或瘢痕疙瘩。

（三）治疗

原则是去脂、溶解角质、杀菌及消炎。少吃刺激性食物，常用温水或含有硫黄的肥皂洗涤患处。避免用手挤捏皮损处，避免使用含油脂较多的化妆品等。

1. 非处方药

（1）皮脂腺分泌过多所致的寻常痤疮：2.5%~10%过氧化苯酰凝胶。

（2）轻、中度寻常痤疮：0.025%~0.03%维A酸乳膏剂或0.05%维A酸凝胶剂。

（3）炎症突出的寻常痤疮：维A酸和克林霉素磷酸酯凝胶。

（4）寻常痤疮伴显著感染：红霉素/过氧苯甲酰凝胶、克林霉素磷酸酯凝胶或溶液。

2. 处方药

（1）中、重度寻常痤疮伴显著感染：0.1%阿达帕林凝胶，涂敷患部，并口服米诺环素、多西环素或红霉素。

（2）囊肿型寻常痤疮：口服维胺酯胶囊或异维A酸（连续4~6个月后，改为外用涂敷以控制复发）。

（3）减轻炎症和促进痤疮愈合：葡萄糖酸锌。

五、冻伤

（一）概述

冻伤是由于寒冷所引起的人体全身或局部性损伤。轻者可造成皮肤一过性损伤，重者可致永久性功能障碍甚至危及生命。冻伤多发生于儿童、青年妇女、老年人、室外工作者和末梢血液循环不良者。

寒冷是冻伤发病的主要原因。当身体较长时间处于低温环境时，就会使体表的血管发生痉挛，造成组织缺血缺氧、代谢失常，甚至组织坏死。冻伤多见于人的手指、脚趾、耳郭、面颊和鼻尖等暴露部位或衣着保护较差的部位。春季可自然缓解。

（二）临床表现

局部冻伤的表现主要在复温以后，按组织损伤轻重可分为：

1. Ⅰ度冻伤（红斑型） 最轻，受损在表皮层，皮肤红肿充血，自觉热、痒、灼痛，数日后消失。愈后表皮脱落，不留瘢痕。

2. Ⅱ度冻伤（水疱型） 伤及真皮浅层，除红肿外伴有水疱，深部可出现水肿、剧痛或皮肤感觉迟钝。

3. Ⅲ度冻伤（坏疽型） 伤及皮肤全层甚至肌肉或骨头坏死，皮肤呈黑色或紫褐色，痛觉丧失，极不易愈合。愈后遗有瘢痕，可有长期感觉过敏或疼痛。

（三）治疗

1. 非处方药

（1）未形成溃疡的冻伤：轻轻按摩或温水湿敷，并外涂紫云膏。

（2）Ⅰ度冻伤：10%樟脑软膏、10%辣椒软膏等。

（3）局部发生水疱或溃烂：10%氧化锌软膏。对溃烂而感染者，0.02%高锰酸钾溶液浸泡，清除溢出的黏液后涂敷溃疡膏。

（4）口服药：烟酸、维生素E。

（5）瘙痒严重者：加服氯苯那敏或赛庚啶。

2. 处方药　合并严重感染者可给予抗菌药物，如红霉素、克林霉素。

六、手足真菌感染

（一）概述

真菌侵犯脚（手）掌、足跖和指间皮肤引起的感染称为手足真菌感染，又称手癣或足癣。足癣是真菌病中发病率最高的一种。本病系通过接触传染，常反复感染，迁延不愈。近年来，广谱抗生素、糖皮质激素、免疫抑制剂等药物的大量使用使真菌感染越来越多。

（二）临床表现

依据致病真菌的种类和患者体质、表现的不同，足癣常分为5种类型。

1. 间擦型　常发生在第3、4趾间，也可波及全趾，趾间皮肤浸软、脱皮、部分趾间皮肤皲裂，有时有红色的糜烂面，有臭味，夏重冬轻。

2. 水疱型　常发生在足跖、足缘部，常有成群或散在的水疱，局部皮肤潮红，有时继发细菌感染，水疱变为脓疱，以夏季多见。

3. 鳞屑型　常发生在足跖部，损害以鳞屑为主，伴有稀疏而干燥的小水疱，局部有红斑、丘疹，四季皆可发生，以夏季多见或加重。

4. 角化型　常发生在足跟、足跖、足旁部，皮肤干燥粗厚、角化过度，皮肤纹理增粗，易发生皲裂，四季皆可发生，以冬季多见或加重。

5. 体癣型　常发生在足背部，以弧状或环状的体癣改变为典型损害，常并发体癣，以夏季多见或加重。

手癣也分为5种类型：间擦型、水疱型、鳞屑型、角化型和体癣型。

（三）治疗

1. 非处方药

（1）水疱型脚癣：复方苯甲酸酊、十一烯酸软膏、10%冰醋酸溶液、1%特比萘芬霜剂、咪康唑霜剂。

（2）间擦型、糜烂型脚癣：用0.1%依沙吖啶溶液或3%硼酸溶液浸泡后涂敷含有5%水杨酸或5%~10%硫黄粉剂；无明显糜烂时，可应用足癣粉、足光粉、枯矾粉，或局部涂敷复方水杨酸酊、复方土槿皮酊；渗出不明显时，可用10%水杨酸软膏按常规包扎。

（3）鳞屑型和角化型足癣：复方苯甲酸软膏、3%克霉唑软膏、2%咪康唑霜剂、

10%水杨酸软膏、1%特比萘芬霜剂。

（4）手癣：复方苯甲酸搽剂、3%克霉唑乳膏、2%咪康唑霜剂、5%水杨酸酒精、复方苯甲酸软膏、复方十一烯酸软膏，或1%特比萘芬霜。

2. 处方药

（1）伊曲康唑、特比萘芬：口服，尤其适用于角化皲裂型足癣。对水疱型足癣不如外用药效果好；对糜烂型足癣不提倡应用。

（2）红霉素、左氧氟沙星：适用于有化脓感染的足癣。

⊘ 课堂互动

说一说：如何防治手足真菌感染?

七、荨麻疹

（一）概述

荨麻疹俗称"风疹块""风团"，是一种过敏性皮肤病，常表现在皮肤和黏膜上，为一种以局限性、暂时性或瘙痒性的潮红斑块和风团为特征的皮肤病。

荨麻疹多与变态（过敏）反应有关。依据荨麻疹发生的频率及时间，分为急性荨麻疹（持续2周以内）和慢性荨麻疹（超过2周）。

荨麻疹可由接触多种物质引起：异种血清（如破伤风抗毒素）、动物蛋白（蛋、肉、虾、蟹等）、细菌、病毒、寄生虫、毛皮、羽毛、空气中的植物花粉及尘螨以及油漆、染料、塑料、化学纤维和药物（阿司匹林、阿托品、青霉素、吗啡、磺胺药、维生素B_1）等。此外，物理因素（冷、热、光）和病灶（龋齿、扁桃体炎）、胃肠功能障碍、内分泌失调以及精神紧张也可诱发。

（二）临床表现

根据病程，分为急性和慢性两类。

1. 急性荨麻疹　起病急，基本损害为风团。常先有皮肤瘙痒，随即出现大小不等、形态不一的鲜红色或苍白色风团，呈圆形、椭圆形或不规则形，蔓延融合成片，持续数分钟至数小时后消退，不留痕迹。皮疹反复成批发生，发作时间不定。部分患者可伴有心慌、烦躁、恶心、呕吐、腹痛、腹泻，严重者还可有胸闷、不适、面色苍白、血压下降等全身症状，甚至出现呼吸困难和窒息。

2. 慢性荨麻疹　全身症状轻，风团时多时少，反复发生可长达数月或数年。

（三）治疗

1. 去除病因。

2. 避免诱发因素，如寒冷性荨麻疹应注意保暖。

3. 药物治疗

（1）抗组胺药：如苯海拉明、氯雷他定、西咪替丁、多塞平等。

（2）抑制肥大细胞脱颗粒作用、减少组胺释放的药物：酮替芬、色甘酸钠等。

（3）糖皮质激素：泼尼松、地塞米松，应避免长期应用。

（4）免疫抑制剂。

八、湿疹

（一）概述

湿疹是由多种内、外因素引起的真皮浅层及表皮炎症。病因复杂，一般认为与变态反应有关。临床上急性期皮损以丘疱疹为主，有渗出倾向，慢性期以苔藓样变为主，易反复发作。

（二）临床表现

根据病程和临床特点可分为急性、亚急性和慢性湿疹。

1. 急性湿疹　好发于面、耳、手、足、前臂、小腿外露部位、严重者可弥漫全身，常对称分布。皮损多形性，常表现为红斑基础上的针头至粟粒大小丘疹、丘疱疹，严重时可出现小水疱，常融合成片，境界不清楚，皮损周边丘疱疹逐渐稀疏，常因搔抓形成点状糜烂面，有明显浆液性渗出。自觉瘙痒剧烈，搔抓、热水洗烫可加重皮损。如继发感染则形成脓疱、脓液、脓痂、淋巴结肿大，甚至出现发热等全身症状；如合并单纯疱疹病毒感染，可形成严重的疱疹性湿疹。

2. 亚急性湿疹　因急性湿疹炎症减轻或不适当处理后病程较久发展而来。表现为红肿及渗出减轻，但仍可有丘疹及少量丘疱疹，皮损呈暗红色，可有少许鳞屑及轻度浸润；仍自觉有剧烈瘙痒。再次暴露于致敏原、新的刺激或处理不当可导致急性发作；如经久不愈，则可发展为慢性湿疹。

3. 慢性湿疹　由急性湿疹及亚急性湿疹迁延而来，也可由于刺激轻微、持续而一开始就表现为慢性化。好发于手、足、小腿、肘窝、股部、乳房、外阴、肛门等处，多对称发病。表现为患部皮肤浸润性暗红斑上有丘疹、抓痕及鳞屑，局部皮肤肥厚、表面粗糙，有不同程度的苔藓样变、色素沉着或色素减退。自觉有明显瘙痒，常呈阵发性。病情时轻时重，延续数月或更久。

（三）治疗

应注意避免各种可疑致病因素，发病期间应避免食用辛辣食物及饮酒，避免过度洗烫。

1. 内用药物治疗　目的在于抗炎、止痒。可用抗组胺药、镇静安定剂等，一般不宜使用糖皮质激素；急性期可用钙剂、维生素C、硫代硫酸钠等静脉滴注；有继发感染者加用抗生素。

2. 外用药物治疗　应充分遵循外用药物的使用原则。急性期无渗液或渗出不多者可用氧化锌油，渗出多者可用3%硼酸溶液作湿敷，渗出减少后用糖皮质激素霜剂，可和油剂交替使用；亚急性期可选用糖皮质激素乳剂、糊剂，为防止和控制继发性感染，可加用抗生素；慢性期可选用软膏、硬膏、涂膜剂；顽固性局限性皮损可用糖皮质激素作皮损内注射。

九、蚊虫叮咬

（一）概述

蚊虫叮咬，是具有刺吸式口器的纤小飞虫，通过其口器刺伤皮肤，吸血液作为食物，雄性则吸食植物的汁液。属于昆虫纲双翅目蚊科，全球约有3 000种。

在虫咬性皮炎中，蚊虫叮咬引起的皮炎是最常见的。蚊虫的唾液或毒液侵入皮肤，由于蚊虫的唾液或毒腺的浸出液中含有多种抗原成分，这些抗原在进入人体皮肤后可与抗体产生变应性反应而引起炎症。严重时个别患儿局部产生大疱、出血性坏死等严重反应，是夏季皮肤科常见病症。

导致虫咬皮炎的昆虫很多，常见的有蚊、臭虫、蚤、螨虫、飞蠓（小黑虫）等，另外有些毛虫，如桑毛虫、刺毛虫的毒毛刺入皮肤也会引发病症。其中最为常见的是螨虫，螨虫非常小，在自然界无处不在，它既可以直接叮咬皮肤引起虫咬性皮炎，也可以通过其粪便、唾液等引起皮肤炎症。

（二）临床表现

蚊虫叮咬后可出现局部反应、丘疹性荨麻疹或全身性过敏反应。

1. 局部反应　由于蚊虫唾液中的各种物质刺激皮肤引起。通常在叮咬后数分钟内出现，表现为局部瘙痒性水肿性红斑，通常在数小时内逐渐消退。

2. 丘疹性荨麻疹　是蚊虫叮咬皮肤后发生的一种迟发型过敏反应，临床以风团样皮损伴剧烈瘙痒为特点。主要见于2~10岁的儿童，皮疹好发于四肢伸侧等暴露部位，群集或散在。典型皮疹表现为绿豆至花生米大小、纺锤形红色风团样坚实丘疹，顶端常有小水疱。皮疹常伴剧烈瘙痒，影响睡眠，搔抓后可继发感染。皮疹1~2周可消退，遗留暂时性色素沉着，但新的皮疹常陆续发生使病程迁延，新旧皮疹往往同时存在。

3. 全身性过敏反应　少数患者（尤其是合并肥大细胞增多症的患者）被昆虫叮咬后可出现严重的全身性过敏反应，表现为全身起水肿性红斑或风团、喉头水肿及过敏性休克。

（三）治疗

1. 局部治疗　发现蚊虫叮咬后立即用肥皂和水清洁叮咬处皮肤，水肿性红斑处予硼酸洗液或硫酸镁冷湿敷，外涂1%炉甘石薄荷脑洗剂；丘疹性荨麻疹予强效糖皮质激素霜剂外用。

2. 系统治疗　根据皮疹情况及瘙痒程度酌情给予抗组胺药口服，如西替利嗪、氯雷他定、赛庚啶等。水肿显著者可短期系统应用糖皮质激素。出现全身性过敏反应者应立即给予肾上腺素皮下注射或肌内注射，同时系统应用糖皮质激素。

另外，注意个人及环境卫生，穿长袖衣裤，消灭臭虫、蚤、虱、螨虫、蚊等昆虫来进行预防。

> ⑦ **课堂互动** ————————————————————
> 说一说：结合实际说一说怎样预防蚊虫叮咬。

十、烫伤

（一）概述

烫伤是指热液、蒸气等所导致的组织损害，在临床上一般与其他热力造成的损害统称为烧伤。根据烫伤损伤深度的不同，可分为三度四型，分别为：Ⅰ度烫伤，浅Ⅱ度烫伤，深Ⅱ度烫伤以及Ⅲ度烫伤。根据烫伤的严重程度，又分为轻度、中度、重度以及特重四个级别。

烫伤后，血管渗出的液体进入组织引起局部肿胀。严重烫伤时，血管渗出的液体过多以及由于人体内儿茶酚胺和皮质醇水平增高，患者容易休克。另外，受损的皮肤及创面使机体失去了防止细菌入侵的屏障，故烫伤处皮肤容易发生感染。烫伤后根据损害的具体情况可选择保守治疗或手术治疗，可留疤，烫伤面积大时患者有生命危险。

（二）临床表现

烫伤的症状主要与烫伤深度、面积，以及是否合并并发症有关。

1. 典型症状

（1）Ⅰ度烫伤：局部红肿、疼痛、皮温稍高，无皮肤破损，3~5天后愈合。短期内局部皮肤颜色较深，不留瘢痕。

（2）浅Ⅱ度烫伤：出现大小不一的水疱，去除水疱后创面潮红、疼痛明显，创面皮肤温度较高，约2周愈合。短期内可有皮肤颜色改变，不留瘢痕。

（3）深Ⅱ度烫伤：出现小水疱，去除水疱皮后创面红白相间，感觉麻木、皮肤温度略低，如无感染，3~4周愈合。

（4）Ⅲ度烫伤：痂皮焦黄、蜡白、质地较硬；创面苍白、干燥、发凉，痛觉消失。

2. 伴随症状　若有呼吸道损伤，可出现呼吸困难。烫伤面积较大时，可出现体温下降、意识障碍等休克症状。

（三）治疗

烫伤的治疗要根据烫伤程度及病情发展阶段进行相应的治疗。

1. 急性期治疗

（1）轻度烫伤：注意创面消毒、包扎处理；疼痛明显者，适当使用药物止痛；使用破伤风抗毒素和抗生素预防破伤风及感染。

（2）中、重度烫伤：检测血压、呼吸等生命体征，以及有无吸入性损伤、复合伤、中毒等；迅速建立静脉通道，检查相应血液学指标；给予补液、导尿治疗；使用破伤风抗毒素和抗生素预防破伤风感染；呼吸困难者给予气管切开插管、吸氧或呼吸机辅助呼吸；对于张力过高者给予切开减张处理。

2. 一般治疗

（1）轻度烫伤：没有特殊饮食禁忌者，可视情况饮食；疼痛较明显者给予适当药物止痛；创面需进行消毒，肢体烫伤创面包扎处理，颜面、会阴等无法包扎处可应用外用药物后暴露，并定期到烧伤专科门诊检查。

（2）中、重度烫伤：在进行相应急性期处理后需制订补液计划，并进行合理补液；需保持患者良好的呼吸功能；进行适当的镇静止痛；在上述方法不能纠正休克的情况下，酌情使用血管活性药物、强心药物及糖皮质激素。

此外，还需要在日常生活细节中注意预防烫伤，注意热水袋、热水、热水器的使用，改变能引起烫伤事件的不良行为习惯，以及防止没有完全认知能力的儿童接近易造成烫伤的工具。

实训 8　感觉器的观察、病例讨论

【实验目的】

1. 熟练掌握眼的结构。

2. 学会在标本和模型上说出眼副器的名称和位置，耳的组成和皮肤的结构。

3. 学会感觉器常见病症的病因分析、临床表现和治疗。

【实验材料】

1. 眼球放大模型，眶内结构解剖标本。

2. 牛眼球冠状切面标本。

3. 耳放大模型，听小骨标本或模型，内耳迷路模型。

4. 皮肤结构模型。

5. 感觉器相关病症视频。

【实验内容和方法】

1. 利用眼球放大模型观察眼球的形态和构造，并注意视神经穿出眼球的部位。

2. 利用眼球切面标本或模型观察眼球壁和眼球内容物及眼房。

3. 在活体观察上、下睑，睑结膜、球结膜，角膜、虹膜和瞳孔的形态。

4. 利用耳放大模型观察耳的分部及各部的结构。

5. 利用耳放大模型观察鼓室、咽鼓管的位置和形态，并注意观察鼓室内听小骨的位置和连接关系。

6. 利用骨迷路模型观察骨迷路，辨认骨半规管、前庭和耳蜗的位置及形态。骨迷路和膜迷路之间的关系。

7. 利用皮肤的模型来观察皮肤的结构和附属结构。

8. 由教师结合典型沙眼、急性结膜炎、视觉疲劳和寻常痤疮等病例组织学生讨论其病因、临床表现和治疗原则。

⦿ ···· **小结** ··

1. 眼又称视器，是由眼球和眼副器组成。

2. 耳又称前庭蜗器，是由外耳、中耳和内耳构成。

3. 皮肤的结构包括表皮和真皮。

4. 沙眼是由沙眼衣原体引起的一种慢性传染性结膜角膜炎。

5. 急性结膜炎由病毒或者细菌感染引起，好发于春夏季节，传染性很强。

6. 视觉疲劳是由于长时间不当用眼之后出现视模糊、眼胀、干涩、流泪、眼眶酸痛等眼部症状。

7. 寻常痤疮是青春期常见的一种慢性毛囊皮脂腺炎症性疾病，好发于面部。

8. 冻伤是由于寒冷引起的人体局部或全身损伤。

9. 手足真菌感染，又称手癣或足癣，是由真菌侵犯脚（手）掌、足跖和指间皮肤引起的感染。

10. 荨麻疹是一种在皮肤上以局限性、暂时性或瘙痒性的潮红斑块和风团为特征的过敏性皮肤病。

11. 湿疹是由多种内、外因素引起的真皮浅层及表皮炎症。病因复杂，一般认为与变态反应有关。

12. 蚊虫叮咬是具有刺吸式口器的纤小飞虫，通过其口器刺伤皮肤，吸血液作为食物，雄性则吸食植物的汁液。

13. 烫伤是指热液、蒸气等所导致的组织损害，在临床上一般与其他热力造成的损害统称为烧伤。

● · · · · · 思考与练习 ·

1. 简述眼的组成。

2. 简述近视的形成原因并说明其矫正的方法。

3. 简述视觉疲劳的原因及非药物治疗方法。

4. 简述寻常痤疮的临床表现和治疗。

（刘恩辰）

项目十一
内分泌系统解剖生理及常见病症

学习目标

- 掌握甲状腺的位置，分泌的激素及作用；掌握胰岛分泌的激素及作用。
- 熟悉垂体、甲状旁腺、肾上腺的形态、位置，分泌的激素及作用；熟悉甲状腺功能亢进症和糖尿病的临床表现和治疗。
- 了解甲状腺功能亢进症、甲状腺功能减退症、糖尿病和痛风的病因及种类。
- 学会观察垂体、甲状腺、肾上腺的形态和位置。
- 具有应用内分泌系统解剖生理知识分析临床相关病症的能力。

学前导语

患者，男，60岁，近期发现食欲好，但体重明显减轻，消瘦；总感觉口干、口渴，饮水量随之增加；尿量明显增多，且多泡沫。空腹血糖14.9mmol/L，尿糖阳性。

请问：1. 该患者的初步诊断是什么？

2. 该疾病有哪些典型的症状？

3. 如何对该疾病进行预防和治疗？

4. 你是否了解我国科学家于哪一年在世界上首次人工合成具有完整生物活性的结晶牛胰岛素？

内分泌系统由内分泌腺、内分泌组织和内分泌细胞3个部分组成。内分泌腺即内分泌器官，主要的内分泌腺有垂体、甲状腺、甲状旁腺、肾上腺和松果体等（图11-1）；内分泌组织是散在于其他器官内的内分泌细胞群，如胰腺中的胰岛、卵巢中的黄体等；内分泌细胞是散在于各器官、组织中有内分泌功能的细胞，如分布在消化管、肾等器官组织的内分泌细胞。

> **❓ 课堂互动** ———————————————————
>
> 说一说：人体重要的内分泌腺。

　　内分泌系统发挥调节作用是通过分泌或释放激素来实现的，而激素是由内分泌细胞分泌的一种高效能的生物活性物质，它与神经系统相互配合，对人体的新陈代谢、生长发育、生殖及内脏生理活动等起着重要的调节作用，以维持机体内环境的稳定，使机体能更好地适应内、外环境的变化。

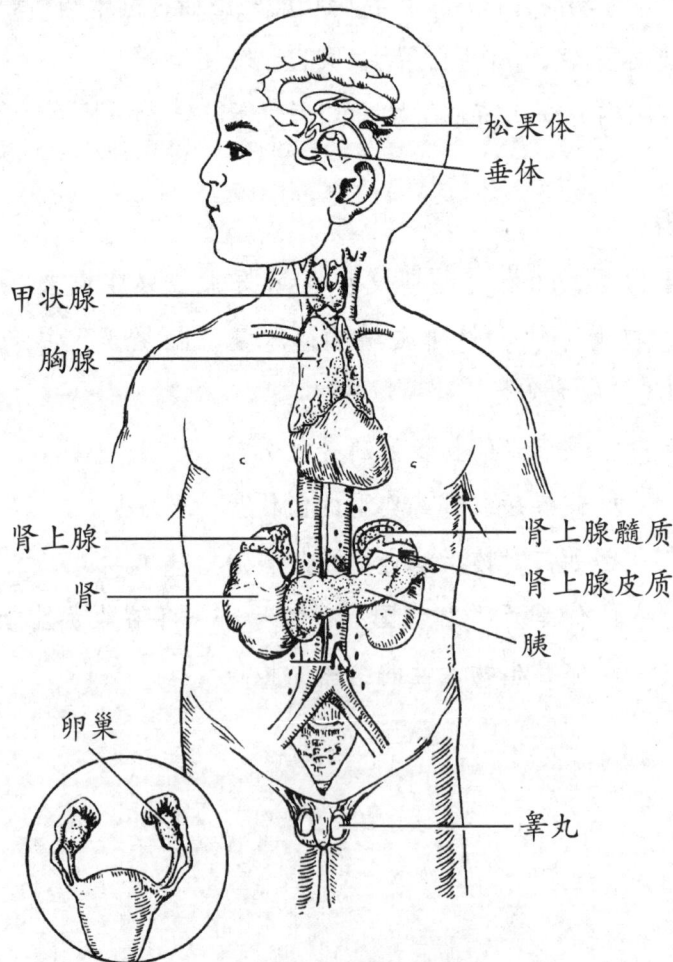

图11-1　内分泌系统概观

若内分泌系统各腺体和/或组织分泌异常可导致一些疾病，如侏儒症、呆小病（克汀病）、肢端肥大症、甲状腺功能亢进症、甲状腺功能减退症、糖尿病、高尿酸血症与痛风等。

任务 11-1　内分泌系统解剖生理概述

一、垂体

（一）垂体的位置、形态和结构

垂体位于颅底蝶骨体上的垂体窝内，上借漏斗与下丘脑相连。垂体呈椭圆形，重0.5g左右，是人体最重要的内分泌腺，可分泌或释放多种激素。根据发生与结构特点，垂体可分为腺垂体和神经垂体2个部分（图11-2）。

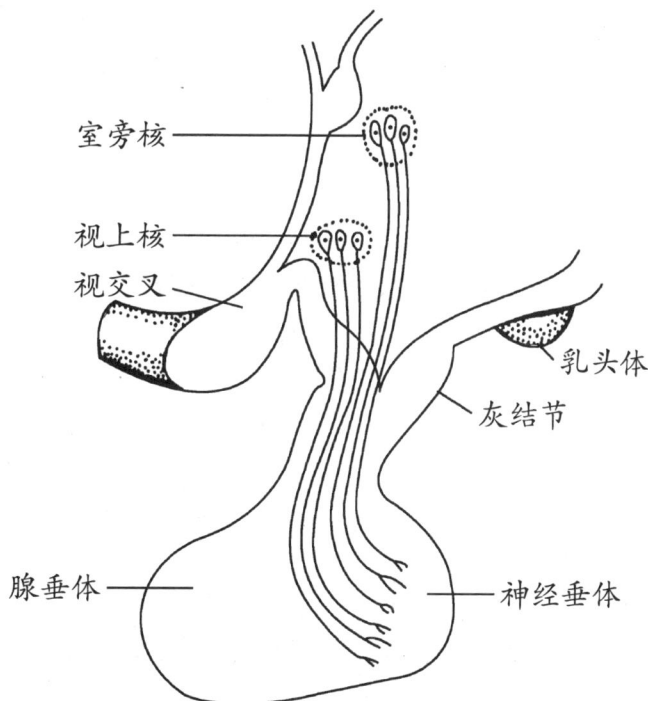

图11-2　垂体

1. 腺垂体　根据胞质嗜色性不同，腺垂体的腺细胞包括嗜酸性细胞、嗜碱性细胞和嫌色细胞。嗜酸性细胞能分泌生长激素和催乳激素；嗜碱性细胞能分泌促甲状腺激素、促肾上腺皮质激素、卵泡刺激素和黄体生成素；嫌色细胞无分泌功能（图11-3）。

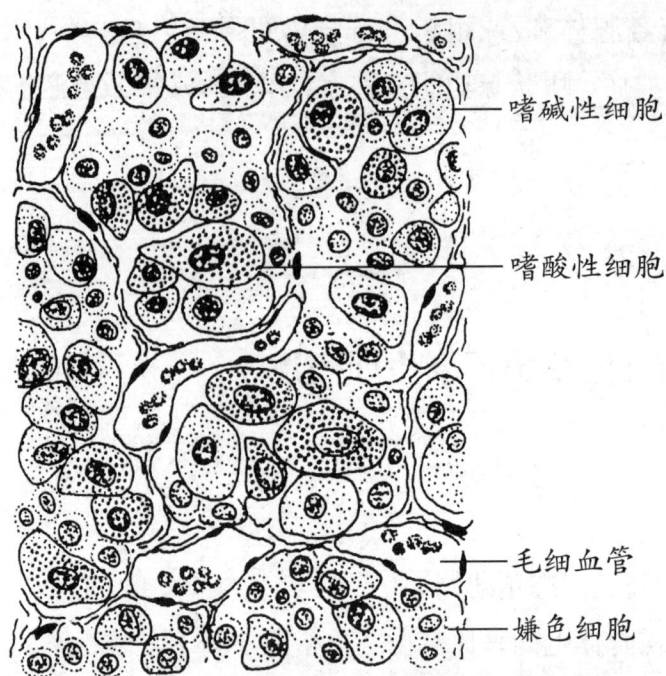

图11-3 腺垂体的微细结构

（图中标注：嗜碱性细胞、嗜酸性细胞、毛细血管、嫌色细胞）

2. 神经垂体　神经垂体由无髓神经纤维和神经胶质细胞构成。它自身不能合成激素，但能贮存和释放由下丘脑神经元合成的抗利尿激素和催产素。

（二）垂体激素的生理作用

1. 腺垂体激素

（1）生长激素：具有促进生长发育与调节物质代谢等作用，它对机体各组织器官作用广泛，特别是对骨骼、肌肉及内脏器官的作用显著。生长激素还能促进蛋白质的合成及脂肪的分解。

🔗 知识链接

生长激素分泌异常的后果

人若在幼年时期生长激素缺乏，会出现生长迟缓、身材矮小，通常身高为1.0~1.3m，称侏儒症；幼年时期若生长激素分泌过多，则可导致巨人症。成年人若生长激素分泌过多则导致肢端肥大症，表现为手足粗大，下颌突出等。

（2）催乳激素：促进乳腺生长发育和乳汁分泌。

（3）促激素：促甲状腺激素作用于甲状腺，促进甲状腺激素的合成和分泌；促肾上腺皮质激素作用肾上腺皮质，促使肾上腺皮质分泌糖皮质激素；卵泡刺激素作用于卵巢或睾丸，促进卵泡或精子的发育；黄体生成素在女性可促进排卵和黄体形成，在男性可刺激睾丸间质细胞分泌雄激素，故又称间质细胞刺激素。

2. 神经垂体激素

（1）抗利尿激素：又称血管升压素，其主要作用是促进远曲小管和集合管对水的重吸收，起抗利尿作用。

（2）催产素：又称缩宫素，使妊娠子宫平滑肌收缩，促进分娩和乳汁分泌。

二、甲状腺与甲状旁腺

（一）甲状腺

1. 甲状腺的位置、形态和结构　甲状腺位于颈前部及两侧，上达甲状软骨中部，下至第6气管软骨环。两侧叶分别贴于喉和气管上部的两侧，峡部多位于第2—4气管软骨环的前方。甲状腺是人体最大的内分泌腺，略呈"H"形，分左、右两个侧叶，中间以峡部相连（图11-4）。

甲状腺表面为薄层的结缔组织被膜，被膜深入实质内将其分成若干大小不等的小叶，每个小叶内由许多大小不等的圆形或椭圆形的甲状腺滤泡以及滤泡旁细胞等构成。滤泡上皮细胞能合成和分泌甲状腺激素。滤泡旁细胞能分泌降钙素（图11-5）。

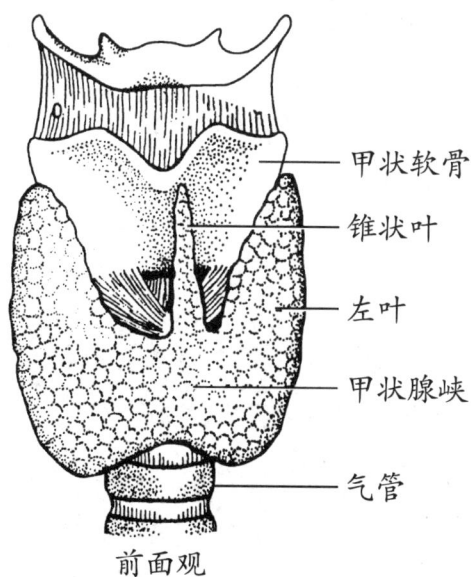

甲状软骨
锥状叶
左叶
甲状腺峡
气管

前面观

图11-4　甲状腺

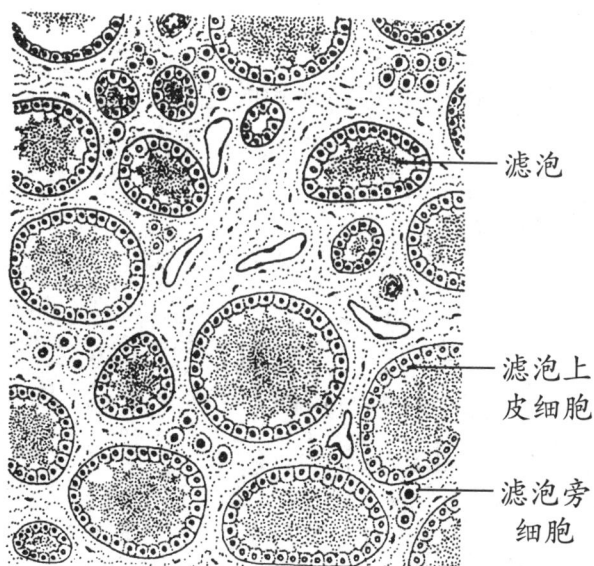

滤泡
滤泡上皮细胞
滤泡旁细胞

图11-5　甲状腺的微细结构

2. 甲状腺分泌激素的生理作用

（1）甲状腺激素的生理作用：甲状腺激素对全身各组织细胞几乎均有影响，但其主要作用是促进机体生长发育、提高神经兴奋性和促进机体的新陈代谢。

（2）降钙素的生理作用：降钙素的主要靶器官是骨和肾，能使血钙和血磷降低。

> **知识链接** ....
>
> 呆小病（克汀病）
>
> 　　若婴幼儿时期甲状腺的功能低下，会导致脑与长骨生长发育障碍，出现生长发育迟缓、智力低下、身材矮小等现象，临床上称为呆小病（克汀病）。

（二）甲状旁腺

1. 甲状旁腺的位置、形态和结构　甲状旁腺位于甲状腺侧叶的后方，上、下各1对；有时埋入甲状腺实质内（图11-6）。甲状旁腺呈扁椭圆形、棕黄色，似黄豆大小。构成甲状旁腺的腺细胞主要为主细胞，能分泌甲状旁腺激素。

2. 甲状旁腺激素的生理作用　甲状旁腺激素的靶器官也是骨和肾，具有升高血钙和降低血磷的作用；甲状旁腺激素与降钙素协调作用能维持血钙的稳定。

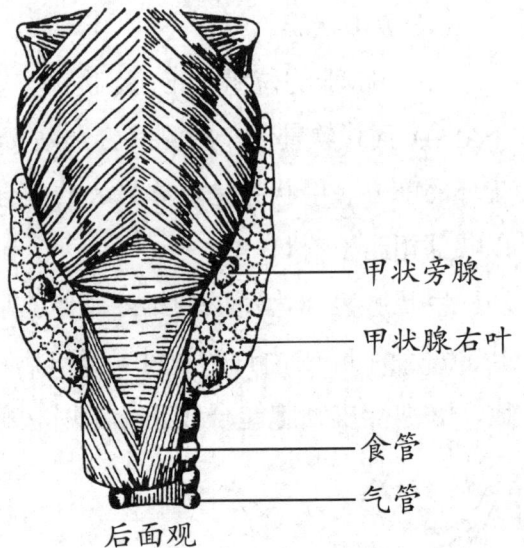

后面观

甲状旁腺
甲状腺右叶
食管
气管

图11-6　甲状旁腺

> **知识链接** ....
>
> 误切甲状旁腺的后果
>
> 　　临床上，如甲状腺手术时不慎误将甲状旁腺切除，机体无甲状旁腺激素分泌，可引起血钙降低，导致患者手足抽搐，肢体出现对称性痉挛和疼痛，严重者可引起窒息死亡。

三、肾上腺

（一）肾上腺的位置、形态和结构

1. 肾上腺的位置、形态　肾上腺为成对的实质性器官，位于腹膜之后，两肾的内上方，与肾共同包在肾筋膜内。两肾上腺的形态不同，左肾上腺呈半月形，右肾上腺呈三角形（图11-7）。

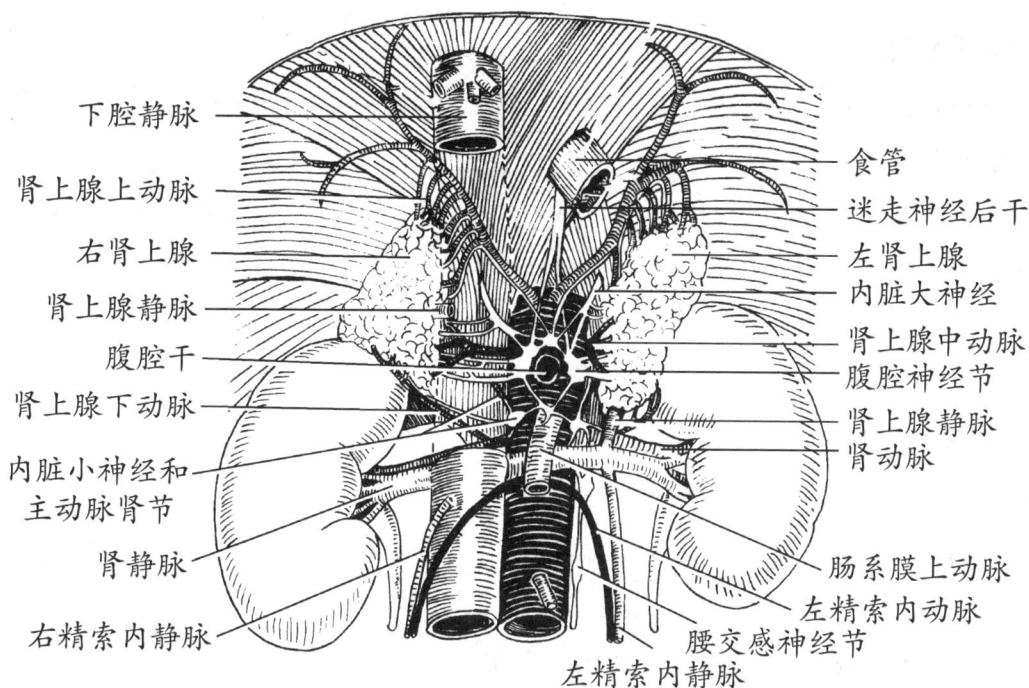

图11-7　肾上腺

2. 肾上腺的结构　肾上腺的表面为结缔组织被膜，内部的实质分为皮质和髓质2个部分（图11-8）。

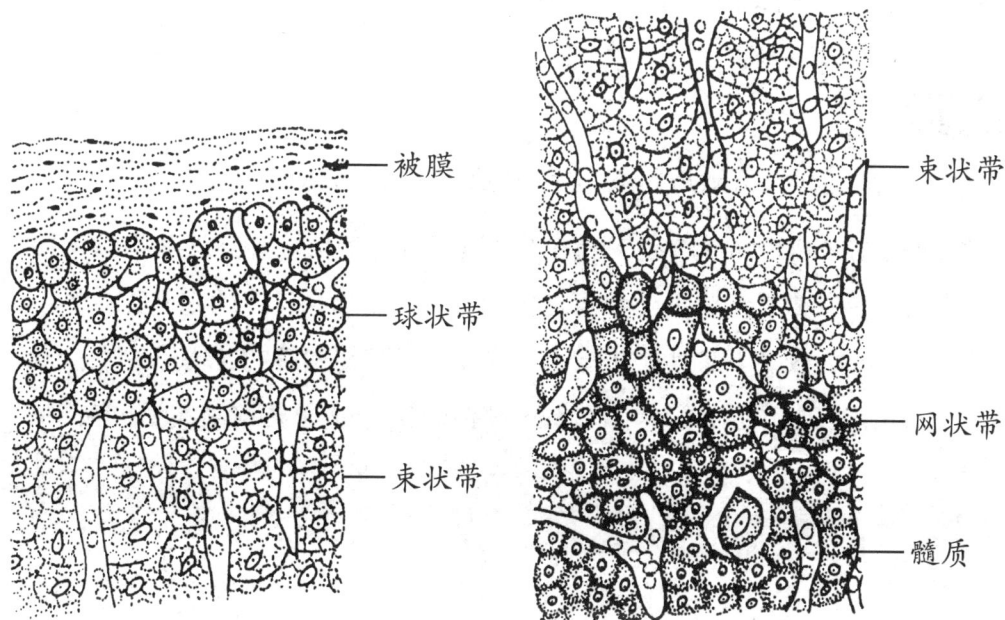

图11-8　肾上腺的微细结构

（1）肾上腺皮质：肾上腺皮质位于实质的周边，根据细胞形态和排列，皮质由外向内分为球状带、束状带和网状带3个部分（图11-8）。

1）球状带：位于皮质的浅层，细胞排列成环状或半环状的细胞团，球状带细胞分泌盐皮质激素。

2）束状带：位于皮质的中层，较厚，细胞单行或双行排列呈索状，束状带细胞分泌糖皮质激素。

3）网状带：位于皮质深层，细胞排列成索状并相互吻合成网，能分泌少量的雌激素和雄激素。

（2）肾上腺髓质：肾上腺髓质位于肾上腺的中央部，能分泌肾上腺素和去甲肾上腺素。

（二）肾上腺分泌激素的生理作用

1. 肾上腺皮质分泌激素的生理作用

（1）盐皮质激素：主要成分以醛固酮为主，主要参与体内水盐代谢的调节，它能促进肾远曲小管、集合管对钠的重吸收，增加钾的排出，钠的重吸收又增加水的重吸收。因此，盐皮质激素的作用是"保钠、保水、排钾"。

（2）糖皮质激素：主要为皮质醇。其可促使蛋白质和脂肪分解并转变成糖，还有抑制免疫应答及抗炎症等作用。

2. 肾上腺髓质分泌激素的生理作用　肾上腺素主要对心肌作用较强，能使心率加快，收缩力加强，心输出量增加，临床上常作为强心急救药；而去甲肾上腺素主要是缩血管作用较强，临床上常用作升压药。

🔗 知识链接 ·······························

使用糖皮质激素应注意的问题

在临床上，如果长期大量使用糖皮质激素，可反馈性地抑制腺垂体促肾上腺皮质激素的分泌，导致肾上腺皮质功能退化而萎缩。因此在停药过程中应逐渐减少糖皮质激素的剂量，使肾上腺皮质功能逐渐恢复，或用药期间定期给予促肾上腺皮质激素，防止肾上腺皮质发生萎缩。因此若要停止用药，必须是逐渐减量，禁止骤停。

四、胰岛

胰岛为胰腺的内分泌部，是分散在胰腺腺泡之间、大小不等的内分泌细胞群，属于内分泌组织。构成胰岛的主要细胞为α细胞、β细胞和δ细胞等。其中，β细胞分泌胰岛素，α细胞分泌胰高血糖素。

（一）胰岛素的生理作用

胰岛素的主要生理作用是调节物质代谢。此外，胰岛素还具有促进机体生长发育等作用。

1. 糖代谢的作用　胰岛素对糖代谢的作用最显著，是生理状态下唯一能降低血糖的激素。胰岛素是通过促进组织细胞对葡萄糖的摄取和氧化，促进肝糖原合成，促进葡萄糖转化为脂肪酸，抑制糖原分解和糖异生来影响糖代谢。

2. 脂肪代谢的作用　胰岛素对脂肪代谢的作用是促进其合成与贮存，抑制其分解，使血中游离脂肪酸减少。

3. 蛋白质代谢的作用　胰岛素通过多个环节促进蛋白质合成，抑制蛋白质的分解。

4. 对生长的作用　胰岛素是重要的促生长因子，可直接促进生长，但作用不显著，若与生长激素协同作用，促生长作用明显。

（二）胰高血糖素的生理作用

胰高血糖素的作用与胰岛素相反。胰高血糖素能促进肝糖原分解，减少肝糖原的合成及糖异生的作用，从而使血糖水平升高。

课堂互动

想一想：胰腺是内分泌腺吗？

任务 11-2　内分泌系统常见病症

一、甲状腺功能亢进症

（一）概述

各种原因引起循环血液中甲状腺激素过多而导致的以神经、循环、消化等系统兴奋性增高和机体代谢亢进为主要表现的一组临床综合征称为甲状腺毒症。由于甲状腺腺体本身功能亢进，甲状腺激素合成和分泌增加或因血浆甲状腺激素（T_3、T_4）水平增高所致的甲状腺毒症称为甲状腺功能亢进症，简称甲亢。

甲亢按病因分为毒性弥漫性甲状腺肿（突眼性甲状腺肿）、多结节性毒性甲状腺肿和自主高功能性甲状腺瘤，以毒性弥漫性甲状腺肿最常见。本病发病年龄以中青年女性最多见，20岁左右居多。临床上分为原发性和继发性两大类，原发性甲亢最常见，是一种自身免疫性疾病，继发性甲亢较少见，由结节性甲状腺肿转变而来。少数老年患者高代谢症状不典型，仅表现为乏力、心悸、畏食、抑郁、嗜睡、体重明显减轻，称为"淡漠型甲亢"。

甲亢有家族史，女性、受到精神创伤者和感染者发病率较高。虽然甲亢的发病原因与自身免疫、遗传因素有关，但环境因素也起到尤为重要的作用，环境因素包括：①感染，如感冒、扁桃体炎、肺炎等；②外伤、创伤等；③精神刺激，如精神紧张、忧虑等；④过度疲劳；⑤妊娠，早期可能诱发或加重甲亢；⑥碘摄入过多，食用含碘多的海产品如海带等、服用含碘多的药物如胺碘酮等。

（二）临床表现

典型表现主要为多食、消瘦、畏热、多汗、心悸等高代谢综合征，激动、多言、紧张、烦躁等神经和血管兴奋性增强，以及不同程度的甲状腺肿大和眼突、手颤、心脏杂音等为特征，严重的可出现甲亢危象、昏迷甚至危及生命。

（三）治疗

1. 非药物治疗

（1）保持营养均衡

1）控制碘的摄入：碘是合成甲状腺激素的主要原料，体内碘过量不仅可使合成的甲状腺激素增多，而且可损害甲状腺细胞，诱发或加重甲亢。为防止甲亢控制不良，患者应避免服用含碘的药物，如胺碘酮、聚维酮碘、西地碘等，并禁食富含碘食物如海带、紫菜、带鱼、墨鱼、海虾、海参和碘盐等。饮食保证一日三餐，应进高蛋白、高热量、高维生素食物，多食新鲜水果、蔬菜、蛋类、瘦肉、肝类等。患者出汗多，应保证足量饮水，戒烟戒酒，禁用浓茶、咖啡等兴奋性饮料。

2）给予充足的碳水化合物和脂肪，碳水化合物和脂肪可使蛋白质发挥其特有的生理功能。并给予充足的维生素，维生素利于调节生理功能，改善机体代谢，尤其是维生素B和维生素C，同时应给予充足的钙和铁。

3）适当控制富含纤维素的食物，甲亢患者常有腹泻现象，如过多供给富含纤维素的食物会加重腹泻。

（2）按时作息，睡眠充足，劳逸结合。

2. 药物治疗　甲亢的主要治疗药物是抗甲状腺药，如丙硫氧嘧啶、甲巯咪唑，其他治疗药物尚有碳酸锂，其可抑制甲状腺激素分泌，主要用于对抗甲状腺药和碘剂均过敏的患者，临时控制甲状腺毒症。

对甲亢初治患者、新生儿、儿童和20岁以下的患者，首选抗甲状腺药治疗，分为3个阶段：

（1）初治阶段：服药3个月如症状仍明显，应检查有无干扰因素，如不规律服药，服用碘剂，精神或感染应激等。

（2）减药阶段：当症状显著减轻，体重增加，心率下降至80~90次/min，T_3或T_4接近正常时，可根据病情每2~3周递减药量1次。一般在减药过程中，应定期随访临床表现，包括基础心率、体重、白细胞及T_4，必要时测促甲状腺激素。递减剂量不宜过快，尽量保持甲状腺功能正常和稳定，逐步过渡至维持阶段，一般需2~3个月。

（3）维持阶段：甲状腺功能在1~3个月内恢复正常后，改为维持量，为期1~1.5年，在不稳定而不愿采用其他方案者，维持阶段可延至2~3年或更长。在整个疗程中，务求避免间断服药，如有感染或精神因素等应激，宜随时酌增药量，待稳定后再进行递减。

二、甲状腺功能减退症

（一）概述

甲状腺功能减退症，简称甲减。甲减是由于甲状腺激素合成分泌不足，或甲状腺激素生理作用减弱导致的一种全身性疾病。若发生于胎儿或新生儿期称克汀病；若发生于性发育前期称幼年型甲减；若发生于成人称成年型甲减。此病女性多于男性，随着年龄增加，发病率呈上升趋势。甲减的病因多见于慢性淋巴细胞性甲状腺炎。

甲减按病变部位分为原发性甲减、中枢型甲减和甲状腺激素不敏综合征；按病变原因分为自身免疫损伤（最常见的是自身免疫性甲状腺炎）、甲状腺破坏（甲状腺术后）和抗甲状腺药物过量及碘过量等；按甲状腺功能减低的程度分为临床甲减和亚临床甲减。

（二）临床表现

甲减患者发病较为隐匿，患者典型症状是畏寒、乏力、嗜睡、记忆力减退、反应迟钝、头晕、头疼、耳鸣、肌肉无力、关节痛、少汗、畏食、腹胀、便秘，女性月经紊乱或者过多、不孕，男性阳痿、性欲减退等。本病典型体征为表情呆滞、眼睑水肿、声音嘶哑、听力障碍、面色苍白、毛发稀疏、唇厚舌大、皮肤粗糙干燥、心动过缓和血压低等。

（三）治疗

1. 替代治疗　本病需要用甲状腺制剂替代治疗，有的甚至是终身替代。对于早期轻型甲减患者采取以口服甲状腺片或左甲状腺素为主的终身替代治疗，每4~6周检测激素指标，根据检查结果调整L-T₄（左甲状腺素）剂量，直至到治疗的目标；对中、晚期重型甲减患者除口服甲状腺片或左甲状腺素外，还需给氧、输液、控制感染和控制心力衰竭等对症治疗。

2. 对症治疗 根据甲减患者实际情况进行，有贫血情况的患者可以补充铁剂、维生素B₁₂和叶酸等，若胃酸不足者可补充稀盐酸，但必须和甲状腺激素合用才有疗效。

三、糖尿病

（一）概述

糖尿病是由胰岛素绝对或相对不足引起的以慢性高血糖为特征的一组内分泌代谢障碍性疾病。其由胰岛素分泌缺陷和/或胰岛素作用缺陷所引起，以慢性高血糖伴脂肪、蛋白质、水和电解质的代谢障碍为特征。其类型包括：

1. 1型糖尿病（胰岛素依赖型） 自身免疫反应致胰岛β细胞损伤，引起绝对的胰岛素缺乏或分泌不足，血液中可测到自身抗体。

2. 2型糖尿病（非胰岛素依赖型） 约占糖尿病患者总数的95%，分为肥胖和非肥胖2种类型。主要由以下五方面异常而致高血糖：胰岛素分泌不足；胰岛素释放延迟；周围组织胰岛素作用损害；肝糖产生增加，肥胖引起某种程度的胰岛素抵抗；高热量饮食、精神紧张、缺少运动。

3. 妊娠糖尿病 是指妊娠过程中初次发现的任何程度的糖耐量异常。

4. 其他特殊类型糖尿病 包括某些基因变异引起胰岛细胞功能遗传性缺陷、胰岛素作用遗传缺陷、胰腺外分泌疾病（胰腺炎、胰腺创伤、胰腺手术、胰腺肿瘤）、内分泌病（生长激素、肾上腺皮质激素、胰高血糖素、肾上腺素分泌异常，可拮抗胰岛素的作用）、药物和化学品所致糖尿病、感染、营养不良造成人体的蛋白质摄入不足等各种继发性糖尿病。另外老年糖尿病包括60岁后发病和60岁前发病而延续到60岁后。绝大多数为2型糖尿病，仅极少为1型糖尿病。

（二）临床表现

1. 糖尿病的主要症状

（1）多饮、多尿：糖尿病血糖升高时，尿糖也升高，尿量增多。每昼夜尿量可达2 000~3 000ml。由于大量排尿导致水分丢失，患者感觉口干、口渴，饮水量随之增加。此时尿液的性状也会发生变化，如泡沫多、尿渍呈白色、发黏、衣服上尿渍干后发硬。

（2）多食：糖尿病因多种因素的共同作用，使葡萄糖的利用率降低、刺激饥饿中枢产生饥饿感，促使进食量增加。常表现为易饥饿、食欲旺盛，进食后也难有满足感，饥饿时可有恐惧感。

（3）消瘦与体重减轻：糖尿病在未得到控制时，多出现食欲亢进、多食，但由于胰岛素相对或绝对不足，严重影响糖、脂肪、蛋白质代谢；同时因多尿出现失水，可引起快速消瘦，体重下降可达几公斤甚至几十公斤。但需要指出的是，并非所有糖尿病患者都消瘦。早期轻症的2型糖尿病者，不仅无消瘦，还可能表现为肥胖，直到胰岛功能逐渐减退，"三多"症状出现，才会出现体重减轻，而此时患者血糖已呈中、重度升高。

以上为糖尿病患者的典型表现，即"三多一少"。

（4）其他：高血糖及神经末梢病变导致皮肤干燥及感觉异常，患者可出现皮肤瘙痒，女性患者常表现为外阴瘙痒。此外，有些患者还可以出现四肢麻木或酸痛、性欲减退、月经不调、阳痿不育、视力减退等。

2. 糖尿病的症状特点

（1）1型糖尿病：可归纳为① 任何年龄均可发病，但30岁前最为常见；② 起病急，多有典型的"三多一少"症状；③ 血糖显著升高，经常反复出现酮症；④ 血中胰岛素和C肽水平很低甚至检测不出；⑤ 患者胰岛功能基本丧失，需要终生应用胰岛素替代治疗；⑥ 此外，尚包括成人晚发自身免疫性糖尿病，发病年龄在20~48岁，患者消瘦，有"三多"症状，易出现大血管病变。

（2）2型糖尿病：特点有① 一般有家族遗传病史；② 起病缓慢，病情发展相对平稳，往往估计不出发病时间，即使发病也无任何症状，无症状的时间可达数年至数十年；③ 多数人肥胖、食欲好、精神体力与正常人并无差别，偶有疲乏无力，个别人可出现低血糖；④ 患者多在查体中被发现；⑤ 随着病程延长，血糖逐渐升高，可出现糖尿病慢性并发症。

3. 糖尿病并发症

（1）急性并发症

1）糖尿病酮症酸中毒：为最常见的糖尿病急性并发症，以高血糖、酮症和酸中毒为主要表现。临床症状典型表现为患者呼吸深快并有"烂苹果"气味。实验室检查：血糖（16.7~33.3mmol/L）、血酮体明显升高，尿糖强阳性、尿酮体强阳性。

2）高血糖高渗状态：实验室检查，血糖（33.3~66.8mmol/L）、血浆渗透压明显升高、尿糖强阳性、尿酮体阴性或弱阳。

3）感染：糖尿病患者易发生感染，以皮肤化脓性感染多见，如疖、痈等，女性患者易发生真菌性阴道炎。

4）低血糖：成人空腹血糖低于2.8mmol/L或糖尿病患者血糖≤3.9mmol/L可诊断为低血糖。患者可出现出汗、饥饿感、心慌、肌肉颤抖、面色苍白等表现，严重的可出现抽搐、昏迷甚至死亡。

（2）慢性并发症

1）大血管病变：是最严重且突出的并发症。易引发冠心病、出血性或缺血性脑血管病、肾动脉硬化等疾病，常死于心、脑血管动脉粥样硬化。

2）微血管病变：主要表现在肾、视网膜及心肌组织。其中，糖尿病肾病是1型糖尿病患者的主要死亡原因。视网膜病变是糖尿病患者失明的主要原因之一。

3）神经病变：周围神经病变最常见，肢端感觉异常。

4）糖尿病足：发病原因与下肢远端神经异常及不同程度周围血管病变相关的足部发生溃疡、感染和/或深层组织的破坏。是糖尿病患者截肢、致残的主要原因。

⑦ 课堂互动

说一说：糖尿病分哪几种类型？其主要症状是什么？

4. 糖尿病的诊断标准

（1）有糖尿病症状，并且任何时刻测血糖≥11.1mmol/L。

（2）空腹血糖≥7.0mmol/L。

（3）75g口服糖耐量试验2小时血糖≥11.1mmol/L。

符合上述标准之一，非同日重复上述检查，若仍符合三条标准之一即可诊断为糖尿病。

（三）糖尿病的治疗

糖尿病治疗的目标在于减轻症状并将并发症的发生发展风险降到最低，故糖尿病患者的血糖必须严格控制。

1. 非药物治疗 饮食治疗、体育锻炼、药物治疗、血糖监测和糖尿病健康教育是糖尿病治疗的五驾马车，其中非药物治疗是糖尿病治疗中的基础治疗措施。饮食治疗应做到个体化，严格控制热量、酒、盐、烟及脂肪摄入，并保证钙的摄入。糖化血红蛋白可作为近2~3个月内血糖控制的指标。

⑦ 课堂互动

说一说：糖尿病患者的饮食需要注意哪些？

标准体重的测量

　　每个人的标准体重，可参照公式："标准体重（kg）＝身高（cm）−105或标准体重（kg）＝［身高（cm）−100］×0.9；女性的标准体重应再减去2kg"来计算；也可根据年龄、性别、身高查表获得。算出标准体重后再依据每个人日常体力活动情况来估算出每千克标准体重热量需要量。根据标准体重计算出每日所需要热量后，还要根据患者的其他情况作相应调整。

　　2. 药物治疗　　降低血糖的药物或降血糖药的作用机制各异，优势不同，在选药上宜依据糖尿病的分型、体重、肥胖、血糖控制情况、并发症、药物敏感或抗药性、药品不良反应、个体差异等因素综合考虑。

　　（1）对1型糖尿病患者本身胰岛素分泌不足，可选用胰岛素注射给药，或与α-糖苷酶抑制剂阿卡波糖、双胍类降血糖药联合使用。

　　（2）对2型非肥胖型糖尿病患者在有良好的胰岛β细胞储备功能、无高胰岛素血症时可应用磺酰脲类降血糖药。

　　（3）对2型肥胖型糖尿病患者（体重超过理想体重10%），经饮食和运动治疗尚未达标者，尤其是伴有胰岛素抵抗、高脂血症、高甘油三酯血症、高密度脂蛋白水平低者可首选二甲双胍，用药3个月后体重可下降。

　　（4）糖尿病合并妊娠及妊娠糖尿病、糖尿病合并酮症酸中毒者、高渗性昏迷、乳酸性酸中毒、各种应激情况、严重慢性并发症、消耗性疾病应选用胰岛素注射。

　　（5）如单纯的餐后血糖高，而空腹和餐前血糖不高，则首选α-糖苷酶抑制剂（如阿卡波糖）；如餐后血糖升高为主，伴餐前血糖轻度升高，应首选胰岛素增敏剂；如空腹、餐前血糖高，不管是否有餐后血糖高，都应考虑用磺酰脲类、双胍类或胰岛素增敏剂。对2型糖尿病患者在餐后出现高血糖者，或1型糖尿病患者在与胰岛素联合应用，以控制餐后血糖，可选α-糖苷酶抑制剂阿卡波糖，尤其适用于老年人。

　　（6）对糖尿病合并肾病者可首选格列喹酮，格列喹酮不影响肾功能，肾脏排泄率不及5%，适用于糖尿病合并轻、中度肾功能不全者。另外提倡尽早合并应用胰岛素增敏剂。

　　（7）对糖尿病初发、青年发病、有酮症倾向、身体消瘦、空腹血糖>11.1mmol/L者，应尽早给予胰岛素治疗。

　　（8）2型糖尿病合并冠状动脉疾病：应接受羟甲戊二酰辅酶还原酶抑制剂（他汀

类）治疗；对所有2型糖尿病伴心血管病高危因素（高血压、吸烟、左心肥厚、55岁以上患者）均应接受阿托伐他汀、洛伐他汀、普伐他汀、辛伐他汀等治疗。

（9）老年患者，因为对低血糖的耐受能力差，不宜选用长效、强力降血糖药，而应选择服用方便、降血糖效果温和的降血糖药，如瑞格列奈。对儿童来讲，1型糖尿病用胰岛素治疗；2型糖尿病目前仅有二甲双胍被批准用于儿童。

（10）对糖尿病合并高血压者可首选合并应用血管紧张素转换酶抑制剂。

另外，还要充分考虑到患者服药的依从性，对于经常出差，进餐不规律的患者，选择每日服用1次的药物（如格列美脲）则更为方便、合适，依从性更好。

四、高尿酸血症与痛风

（一）概述

高尿酸血症是指在正常嘌呤饮食状态下，非同日两次空腹血尿酸水平，男性高于420μmol/L，女性高于360μmol/L。本病患病率受到各种因素的影响，与遗传、性别、年龄、生活方式、饮食习惯、药物治疗和经济发展程度等有关。

痛风是嘌呤代谢障碍所致的慢性代谢性疾病。多在40岁以上男性多发，并随着年龄增加患病率升高，女性患者多为绝经后发病。常在春、秋季节发病。

痛风临床上分为原发性和继发性2种。原发性可能由多基因遗传性疾病有关，继发性可与骨髓增生性疾病、肾脏疾病、药物、肾移植等因素有关。本病常由感染、酗酒、饮食习惯、外伤、手术及情绪激动等诱因引起。

（二）临床表现

1. 高尿酸血症　一般没有明显临床症状，只是在实验室检查结果中有增高。长期高尿酸会诱发痛风，是痛风的重要特征。

2. 痛风的临床表现

（1）无症状期：临床表现仅有高尿酸血症的波动性或持续性，此期可持续数年或终身不出现症状，但随年龄的增加，痛风的发病率可升高。

（2）急性期：急性痛风关节炎期。此期发病前无任何征兆，诱因为暴食高嘌呤食物、饮酒过度、受寒、劳累、手术、感染和情绪紧张等，这些诱因均可引起痛风急性发作，多在午夜或清晨突发起病，表现为关节剧痛，有撕裂、刀割样感，难以忍受；数小时内受累关节出现红、肿、热、痛和功能障碍等现象；最常见为单侧第1跖趾关节受累，其他常见受累关节主要为其他趾、踝、膝、肘、腕、指等，发作常呈自限性。

（3）痛风结节：为大小不一隆起的赘生物，表皮很薄，易引起皮肤破溃，排出白色的尿酸盐结晶，经久不愈。痛风结节的常见部位是尺骨鹰嘴、髌骨滑囊和跟腱等处关节周围，表现为反复发作，最典型的部位是耳郭。

（4）肾脏病变：主要有痛风性肾病、尿路结石和急性肾衰竭。痛风性肾病随着病情的发展可出现夜尿增多、持续性尿蛋白等，到晚期可出现肾衰竭，导致尿毒症；尿路结石即尿酸性尿路结石，表现为肾绞痛、尿路感染和血尿症状；急性肾衰竭多见于骨髓增生性疾病化疗或放疗时，大量尿酸结晶析出，阻塞肾小管，表现少尿、无尿现象，出现急性肾衰竭。

（三）治疗

1. 一般治疗

（1）饮食要低嘌呤、忌酒。

（2）要多饮水，促进尿酸排泄。

（3）要慎用抑制尿酸排泄药物。

（4）避免痛风的诱发因素和积极治疗相关疾病。

（5）患者在痛风急性关节炎期要绝对卧床，抬高患肢，避免负重。

（6）对化疗或放疗患者要严密监测尿酸水平。

2. 药物治疗

（1）降低尿酸药物：①抑制尿酸合成药物，包括别嘌醇和非布司他，适用于尿酸生成过多或不适合使用排尿酸药物的患者；②促进尿酸排泄药物，主要为苯溴马隆和丙磺舒，适用于间歇期、慢性期和肾功能正常的患者；③碱性药物，如碳酸氢钠可碱化尿液，使尿酸不易在尿液中结晶。

（2）急性期缓解症状药物：包括糖皮质激素、秋水仙碱和非甾体抗炎药，它们是治疗急性痛风性关节炎的一线药物，使用时应及早且足量，见效后逐渐减停。非甾体抗炎药包括吲哚美辛、双氯芬酸和依托考昔等。

实训 9　内分泌系统的观察、病例讨论

【实验目的】

1. 熟练掌握甲状腺、甲状旁腺、肾上腺、垂体的形态、位置和结构。

2. 学会甲状腺功能亢进症、甲状腺功能减退症、糖尿病和痛风的病因分析、临床表现及治疗原则。

【实验材料】

1. 显示内分泌腺的童尸标本或模型、喉模型（带甲状腺和甲状旁腺）。

2. 保留垂体和松果体的脑标本或模型。

3. 保留肾上腺的肾标本或模型；胰腺显示胰岛标本或模型。

4. 内科病房或学校模拟病房，甲亢、甲减、糖尿病和痛风的相关视频。

【实验内容与方法】

1. 利用显示内分泌腺的童尸标本或模型、喉模型来观察甲状腺和甲状旁腺的位置、形态及甲状腺与喉的关系、甲状旁腺的数量及与甲状腺的位置关系。

2. 利用保留垂体和松果体的脑标本或模型来观察垂体的位置和形态。

3. 利用保留肾上腺的肾标本或模型观察肾上腺的位置、形态及与肾位置的关系；利用胰腺显示胰岛标本或模型观察胰岛的形态和位置。

4. 在教师的指导下观看甲亢、甲减、糖尿病和痛风的相关视频；参观内科病房或学校模拟病房，然后由教师结合典型甲亢、甲减、糖尿病和痛风病例组织学生讨论其病因、临床表现和治疗。

● ⋯⋯ 小结 ⋯⋯⋯⋯⋯⋯⋯⋯⋯⋯⋯⋯⋯⋯⋯⋯⋯⋯⋯

1. 内分泌系统由内分泌腺、内分泌组织和内分泌细胞组成。

2. 垂体位于颅底蝶骨体上的垂体窝内，可分为腺垂体和神经垂体。

3. 甲状腺能分泌甲状腺激素和降钙素，前者具有促进生长发育和新陈代谢、提高神经兴奋性等作用，后者具有降低血钙等作用。

4. 甲状旁腺能分泌甲状旁腺激素，具有保钙排磷的作用。

5. 肾上腺皮质能分泌盐皮质激素、糖皮质激素等；肾上腺髓质能分泌肾上腺素和去甲肾上腺素。

6. 胰岛主要分泌胰岛素和胰高血糖素，胰岛素能降低血糖，胰高血糖素能升高血糖。

7. 甲状腺功能亢进症，简称甲亢。是由于甲状腺腺体本身功能亢进，引起的甲状腺激素分泌过多而导致的以高代谢、甲状腺肿大和突眼等为主要特征的一组临床综合征。

8. 甲状腺功能减退症，简称甲减。是由于甲状腺激素合成分泌不足，或甲状腺激素生理作用减弱导致的一种全身性疾病。患者典型症状表现畏寒、乏力、嗜睡、记忆力减退、反应迟钝、头晕、头疼、耳鸣、肌肉无力、关节痛等。

9. 糖尿病是一组由多种病因引起的以高血糖为特征的代谢障碍性疾病。高血糖则是由胰岛素分泌缺陷和/或胰岛素作用缺陷所引起。典型症状为"三多一少"。

10. 高尿酸血症与痛风，是一组代谢性疾病。本病是由于嘌呤代谢障碍和/或因尿酸排泄不良导致血尿酸增加而引起。高尿酸血症是痛风的重要特征。

● ···· 思考与练习 ·····························

1. 人体主要的内分泌腺有哪些？

2. 患者，女，45岁，一段时间来出现怕热、多汗、食量过多、失眠伴心悸等症状。查体：眼稍突，甲状腺Ⅱ度肿大，心率122次/min，律齐，双手细颤。根据你所学知识，该患者可能患有哪种疾病，如何进一步诊断，并说明其治疗原则。

3. 糖尿病的典型症状有哪些？

4. 简述甲状腺功能减退症的临床表现。

5. 简述高尿酸血症与痛风的药物治疗。

（潘书言）

项目十二
神经系统解剖生理及常见病症

学习目标

- 熟悉神经系统的组成，脑和脊髓的位置、形态和结构；失眠症、痴呆、焦虑症的病因、临床表现及治疗原则。
- 了解周围神经系统的组成；脊神经丛的位置和主要分支；各脑神经的名称；内脏神经的分部。
- 具有应用神经系统相关解剖生理知识解释相关临床病症的能力。

🔄 学前导语

患者，女，29岁，近1年来情绪低落、精神萎靡，对生活失去兴趣，不愿与人交往，时常感叹做人无趣，想结束自己的生命；遇事缺乏信心，每天总是在消沉沮丧中度过；人也逐渐变得懒惰，焦虑不安，敏感多疑，寡言少语，思维迟滞；伴有月经失调和厌食、消瘦。家人曾陪其到医院进行检查，未发现器质性病变。

请问：1. 该患者的初步诊断是什么？

2. 如何对该疾病进行预防和治疗？

3. 你对尊重生命、生命至上是如何理解的？

任务 12-1　神经系统解剖生理概述

神经系统是人体结构和功能最复杂的系统。神经系统在人体功能调节中起主导作用，它既可以控制和调节体内各系统的功能，使之互相联系、互相配合，又可以对体内、外各种环境变化做出反应，从而维持机体内环境的相对稳定。

神经系统按其所在位置分为中枢神经系统和周围神经系统（图12-1）。中枢神经系统包括脑和脊髓，分别位于颅腔和椎管内；周围神经系统包括脑神经、脊神经和内脏神经，脑神经与脑相连，脊神经与脊髓相连，内脏神经通过脑神经和脊神经附于脑和脊髓。

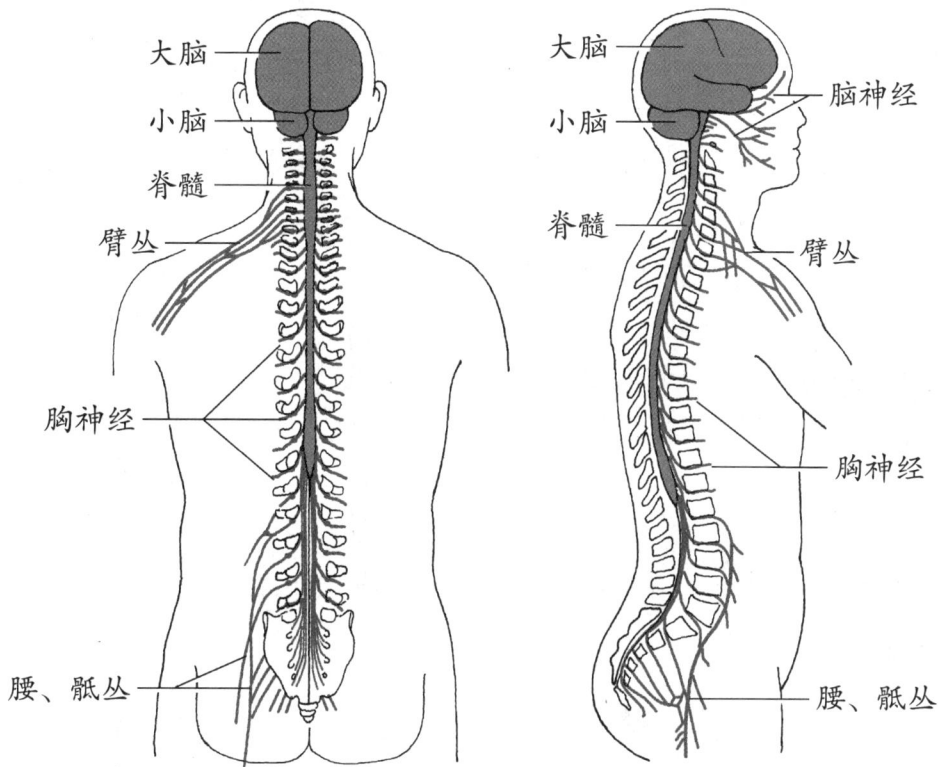

图12-1　神经系统概况

神经系统的基本活动方式是反射。神经系统在调节机体活动时，对内、外环境的刺激做出的反应，称反射。反射活动的结构基础是反射弧，包括感受器、传入（感觉）神经、中枢、传出（运动）神经和效应器（图12-2）。临床上常用检查反射的方法来诊断神经系统的疾病。

⊘ **课堂互动**

做一做：叩击髌韧带会有什么反应？

在神经系统中，不同部位的神经元胞体和突起有不同的集聚方式。在中枢神经系统内，神经元胞体和树突聚集处，在新鲜标本上色泽灰暗，称灰质，大脑和小脑表面的灰质，称皮质。在中枢神经系统内，神经纤维集聚处，色泽白亮，称白质，大脑和小脑内部的白质，称髓质。形态和功能相同的神经元胞体聚集形成的团块，在中枢神经系统内，称神经核；在周围神经系统内，称神经节。在中枢神经系统内，起止、行程和功能相同的神经纤维聚集成束，称纤维束。在周围神经系统内，由不同功能的神经纤维聚集成束，并被结缔组织包裹形成圆索状的结构，称神经。在中枢神经系统内，由灰质和白质混杂而形成的结构，称网状结构，即神经纤维交织成网，灰质团块散在其中。

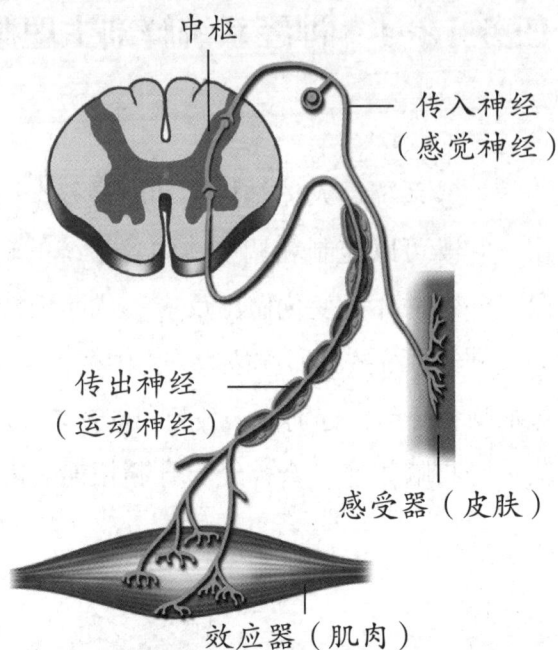

图12-2　反射弧示意图

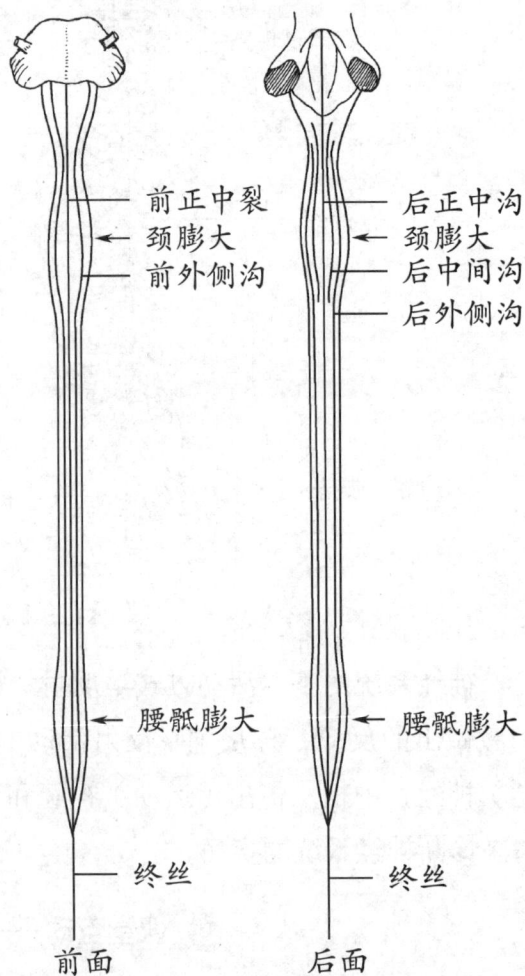

图12-3　脊髓外形

一、中枢神经系统

（一）脊髓

1. 脊髓的位置和外形　脊髓位于椎管内，上端在枕骨大孔处与延髓相连，下端在成人平第1腰椎下缘，新生儿约平第3腰椎下缘。

脊髓呈前后略扁的圆柱形，全长粗细不等，有两处膨大，即颈膨大和腰骶膨大。脊髓末端变细呈圆锥状，称脊髓圆锥，其向下延续为一条无神经组织的细丝，称终丝。在脊髓圆锥下方，腰、骶、尾神经根围绕终丝形成马尾（图12-3）。

脊髓表面有6条纵行的沟裂。前面正中的深沟为前正中裂；后面正中的浅沟为后正中沟。在脊髓的两侧，还有左右对称的前外侧沟和后外侧沟。

脊髓两侧连有神经根，经前外侧沟穿出的为前根，由运动神经纤维组成；经后外侧沟进入的为后根，由感觉神经纤维组成（图12-4）。脊神经共有31对。与每1对脊神经相连的一段脊髓，称一个脊髓节段。因此，脊髓有31个节段，即颈段8节、胸段12节、腰段5节、骶段5节和尾段1节。

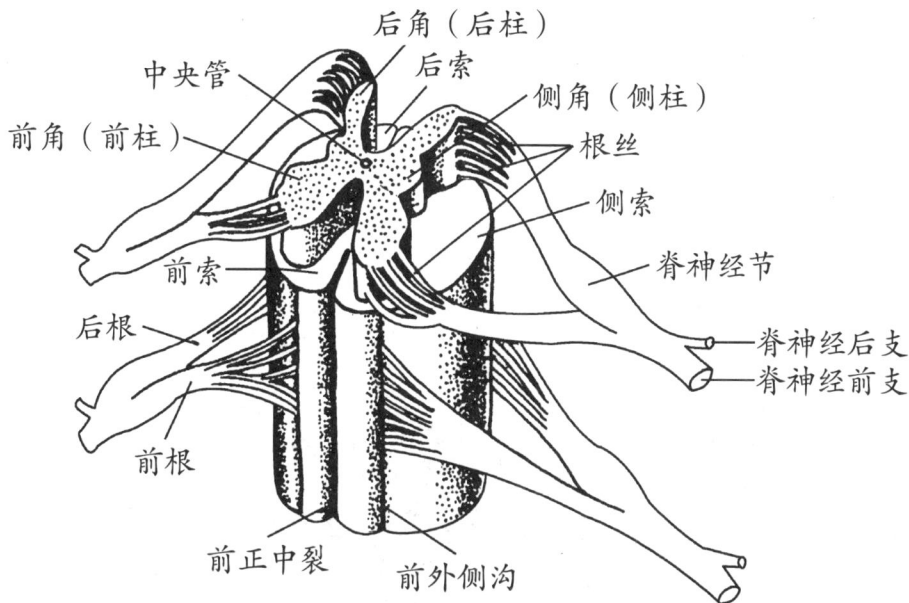

图12-4　脊髓结构示意图

2. 脊髓的内部结构　脊髓各节段的内部结构大致相似，脊髓中央有一管，称中央管，在横切面上，可见到中央管周围有呈蝶形或"H"形的灰质，灰质的周围为白质（图12-4）。

（1）灰质：灰质纵贯脊髓全长，每侧灰质分别向前方和后方伸出前角（柱）和后角（柱），在脊髓的第1胸节至第3腰节的前、后角之间还有向外侧突出的侧角（柱）。

1）前角：前角主要由运动神经元的胞体构成，其轴突组成前根，支配躯干和四肢的骨骼肌。

2）后角：后角主要由联络神经元胞体构成，接受由后根传入的感觉冲动。

3）侧角：侧角内含有交感神经元胞体，它发出的轴突随脊神经前根出椎管。在脊髓的第2—4骶节，虽无侧角，但在前角的基底部，相当于侧角的部位，含有副交感神经元胞体，称骶副交感核，它发出的轴突也随脊神经前根出椎管。由侧角或骶副交感核内神经元发出的轴突随脊神经前根出椎管后，支配平滑肌、心肌的运动和腺体的分泌。

（2）白质：位于灰质的周围，每侧白质又被脊髓的纵沟分为3个索。前正中裂和前外侧沟之间的白质为**前索**；后正中沟和后外侧沟之间的白质为**后索**；前、后外侧沟之间的白质为**外侧索**。各索由传导神经冲动的上、下行纤维束构成。

3. 脊髓的功能

（1）传导功能：脊髓通过上行纤维束，将脊神经分布区的各种感觉冲动传至脑；同时，脊髓又通过下行纤维束接受脑的调控。

（2）反射功能：脊髓是某些反射的低级中枢，如排便反射和髌反射等。

（二）脑

脑位于颅腔内，可分为端脑、间脑、小脑和脑干4个部分（图12-5），脑干自上而下由中脑、脑桥和延髓组成。

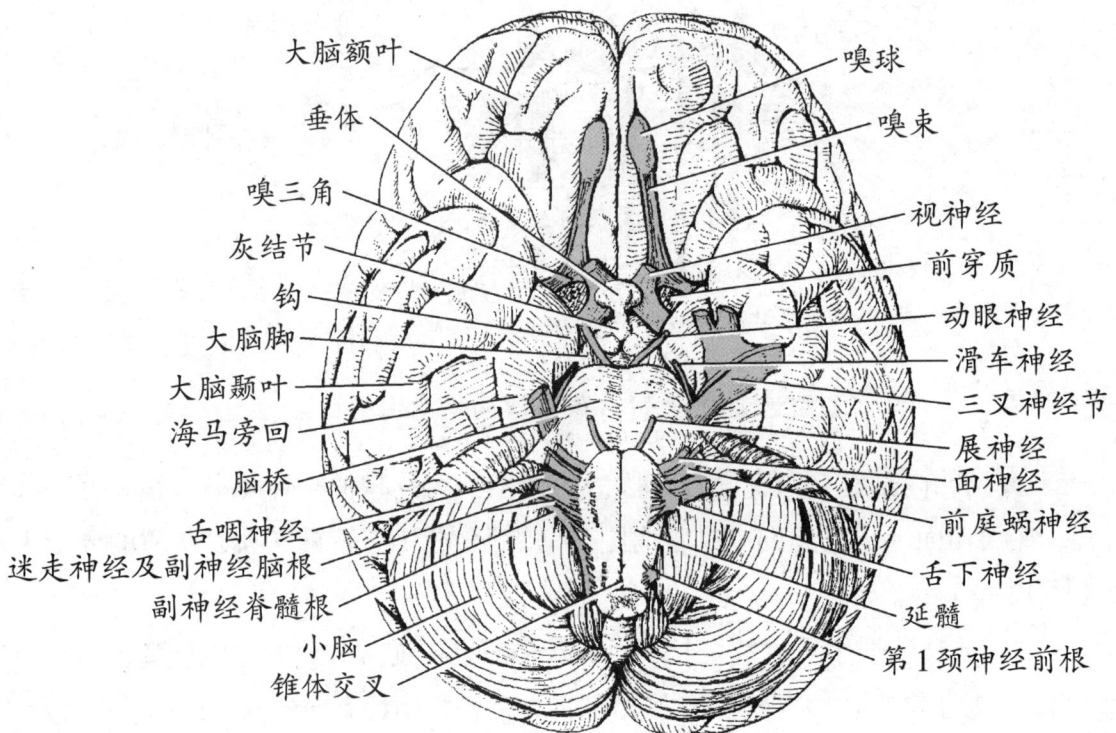

图12-5　脑的底面

课堂互动

指一指：在模型上指出脑的构成。

1. 脑干　脑干上接间脑，下在枕骨大孔处续于脊髓，背侧与小脑相连（图12-6和图12-7）。中脑内有一狭窄的管道为中脑水管。

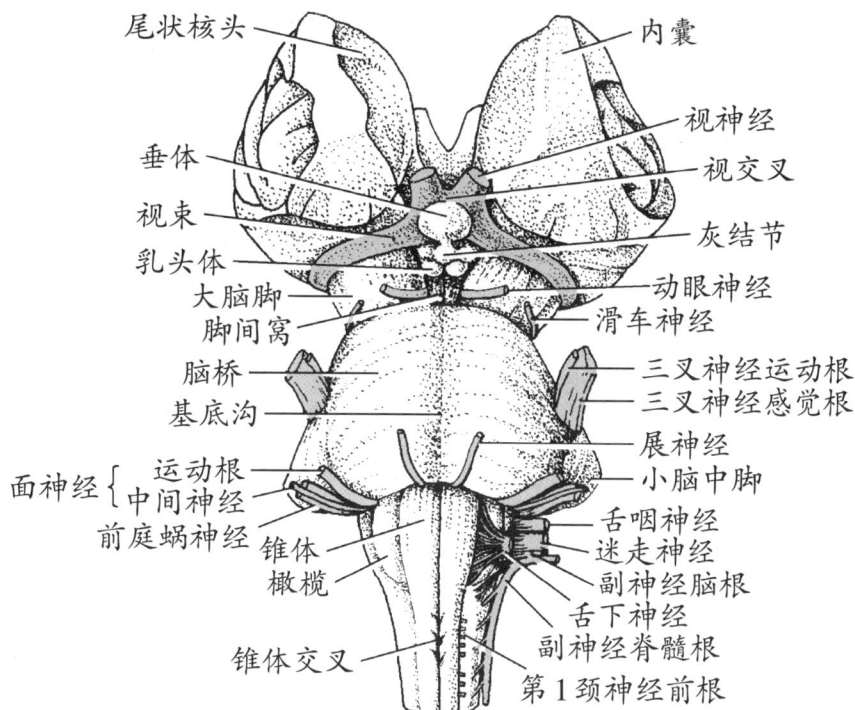

图12-6　脑干（腹侧面）

图中标注（腹侧面）：
尾状核头　内囊　视神经　视交叉　灰结节　动眼神经　滑车神经　三叉神经运动根　三叉神经感觉根　展神经　小脑中脚　舌咽神经　迷走神经　副神经脑根　舌下神经　副神经脊髓根　第1颈神经前根
垂体　视束　乳头体　大脑脚　脚间窝　脑桥　基底沟　面神经{运动根　中间神经　前庭蜗神经}　锥体　橄榄　锥体交叉

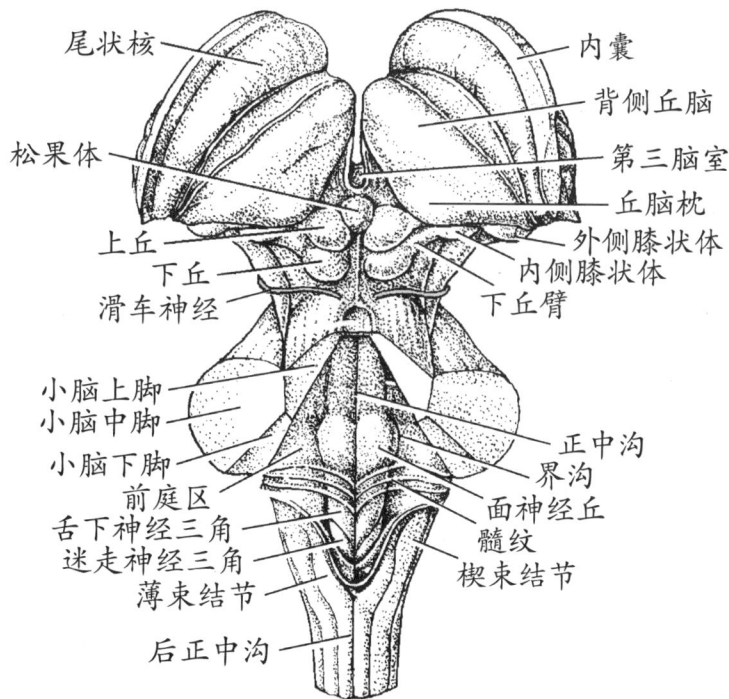

图12-7　脑干（背侧面）

图中标注（背侧面）：
尾状核　内囊　背侧丘脑　第三脑室　丘脑枕　外侧膝状体　内侧膝状体　下丘臂　正中沟　界沟　面神经丘　髓纹　楔束结节
松果体　上丘　下丘　滑车神经　小脑上脚　小脑中脚　小脑下脚　前庭区　舌下神经三角　迷走神经三角　薄束结节　后正中沟

（1）脑干的外形

1）腹侧面：延髓，位于脑干的最下部，腹侧面正中有与脊髓相续的前正中裂，其两侧各有一纵行隆起，称锥体，锥体的下方形成锥体交叉。延髓向上借横行的延髓脑桥沟与脑桥分界。

脑桥，脑桥腹侧面宽阔而膨隆，称脑桥基底部。基底部正中有一纵行浅沟，称基底沟，有基底动脉通过。脑桥外侧逐渐变窄，借小脑脚与背侧的小脑相连。

中脑，位于脑干的最上部。两侧粗大的柱状结构，称大脑脚，两脚之间的凹窝为脚间窝。

2）背侧面：在延髓背侧面的上部和脑桥背侧面共同形成菱形凹陷，称菱形窝，构成第四脑室底。

中脑的背侧面有2对隆起，上方的1对称上丘，参与视觉反射；下方的1对称下丘，参与听觉反射。

脑神经共有12对，与脑干相连的有10对，其中与中脑相连的有动眼神经和滑车神经；与脑桥相连的有三叉神经、展神经、面神经和前庭蜗神经；与延髓相连的有舌咽神经、迷走神经、副神经和舌下神经。

（2）脑干内部结构：脑干内部结构由灰质、白质和网状结构组成。

1）灰质：脑干的灰质由于神经纤维左右交叉，使灰质分散成许多团块，称神经核，其中与脑神经相连的，称脑神经核；不与脑神经相连的，称非脑神经核。

2）白质：主要由上、下行纤维束构成。

3）网状结构：在脑干的中央区域，由纵横纤维交织成网，内散布着大小不等的神经细胞团块。

（3）脑干的功能

1）传导功能：大脑皮质与小脑、脊髓相互联系的上、下行纤维束都要经过脑干，故脑干具有传导神经冲动的功能。

2）反射功能：脑干内有许多反射中枢。如中脑内的瞳孔对光反射中枢、脑桥内的角膜反射中枢以及延髓内管理心血管运动和呼吸运动的"生命中枢"等。

3）网状结构的功能：有维持大脑皮质觉醒、调节骨骼肌张力和调节内脏活动等功能。

2. 小脑

（1）小脑的位置和外形：小脑位于颅后窝内，在延髓和脑桥的背侧，借小脑脚与脑干相连。小脑与脑干之间的腔隙为第四脑室。

小脑两侧膨隆的部分，称小脑半球，中间窄细的部分，称小脑蚓。小脑半球下面近枕骨大孔处的膨出部分，称小脑扁桃体。当颅内压增高时，小脑扁桃体可嵌入枕骨大孔压迫延髓，形成枕骨大孔疝或称小脑扁桃体疝，危及生命（图12-8，图12-9）。

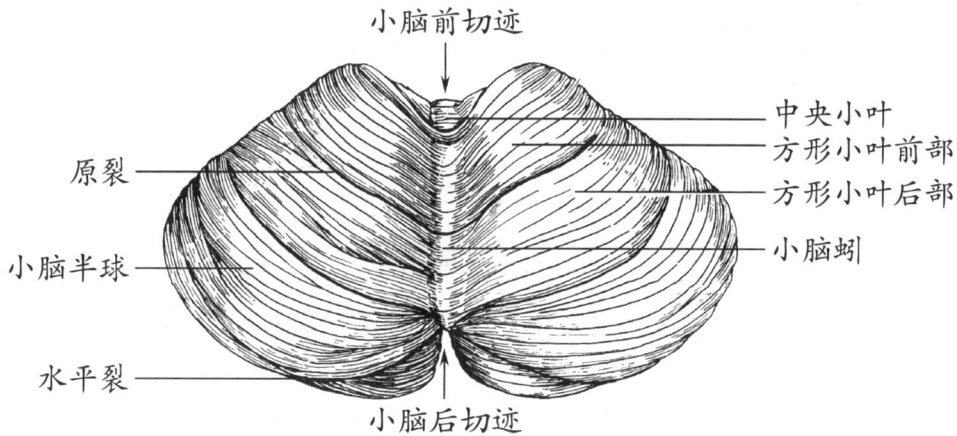

图12-8 小脑（上面）

小脑前切迹
中央小叶
方形小叶前部
方形小叶后部
小脑蚓
原裂
小脑半球
水平裂
小脑后切迹

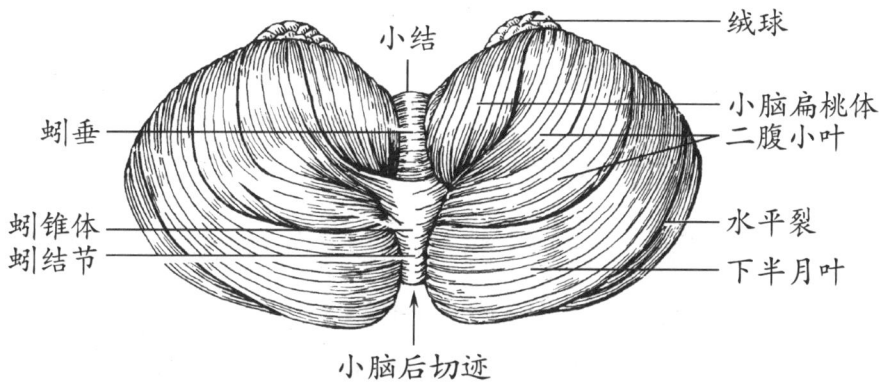

图12-9 小脑（下面）

小结
绒球
蚓垂
小脑扁桃体
二腹小叶
蚓锥体
蚓结节
水平裂
下半月叶
小脑后切迹

（2）小脑的内部结构：小脑表面的灰质，称小脑皮质；深面的白质，称小脑髓质。小脑髓质内有数对灰质核团，称小脑核。

（3）小脑的功能：小脑具有维持身体平衡、调节肌张力和协调骨骼肌运动等功能。

3. 间脑　间脑位于中脑和端脑之间，主要由背侧丘脑、下丘脑和后丘脑等组成。

（1）背侧丘脑：简称丘脑，是间脑背侧的1对卵圆形灰质核团块，外邻内囊，内邻第三脑室。

（2）下丘脑：位于背侧丘脑的前下方，包括视交叉、灰结节、乳头体等结构，灰结节向下移行为漏斗，漏斗连有垂体（图12-10）。

下丘脑结构较复杂，内有多个核群，其中最重要的有位于视交叉上方的视上核和位于第三脑室侧壁的室旁核，两核均能分泌抗利尿激素和催产素，经漏斗运至神经垂体贮存。

下丘脑是调节内脏活动的较高级中枢，对内分泌、体温、摄食、水盐平衡和情绪反应等也起重要的调节作用。

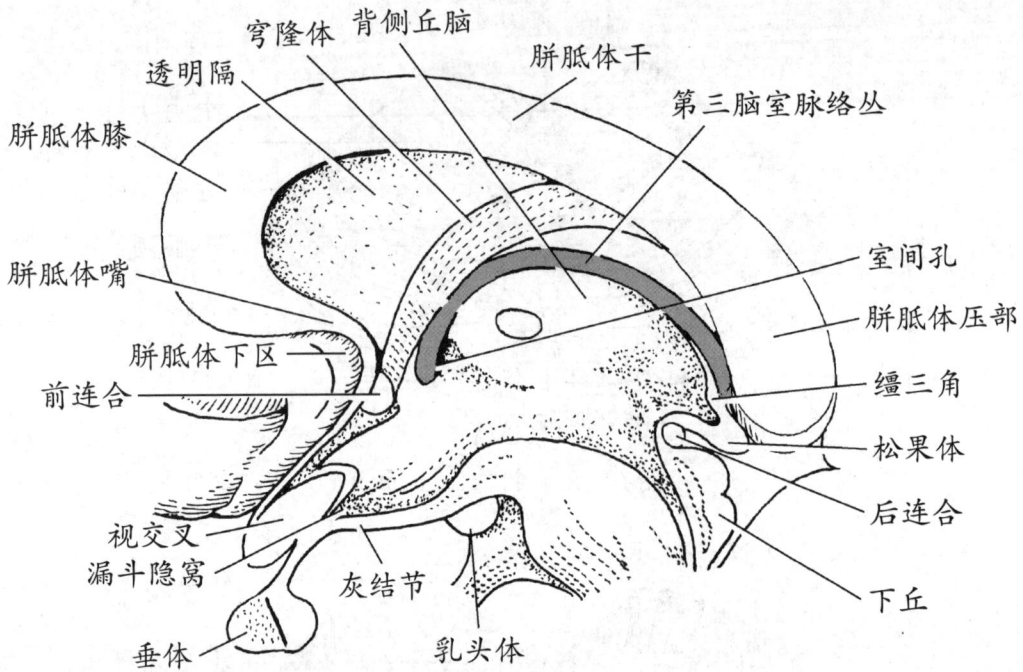

图12-10　下丘脑

（3）第三脑室：为两侧丘脑和下丘脑之间的矢状窄隙，其前借室间孔与大脑半球内的侧脑室相通，后借中脑水管与第四脑室相通。

4. 端脑　端脑由左、右大脑半球借胼胝体连接而成。两侧大脑半球之间被大脑纵裂隔开；大脑半球与小脑之间隔有大脑横裂。大脑半球表面的灰质，又称大脑皮质；皮质深面的白质为大脑髓质，髓质内埋藏着一些灰质团块，称基底核。大脑半球内的腔隙，称侧脑室。

（1）大脑半球的外形及分叶：大脑半球表面凸凹不平，凹陷处为大脑沟，沟之间的隆起为大脑回。每侧大脑半球分为上外侧面、内侧面和下面，并借3条叶间沟分为5个叶（图12-11和图12-12）。

1）大脑半球的叶间沟：外侧沟在大脑半球的上外侧面，起于半球下面，行向后上方；中央沟也在大脑半球的上外侧面，自半球上缘中点稍后，斜向前下；顶枕沟位于半球内侧面后部，自下斜向后上。

2）大脑半球的分叶：额叶在外侧沟之上，中央沟之前的部分；顶叶在中央沟之后，顶枕沟之前的部分；颞叶在外侧沟以下的部分；枕叶位于顶枕沟后方；岛叶位于外侧沟的深部。

3）大脑半球重要的沟回：上外侧面主要有中央前沟、中央前回，额上、下沟，额上、中、下回，中央后沟、中央后回，颞横回、颞上回；内侧面主要有扣带回、中央旁小叶、距状沟等。

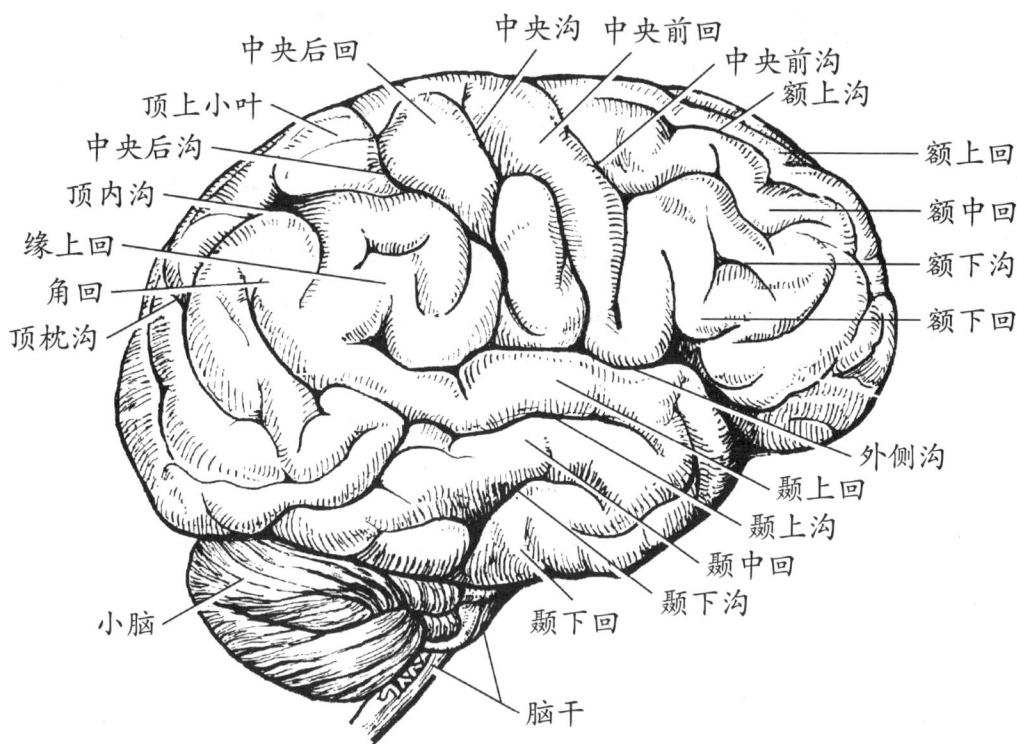

图12-11 大脑半球(上外侧面)

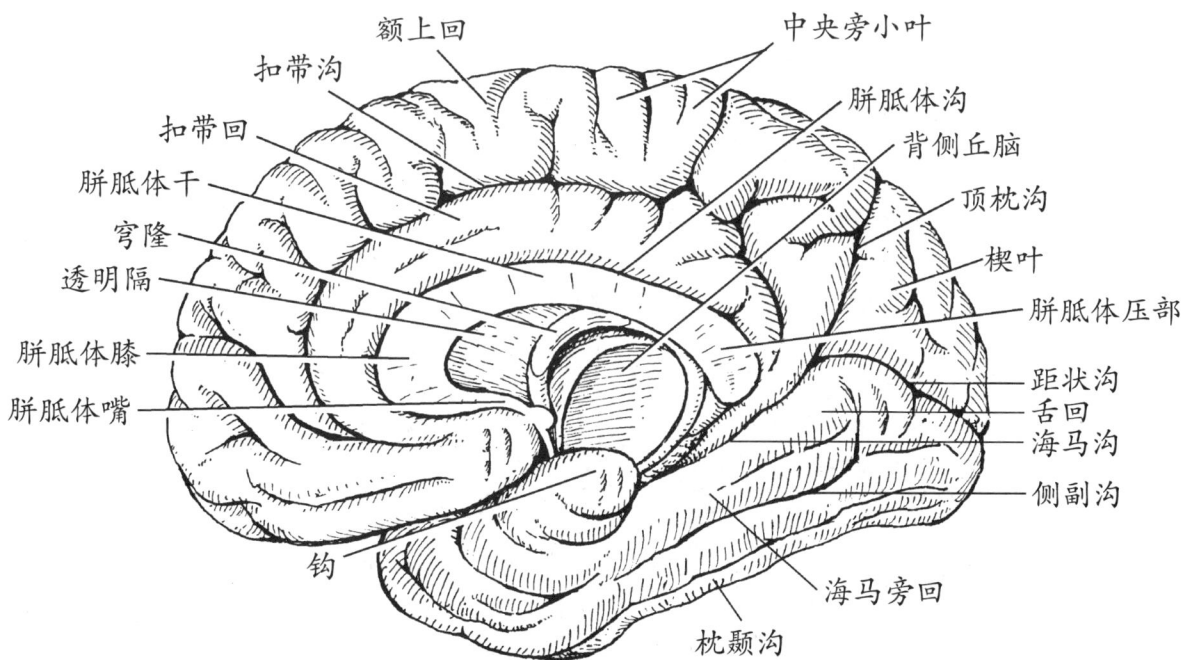

图12-12 大脑半球(内侧面)

(2)大脑半球的内部结构

1)大脑皮质的功能定位:大脑皮质是中枢神经系统发育最复杂和最完善的部位,也是运动、感觉的最高中枢及语言、思维的物质基础。人类在进化过程中,在大脑皮质的不同部位，逐渐形成对某些反射活动的相对集中区，称大脑皮质的功能定位（图12-13）。

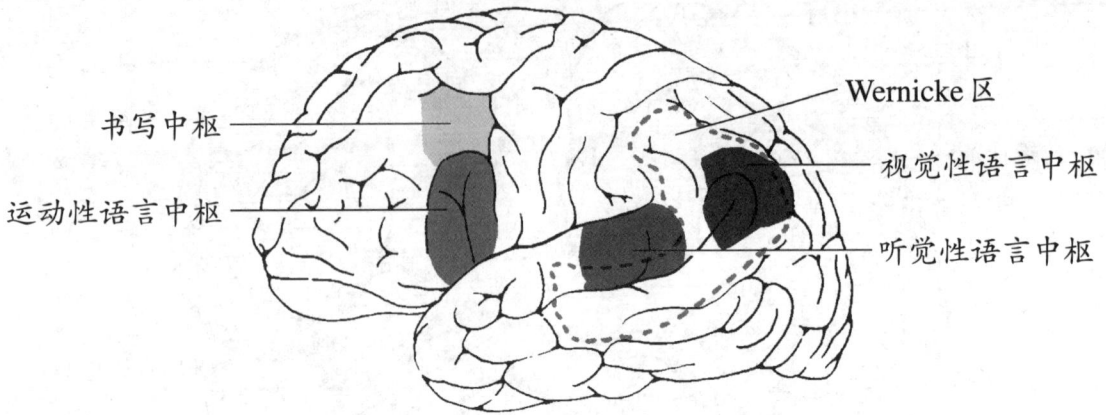

图12-13　左侧大脑半球的语言中枢

躯体运动区：位于中央前回和中央旁小叶的前部，管理对侧半身的骨骼肌运动。

躯体感觉区：位于中央后回和中央旁小叶的后部，接受对侧半身的感觉纤维。

视区：位于距状沟两侧的皮质。

听区：位于颞横回。

语言中枢：是人类所特有的皮质区，包括听、说、读和写4个语言中枢。

在长期进化过程中，人类左右两侧大脑半球在功能上有所分工，一般左侧半球在语言功能上占优势，右侧半球在音乐欣赏、空间辨认等方面占优势。

2）基底核：为埋藏在大脑髓质内的灰质团块，包括尾状核、豆状核和杏仁体等（图12-14），其在调节躯体运动中起重要作用。

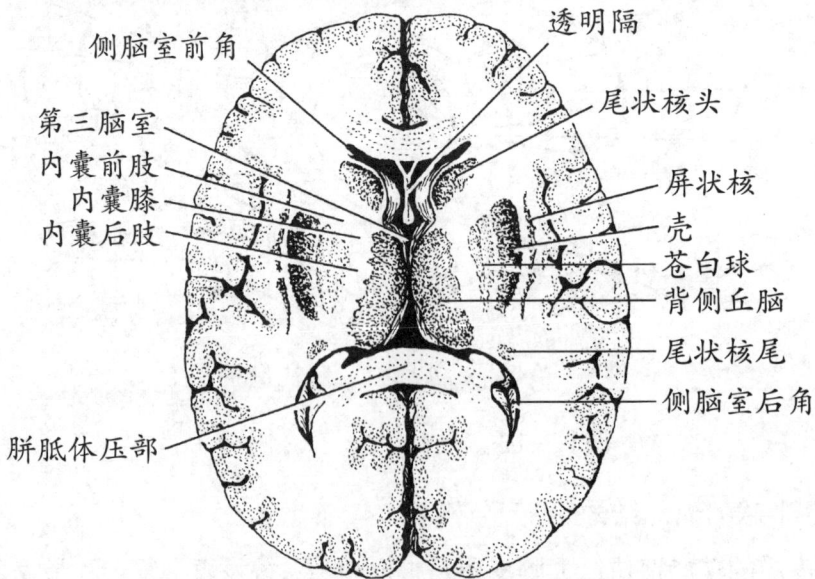

图12-14　基底核、背侧丘脑和内囊

3）大脑髓质：位于皮质的深面，由大量的神经纤维组成。内囊是位于背侧丘脑、尾状核与豆状核之间的白质结构。在大脑水平切面上，内囊呈"＞＜"形（图12-14）。内囊内有上行感觉纤维和下行运动纤维通过。

知识链接

三偏症

由于内囊内有重要的上行感觉纤维束和下行运动纤维束通过，因此当一侧内囊损伤时，患者会出现对侧半身感觉障碍、对侧半身的运动障碍及双眼对侧半视野偏盲，即临床上所谓的"三偏症"。

4）侧脑室：位于大脑半球内，左右各一。室腔内有脉络丛，可分泌脑脊液（图12-15）。

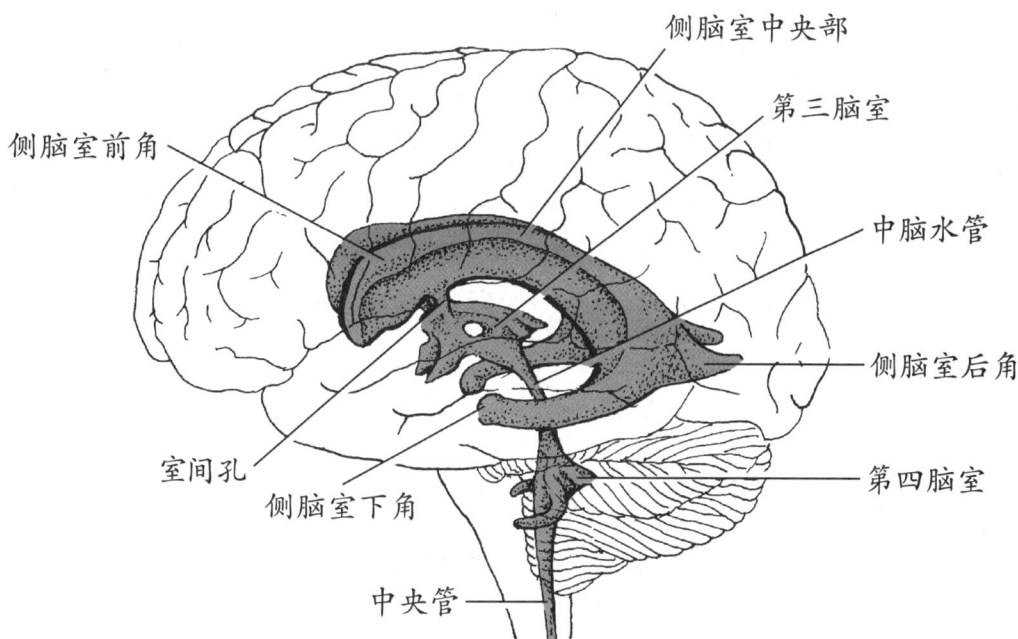

图12-15 脑室投影图

（三）脑和脊髓的被膜

脑和脊髓的表面有3层被膜，由外向内依次为硬膜、蛛网膜和软膜（图12-16）。它们对脑和脊髓具有保护、营养和支持作用。

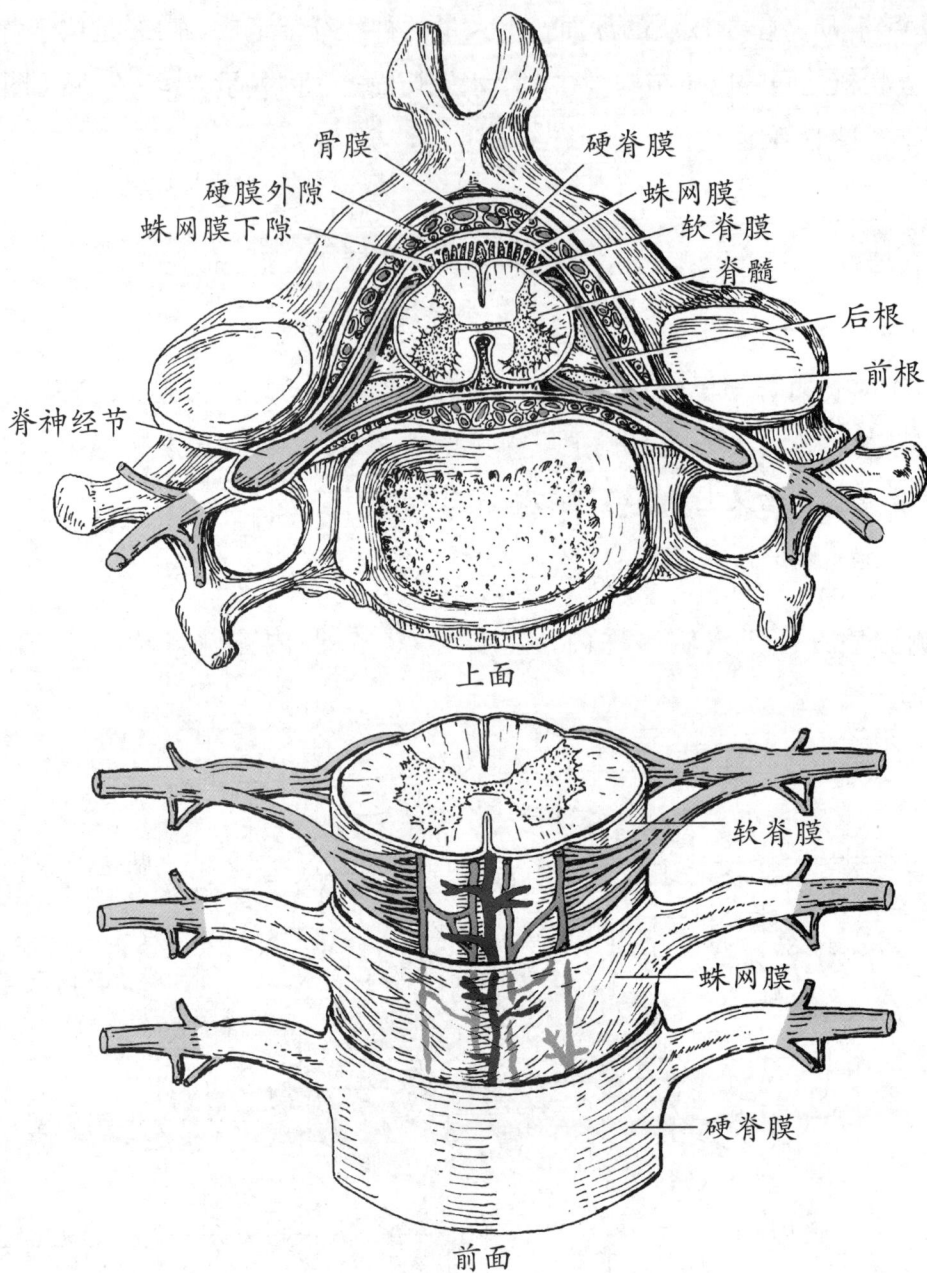

图12-16　脊髓的被膜

二、周围神经系统

周围神经系统包括脑神经、脊神经和内脏神经3个部分。

（一）脊神经

脊神经共31对，按其连接的部位分为颈神经8对、胸神经12对、腰神经5对、骶神经5对和尾神经1对。每对脊神经借运动性前根与感觉性后根与脊髓相连，两者在椎间孔处汇合成脊神经。后根在近椎间孔处有一椭圆形膨大，称脊神经节。

脊神经出椎间孔后，主要分为前、后两支。脊神经前支粗长，主要分布于躯干前外侧和四肢的骨骼肌和皮肤等处。脊神经的前支，除胸神经的前支外，均分别交织成丛，再由丛发出分支分布于相应区域，脊神经的前支所形成的神经丛包括颈丛、臂丛、腰丛和骶丛。脊神经后支细短，主要分布于项、背、腰、骶部的深层肌和皮肤。

1. 颈丛 颈丛由第1—4颈神经前支组成，位于胸锁乳突肌上部的深面。颈丛的主要分支有：

（1）皮支：较粗大，位置表浅，由胸锁乳突肌后缘中点穿出，其穿出点为颈部皮肤的阻滞麻醉点（图12-17）。

（2）膈神经：其运动纤维支配膈；感觉纤维分布于心包、胸膜和膈下的腹膜（图12-18）。

2. 臂丛 臂丛由第5—8颈神经的前支和第1胸神经前支的大部分纤维组成（图12-19）。臂丛经锁骨中点后方入腋窝，围绕腋动脉排列。臂丛的主要分支有：

（1）肌皮神经：自臂丛发出后，沿途发出肌支支配臂肌前群，皮支分布于前臂前面外侧部的皮肤。

（2）正中神经：正中神经在前臂发出肌支支配前臂前群肌的大部，在手掌发出肌支支配手肌外侧群的大部。正中神经的皮支分布于手掌桡侧半、桡侧三个半指掌面及中、远节背侧面的皮肤。

（3）尺神经：尺神经的肌支支配前臂前群肌的小部分、手肌的内侧群和中间群；皮支分布于手掌尺侧半、尺侧一个半指掌面皮肤、手背尺侧半和尺侧两个半指背面的皮肤。

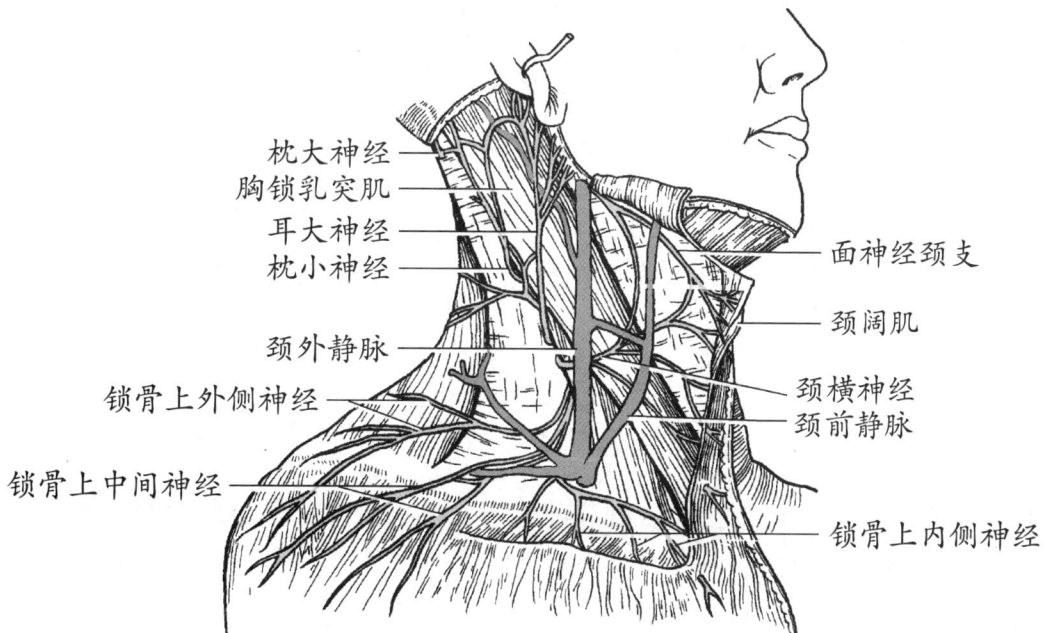

图12-17 颈丛皮支

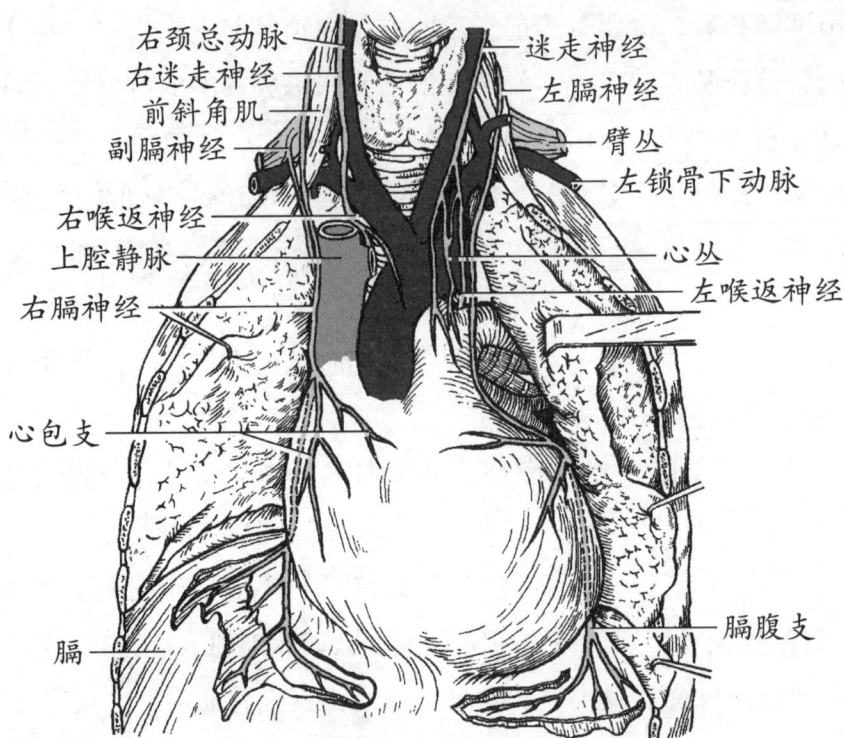

图12-18　膈神经

右颈总动脉 —— 迷走神经
右迷走神经 —— 左膈神经
前斜角肌
副膈神经 —— 臂丛
—— 左锁骨下动脉
右喉返神经
上腔静脉 —— 心丛
右膈神经 —— 左喉返神经

心包支

膈 —— 膈腹支

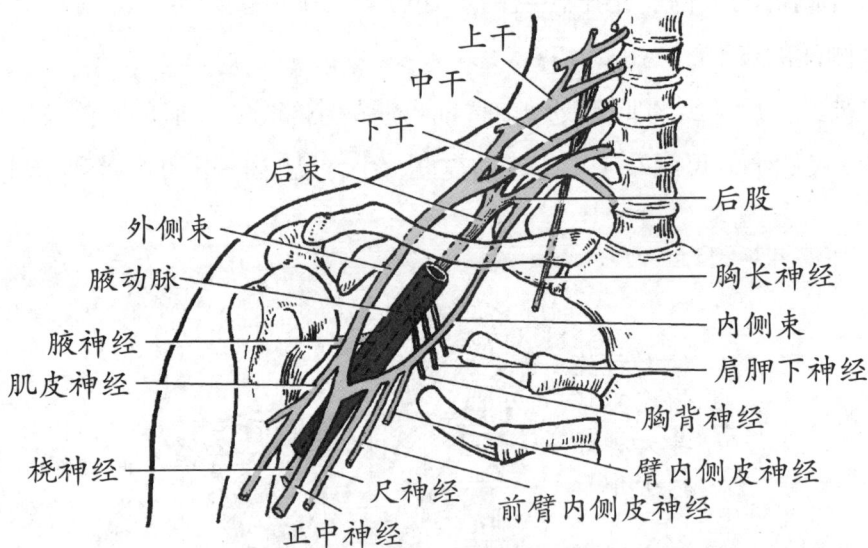

图12-19　臂丛组成

上干
中干
下干
后束 —— 后股
外侧束
腋动脉 —— 胸长神经
—— 内侧束
腋神经 —— 肩胛下神经
肌皮神经 —— 胸背神经
—— 臂内侧皮神经
桡神经 —— 前臂内侧皮神经
尺神经
正中神经

（4）桡神经：肌支支配臂肌后群和前臂肌后群，皮支分布于臂背面和前臂背面皮肤、手背桡侧半和桡侧两个半指近节背面皮肤，肱骨中段骨折易伤及桡神经。

（5）腋神经：肌支支配三角肌等，皮支分布于肩部等处的皮肤，肱骨外科颈骨折易伤及腋神经。

想一想：为什么肱骨不同部位骨折可能会损伤腋神经、桡神经和尺神经？

3. 胸神经前支　胸神经前支共12对，除第1对胸神经前支的大部分和第12对胸神经前支的小部分分别参与组成臂丛和腰丛外，其余均不形成神经丛。第1—11对胸神经前支均行于相应的肋间隙中，称肋间神经。第12胸神经前支行于第12肋下缘，称肋下神经（图12-20）。胸神经前支的肌支支配肋间肌和腹肌的前外侧群，皮支分布于胸、腹部的皮肤以及胸膜和腹膜壁层。

4. 腰丛　腰丛由第12胸神经前支的一部分和第1—3腰神经前支的全部及第4腰神经前支的一部分组成，位于腹后壁腰大肌深面（图12-21）。腰丛主要发出下列分支：

（1）股神经：分布于大腿前群肌和大腿前面的皮肤。股神经最长的皮支称隐神经，分布于小腿内侧面和足背内侧缘皮肤（图12-22）。

（2）闭孔神经：分支支配大腿内侧群肌和大腿内侧面的皮肤。

5. 骶丛　骶丛位于骶骨和梨状肌前面，由腰骶干（由第4腰神经前支的一部分和第5腰神经前支组成）及全部骶神经和尾神经的前支组成。骶丛的主要分支包括：

（1）阴部神经：分布于会阴部和外生殖器。

（2）坐骨神经：是全身最粗大的神经，坐骨神经在下行途中发出肌支支配大腿后群肌及小腿和足（图12-23）。

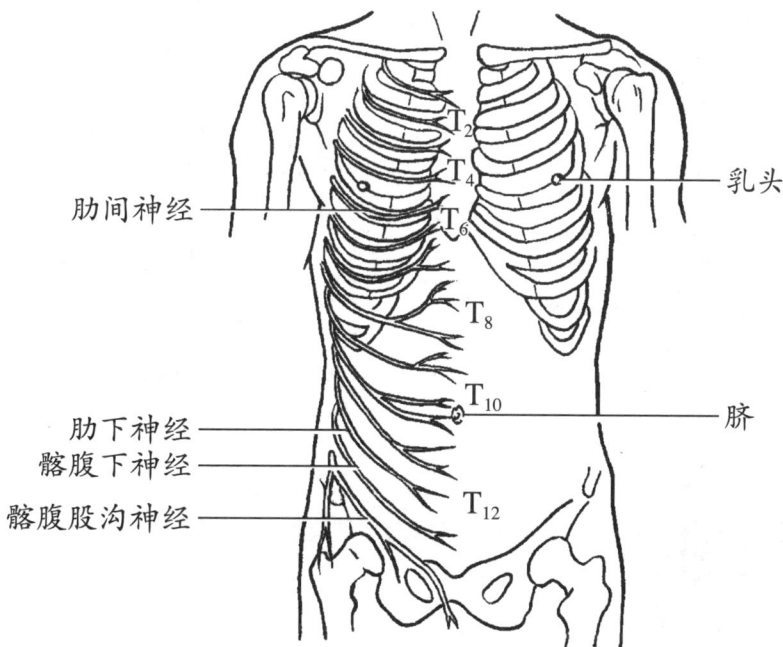

图12-20　胸神经前支

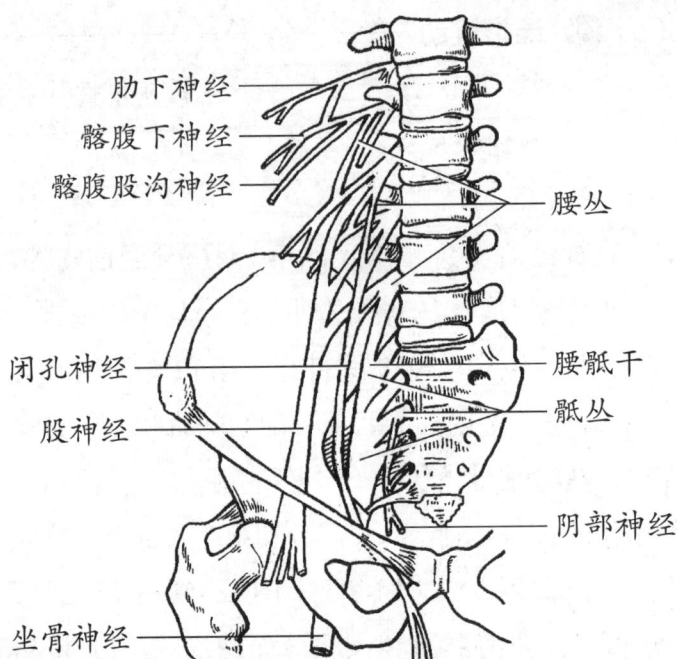

图12-21 腰丛和骶丛的组成

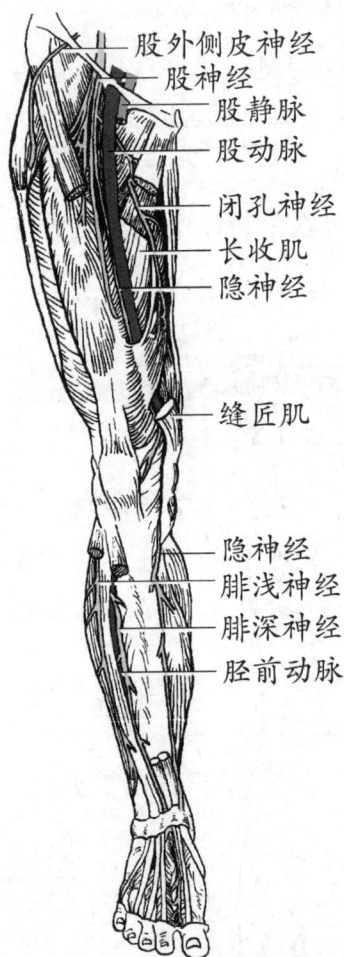

肋下神经
髂腹下神经
髂腹股沟神经
腰丛
闭孔神经
股神经
腰骶干
骶丛
阴部神经
坐骨神经

股外侧皮神经
股神经
股静脉
股动脉
闭孔神经
长收肌
隐神经
缝匠肌
隐神经
腓浅神经
腓深神经
胫前动脉

图12-22 下肢的神经（前面）

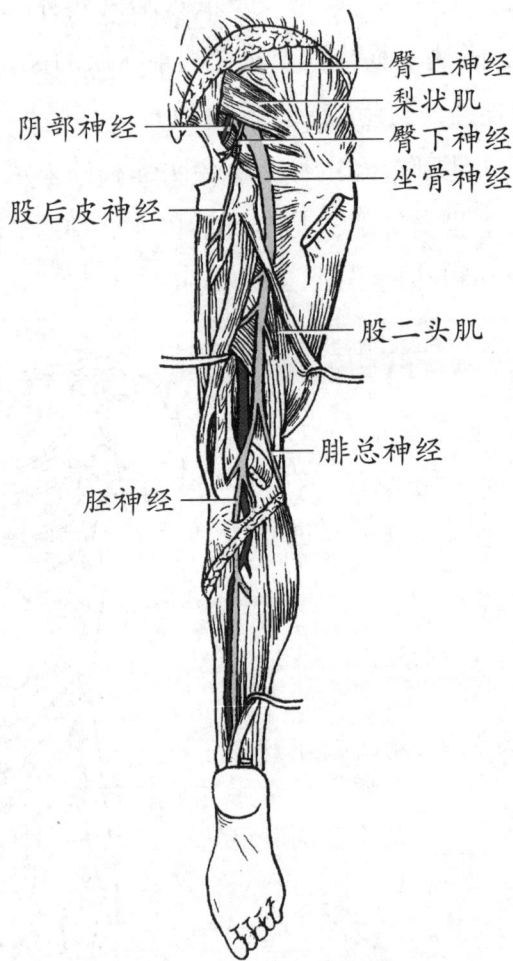

臀上神经
梨状肌
阴部神经
臀下神经
坐骨神经
股后皮神经
股二头肌
腓总神经
胫神经

图12-23 下肢的神经（后面）

（二）脑神经

脑神经共12对，其顺序用罗马数字表示分别是：Ⅰ嗅神经、Ⅱ视神经、Ⅲ动眼神经、Ⅳ滑车神经、Ⅴ三叉神经、Ⅵ展神经、Ⅶ面神经、Ⅷ前庭蜗神经、Ⅸ舌咽神经、Ⅹ迷走神经、Ⅺ副神经、Ⅻ舌下神经（图12-24）。

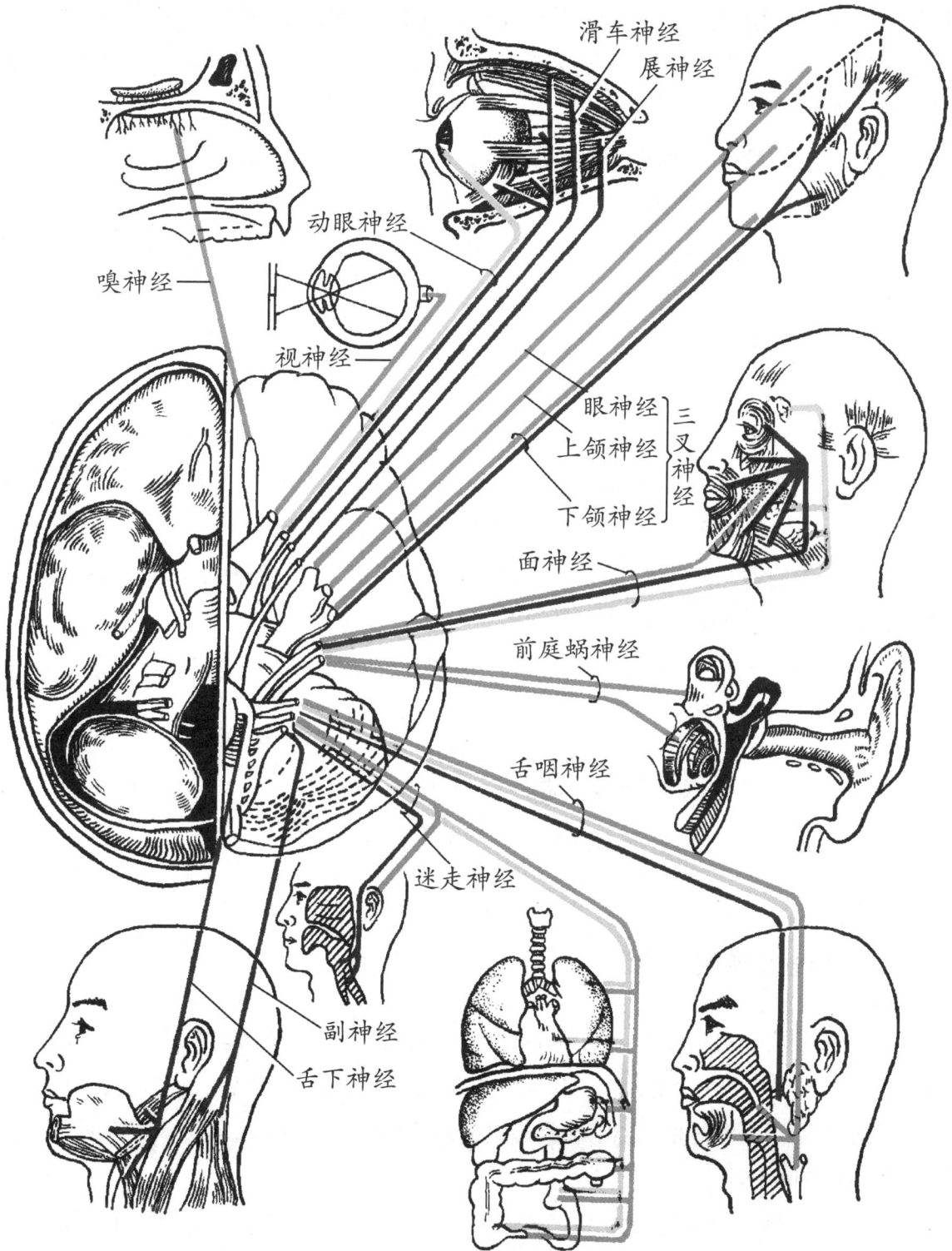

图12-24 脑神经概况

脑神经中所含纤维成分较复杂，按各脑神经所含纤维成分的不同脑神经可分为以下3类：感觉性神经、运动性神经和混合性神经。

（三）内脏神经

内脏神经主要分布于内脏、心血管和腺体，与躯体神经一样也含有传入（感觉）和传出（运动）2种纤维成分。内脏运动神经在很大程度上不受意识的支配，故又称自主神经，管理平滑肌、心肌的运动和腺体的分泌。内脏感觉神经分布于内脏、心血管壁内的感受器。

1. 内脏运动神经　根据内脏运动神经形态结构、生理功能的不同，将其分为交感神经和副交感神经。交感神经主要分布于全身血管、胸、腹、盆腔脏器的平滑肌、心肌、腺体、立毛肌和瞳孔开大肌。副交感神经分布于胸、腹、盆腔脏器的平滑肌、心肌、腺体、瞳孔括约肌和睫状肌。

2. 内脏感觉神经　内脏感觉神经接受内脏的各种刺激，并将其传到中枢，产生内脏感觉。

内脏感觉的特点：①正常的内脏活动一般不引起感觉，较强烈的内脏活动才能引起感觉；②内脏对切割、烧灼等刺激不敏感，而对膨胀、牵拉、冷热以及化学刺激、缺血和炎症等刺激敏感；③内脏痛是弥散性的，且定位不准确。

在某些内脏器官发生病变时，常在体表的一定区域产生感觉过敏或疼痛，这种现象称牵涉性痛。例如，心绞痛时常在胸前区及左臂内侧皮肤感到疼痛，肝、胆疾患时可在右肩感到疼痛等。了解牵涉性痛的部位，对某些内脏疾病的诊断具有一定意义。

⊘ **课堂互动** ————————————————————————

想一想：牵涉性痛在临床上的意义。
....

三、神经系统的功能

人的大脑皮质高度发达，它除了能产生感觉、支配躯体运动和协调内脏活动外，还有一些更为复杂的高级功能，如完成复杂的条件反射、学习、记忆、思维等。因此，大脑皮质是人类各种功能活动最高级的调节部位。

（一）条件反射

反射是神经活动的基本方式，反射可分为非条件反射和条件反射2种，条件反射是脑的高级神经活动。

条件反射是机体在生活过程中，在非条件反射的基础上形成的。条件反射建立后，如果反复单独使用条件刺激而不用非条件刺激加以强化，条件反射就会减弱，甚至完全不发生反应，这种现象称为条件反射的消退。这也是在学习过程中，为防止遗忘，需不断复习、巩固的原因。

条件反射能使机体对环境变化具有预见性、灵活性与适应性。条件反射不论在数量上还是在质量上都是非条件反射不可比拟的。

（二）人类大脑皮质活动的特征

人类大脑皮质活动的特征是具有两个信号系统和语言功能，因此，人的条件反射更为复杂。生理学家巴甫洛夫通过对条件反射的研究，提出了两个信号系统学说。

1. 第一信号系统和第二信号系统 巴甫洛夫认为，条件反射是一种信号活动，引起条件反射的刺激是信号刺激。信号可分为两大类，一类是以客观具体事物本身的理化性质来发挥作用，如铃声、灯光、食物形状、气味等，这些现实而具体的刺激信号称第一信号；另一类是以客观事物的抽象信号来发挥刺激作用的，如语言和文字，这些抽象词语刺激信号称第二信号。对第一信号发生反应的大脑皮质功能系统称第一信号系统，是人与动物共有的。对第二信号发生反应的大脑皮质功能系统称第二信号系统，为人类所特有，是人区别于动物的主要特征。

2. 大脑皮质的语言功能 临床发现，人类大脑皮质一定区域损伤后，会引起听、说、读、写不同的语言障碍。脑的高级功能向一侧大脑半球集中的现象称一侧优势，这侧大脑半球称优势半球。大多数人，语言活动的中枢在左侧半球。

（三）大脑皮质的电活动

大脑皮质的神经细胞在没有特殊外来刺激的情况下，能产生持续节律性的电位变化，称为自发性脑电活动。根据脑电波频率、振幅的不同，正常脑电图可分为α、β、θ和δ4种基本波形。

一般情况下，脑电波随大脑皮质不同的生理情况而变化，皮质肿瘤或癫痫发作的患者，脑电波会发生一些特征性的改变，因此，脑电图对上述疾病具有重要诊断价值。

（四）觉醒与睡眠

觉醒和睡眠是人和高等动物维持生命的生理现象。这两个对立的生理状态随昼夜变化交替出现。机体只有在觉醒状态下才能进行工作、生活、学习。通过睡眠使精力和体力得到恢复。

1. 觉醒 人的觉醒状态靠脑干网状结构上行激动系统的活动来维持。动物实验表明，觉醒状态包括脑电觉醒和行为觉醒2种。脑电觉醒是指大脑皮质出现觉醒状的电活动改变，而行为上不一定处于觉醒状态。行为觉醒是指机体出现了觉醒时的各种行为表现。

2. 睡眠　根据睡眠时脑电波的表现将睡眠分为正相睡眠和异相睡眠2种时相。

（1）正相睡眠：脑电波呈同步化慢波，是一般熟知的睡眠状态。

（2）异相睡眠：脑电波为去同步化快波。此时感觉功能进一步减退，肌紧张和腱反射进一步减退，肌肉几乎完全松弛，睡眠更深。期间可有间断的阵发性表现，如部分肢体抽动、血压升高、心率加快、呼吸快而不规则，特别是可出现阵发性眼球快速运动，故又称快速眼球运动睡眠。若此时被唤醒，常述说在做梦。

成年人睡眠先以慢波睡眠入睡，1~2小时后转入快波睡眠，维持半小时左右又转入慢波睡眠，整个睡眠期间，可如此反复转化4~5次，正常人从这两个时相均可直接转化为觉醒状态。

任务 12-2　神经精神常见病症

一、失眠症

（一）概述

睡眠障碍是指睡眠的数量、质量、时间或节律紊乱。包括失眠症、发作性睡病、睡眠呼吸暂停综合征、不安腿综合征等。其中失眠症是以入睡和/或睡眠维持困难所导致的睡眠质量或数量无法达到正常生理需求，从而影响日间社会功能的一种主观体验，是最常见的睡眠障碍性疾患。长期失眠对于正常生活和工作会产生严重负面影响甚至会导致恶性意外事故的发生。

（二）临床表现

女性、老年人更多见。表现为4种类型：①入睡困难；②睡眠维持障碍、易醒；③早醒（醒后不能再睡）；④睡眠质量差，次日晨醒后仍困倦，无精力恢复感。多数患者因过度关注自身睡眠问题而产生焦虑，出现紧张、不安、情绪低落，严重者有心率加快、体温升高、周围血管收缩等自主神经紊乱症状。而焦虑又可加重失眠，导致症状的恶性循环。

（三）治疗

治疗总体目标：尽可能明确病因，改善睡眠质量和/或增加有效睡眠时间；恢复社会功能，提高患者的生活质量，减少或消除与失眠相关的躯体疾病或与躯体疾病共病的风险；避免药物干预所带来的负面效应。

1. 非药物治疗

（1）睡眠卫生教育：帮助失眠患者认识不良睡眠习惯在失眠的发生与发展中的重要作用，寻找形成不良睡眠习惯的原因，建立良好的睡眠卫生习惯。

（2）放松治疗：应激、紧张和焦虑是诱发失眠的常见因素，放松治疗可以缓解这些因素带来的不良效应，目的是降低卧床时的警觉性及减少夜间觉醒次数，可作为独立的干预措施用于失眠治疗。

（3）行为治疗：包括刺激控制疗法和睡眠限制疗法。前者是一套改善睡眠环境与睡眠倾向（睡意）之间相互作用的行为干预措施。通过增强卧床作为睡眠诱导信号的功能，减少对内源性唤醒的刺激，使患者易于入睡，重建睡眠-觉醒生物节律。后者通过缩短卧床清醒时间增加入睡的驱动能力以提高睡眠效率。

（4）认知与行为治疗：纠正患者对失眠的认知偏差，改变患者对于睡眠问题的非理性信念和态度。可同时叠加放松治疗以及辅以睡眠卫生教育，目前被认为是失眠者心理行为治疗的核心。

2. 药物治疗　治疗失眠的理想药物应具有迅速导眠、维持足够睡眠时间、提高睡眠质量且无宿醉反应和成瘾性等特征。

目前临床治疗失眠的药物主要包括苯二氮䓬受体激动剂（如地西泮、佐匹克隆）、褪黑素受体激动剂（如雷美尔通、阿戈美拉汀）和具有催眠效果的抗抑郁药物（如阿米替林、多塞平）。

二、抑郁症

（一）概述

抑郁症是一种常见的精神障碍，以持续的心境恶劣与情绪低落、兴趣缺失、思维活动缓慢、言语动作减少、精力不足等为主要临床特征，常伴随认知或精神运动障碍或躯体症状等。根据抑郁发作的严重程度分为轻度、中度及重度。

抑郁症的发病年龄在16~35岁，病因未明，可能基于下列一个或多个因素：遗传因素、性格因素、环境因素和生理因素。

更年期抑郁症则是以情绪忧郁、焦虑紧张为主要症状的一组综合征，常见于50~60岁的男性或45~55岁的女性，但女性的发病率高。

（二）临床表现

抑郁症起病可缓可急，以缓慢者居多，病程初始有头昏、头痛、失眠、全身乏力、食欲减退或工作能力下降，后渐发展为明显忧郁、焦虑、猜疑等症状。抑郁的症状如忧郁、焦虑、猜疑等常表现为晨重晚轻。主要表现在以下5个方面。

1. 忧郁　情绪低落、精神萎靡、悲观绝望、幻觉妄想、有明显自责感，甚至有自杀倾向。

2. 焦虑　在情绪低落的同时，患者焦虑不安、紧张恐惧、坐立不安。

3. 猜疑　敏感多疑，发病后常把生活中所遇到的事件联系起来，在自罪自责的基础上，认为别人会讨厌或陷害自己，严重者形成明显的被害妄想。

4. 自主神经紊乱　可出现早醒、畏食、消瘦，女性患者可有月经失调、闭经，男性患者可有阳痿、性欲减退。

5. 躯体症状　多数人有心率加快或减慢、四肢麻木、肢端发冷、出汗、头晕、头痛、乏力、食欲缺乏、关节痛、便秘或腹泻等。

（三）治疗

1. 非药物治疗

（1）心理治疗：心理治疗可增加药物治疗的依从性。认知行为治疗和人际关系治疗能有效缓解抑郁症急性期的症状和治疗慢性抑郁症状。

（2）电休克治疗：可作为严重消极、自杀、木僵、拒食等重度抑郁症患者的首选治疗，对难治性抑郁症者也应联合电休克治疗。

（3）体育疗法：剧烈的有氧运动可以改善情绪，减轻焦虑，增进食欲、睡眠、性兴趣、性功能和自尊，改善抑郁状态，改善记忆和判断力。

（4）音乐疗法：音乐通过声波有规律的频率变化作用于大脑皮质，提高皮层神经的兴奋性，消除外界精神心理因素所造成的"紧张状态"，改变人的情绪和身体功能状态。

（5）重复经颅磁刺激疗法：高频磁刺激能兴奋大脑皮质神经元，并可导致大脑皮质局部代谢水平增高，有明显抗抑郁作用。

（6）认知疗法：寻找更多的乐趣。对于轻度抑郁者可拜访朋友、接受按摩、饲养宠物、装饰房屋、度假旅游。

（7）食物治疗：补充维生素B_1、维生素B_2、维生素B_6、维生素B_{12}、维生素C、烟酸、叶酸和泛酸。

（8）光线疗法：季节性抑郁是由于冬季缺乏阳光引起的，每日在特殊的装置面前光照半小时，可改善60%～80%的冬季抑郁症患者的情绪。

2. 药物治疗

（1）抗抑郁治疗：目前抗抑郁药主要有单胺氧化酶抑制剂如吗氯贝胺、三环类抗抑郁药如阿米替林、选择性5-羟色胺再摄取抑制剂如帕罗西汀和氟西汀、5-羟色胺及去甲肾上腺素再摄取抑制剂如度洛西汀、去甲肾上腺素及特异性5-羟色胺再摄取抑制剂如米氮平、5-羟色胺受体拮抗剂/再摄取抑制剂如曲唑酮、选择性去甲肾上腺素再摄取抑制剂如瑞波西汀等。除单胺氧化酶抑制剂外，其他广泛用于临床；三环类抗抑郁药虽疗效明确，但易产生多种不良反应，目前不建议作为首选药。

（2）激素调节治疗

1）内分泌调节治疗：对多数自主神经功能失调者，可服谷维素。

2）性功能显著减退者：女性患者可服雌二醇、炔雌醇；男性可服甲睾酮。

三、痴呆

（一）概述

痴呆是由多种病因引起的脑功能损害的一种临床综合征。根据认知损害程度分为痴呆和轻度认知功能损害。痴呆是指获得性记忆力下降，并且至少伴有一种或多种认知功能（如语言、视觉-空间定向力、执行能力）下降，且对日常生活产生影响。在病程某一阶段常伴有精神、行为和人格异常。轻度认知功能损害是指患者有记忆或认知损害，但对日常能力无明显影响，未达到痴呆的程度。轻度认知功能损害是痴呆的高危人群，较正常老年人更易发展成痴呆。

阿尔茨海默病是痴呆最常见的病因，其次为血管性痴呆。

（二）临床表现

1. 记忆障碍 阿尔茨海默病典型的首发表现为记忆障碍，早期以近记忆力损害为主，也可伴有远记忆力障碍，但程度相对较轻。表现为对刚发生的事、刚说过的话不能记忆，忘记熟悉的人名，而对年代久远的事情记忆相对清楚。

2. 认知障碍 特征性认知障碍随病情进展逐渐出现，表现为学习能力、社交能力下降，并随时间的推移而加重，严重时可出现定向力障碍，如在熟悉的环境中迷路。

3. 精神症状 患者可出现抑郁、妄想、幻觉等。

（三）治疗

目前尚无有效的治疗办法，改善认知功能的药物仅能改善症状、维持功能，并不能改变疾病进程和结局。

1. 非药物治疗 对阿尔茨海默病的患者而言，日常的照护及生活方式的调整是治疗的基石。鼓励早期患者参加各种社会活动和日常活动以延缓病情进展。单独外出时携带身份证明或联系方式以防走失，提醒尿失禁患者定时排尿等。

2. 药物治疗

（1）胆碱酯酶抑制剂：通过抑制胆碱酯酶而抑制乙酰胆碱降解并提高活性，改善神经递质的传递功能。临床常见的药物有多奈哌齐、卡巴拉汀、加兰他敏、石杉碱甲。

（2）非竞争性 N-甲基-D-天冬氨酸（NMDA）受体拮抗剂：美金刚。美金刚单药或与多奈哌齐联用对中至重度阿尔茨海默病患者有一定疗效。

（3）其他药物：脑代谢改善药（如吡拉西坦）、抗氧化剂等。

四、焦虑症

（一）概述

焦虑症是一组以焦虑为主要临床表现的精神障碍。焦虑表现为精神症状和躯体症状。精神症状是指一种提心吊胆、恐惧和忧虑的内心体验，伴有紧张不安。躯体症状是在精神症状基础上伴发自主神经系统功能亢进症状，如心悸、气短、胸闷、口干、出汗、肌紧张性震颤、颤抖或颜面潮红、苍白等。

焦虑症有家族聚集性，女性患病率较高。

焦虑症的焦虑症状是原发性的，凡是继发于躯体疾病和其他精神障碍如妄想、抑郁等，均不能诊断为焦虑症。

（二）临床表现

主要表现为焦虑的情绪体验、自主神经功能失调及运动性不安。临床上常见有急性焦虑、慢性焦虑与社交焦虑等。

1. 急性焦虑（惊恐发作）　表现为反复出现、突然发作、不可预测、强烈的恐惧体验，伴濒死感或失控感。可有严重的自主神经功能失调：①心脏症状，胸痛、心动过速、心跳不规则；②呼吸系统症状，呼吸困难，甚至有窒息感；③神经系统症状，头痛、眩晕、晕厥和感觉异常。

2. 慢性焦虑（广泛性焦虑）　慢性焦虑是焦虑症最常见的表现形式，表现为泛化或持续存在的焦虑，如过分担心、紧张、害怕等。伴自主神经功能紊乱症状（口干、出汗、心悸、气促、尿频、尿急等），以及运动不安的症状（轻微震颤、坐卧不宁等）。患者常有入睡困难、多梦易惊醒。大约三分之二的患者合并抑郁，合并抑郁的患者自杀风险明显增高。反复发作或不断恶化者可出现人格改变、社会功能下降。

3. 社交焦虑障碍　临床表现多样，轻者在与人交往时表现腼腆、害羞、紧张；严重者表现为害怕被人审视，不敢与人对视，害怕做出令人尴尬的行为，甚至觉得无地自容，回避社交。患者的临床表现可局限于如公共场合进食、公开演讲或遇到异性，也可泛化到涉及家庭以外的几乎所有情景。

（三）治疗

1. 药物治疗　临床上常用的药物有苯二氮䓬类药物（如艾司唑仑）、三环类药物（如阿米替林）、选择性5-羟色胺激动剂（如丁螺环酮）、选择性5-羟色胺再摄取抑制剂（如帕罗西汀、西酞普兰）、5-羟色胺和去甲肾上腺素再摄取抑制（如文拉法辛）等；普萘洛尔可有效控制各种躯体性症状，如心悸、震颤、心动过速等。

2. 非药物治疗　如认知治疗、行为治疗、认知-行为治疗等，向患者讲解焦虑相关的知识及相关躯体疾病的知识，帮助患者明确病因、诱因，确定影响因素，学习控制焦虑症状的简便方法等，既有直接治疗作用，又能帮助患者建立治疗信心。

实训 10　神经系统的观察、病例讨论

【实验目的】

1. 学会观察脊髓的位置、外形和内部结构，脑的分部及脑干、小脑、间脑的位置、外形，大脑半球的分叶、各叶的主要沟、回和功能区；基底核和内囊的位置、侧脑室的位置；观察脊神经各神经丛的位置和主要分支，胸神经前支；脑神经名称，内脏神经的分部。

2. 学会失眠症、抑郁症、痴呆和焦虑症的临床表现和治疗原则。

【实验材料】

1. 标本　脑与脊髓标本，离体脊髓标本，切除椎管后壁的脊髓标本，脊髓横断标本，脑正中矢状面标本，脑水平面标本，小脑、脑干标本，脑和脊髓的被膜标本，脑室铸型标本。尸体示脊神经标本（各脊神经丛的主要分支），上、下肢的神经标本。

2. 模型　脑干放大模型，透明脑干模型，间脑模型，小脑、丘脑与下丘脑模型，脑模型，大脑水平切面模型，基底核模型、脑室模型。脊神经组成模型，脑神经模型，内脏神经模型。

3. 学校模拟病房或失眠症、抑郁症、痴呆和焦虑症相关视频。

【实验内容与方法】

1. 脊髓　位置；外形（前正中裂，后正中沟、前和后外侧沟、颈膨大、腰骶膨

大、脊髓圆锥、终丝、马尾，脊神经前根和后根）；内部结构（前角、后角、侧角、前索、后索、外侧索、脊髓中央管）。

2. 脑　脑的分部（脑干、小脑、间脑、端脑）。

（1）脑干：腹侧面，自下而上观察，①延髓，锥体及锥体交叉；②脑桥，延髓脑桥沟，基底沟；③中脑，大脑脚、脚间窝。背侧面，①延髓；②脑桥，菱形窝；③中脑，辨认上丘、下丘。

利用脑神经核模型或电动脑干模型，观察脑干内部结构。

（2）小脑：外形（小脑半球、小脑蚓、小脑扁桃体），内部结构（小脑皮质、白质、小脑核）。

（3）间脑：背侧丘脑，下丘脑。

（4）端脑：大脑纵裂及胼胝体，大脑横裂。

外形：3个面、3条沟和5个叶，大脑半球各面的主要沟回。

内部结构：大脑皮质、大脑髓质和内囊、基底核、侧脑室。

3. 脊神经　脊神经的组成：前根、后根、脊神经节、脊神经前支和后支，31对脊神经，各神经丛的位置和主要分支。

4. 脑神经　十二对脑神经的名称。

5. 内脏神经　内脏运动神经（交感和副交感神经的名称）；内脏感觉神经。

6. 由教师组织学生结合典型病例讨论失眠症、抑郁症、痴呆、焦虑症的病因、临床表现和治疗原则。

·····小结·········

1. 神经系统分为中枢神经系统和周围神经系统。前者包括脑和脊髓；后者包括脑神经、脊神经和内脏神经。

2. 大脑皮质除能产生感觉、支配躯体运动和协调内脏活动外，还有一些更为复杂的高级功能，如完成复杂的条件反射、学习、记忆和思维等。

3. 失眠症是生活中最常见的症状之一，是以入睡和／或睡眠维持困难所导致的睡眠质量或数量无法达到正常生理需求，从而影响日间社会功能的一种主观体验。

4. 抑郁症是以持续的心境恶劣与情绪低落、兴趣缺失、思维活动缓慢、言语动作减少、精力不足等为主要临床特征的精神障碍。

5. 痴呆是由多种病因引起的脑功能损害的一种临床综合征。阿尔茨海默病是痴呆最常见的病因。

6. 焦虑症是一组以焦虑为主要临床表现的精神障碍。可表现为精神症状和躯体症状。

思考与练习

1. 简述神经系统的分部。
2. 简述脑的组成。
3. 简述失眠症的非药物治疗。
4. 简述抑郁症的临床表现和治疗。

（于　琨）

参考文献

[1] 王怀生，李召.解剖学基础.2版.北京：人民卫生出版社，2008.

[2] 孙志军，刘伟.医学基础.2版.北京：人民卫生出版社，2013.

[3] 贺伟，吴金英.人体解剖生理学.2版.北京：人民卫生出版社，2013.

[4] 李继承，曾园山.组织学与胚胎学.9版.北京：人民卫生出版社，2018.

[5] 丁文龙，刘学政.系统解剖学.9版.北京：人民卫生出版社，2018.

[6] 国家食品药品监督管理局执业药师资格考试认证中心.药学综合知识与技能.北京：中国医药科技出版社，2018.

[7] 杨壮来，牟兆新.人体结构学.北京：人民卫生出版社，2011.

[8] 陈跃华.医学基础.2版.北京：中国医药科技出版社，2009.

[9] 朱大年，王庭槐.生理学.9版.北京：人民卫生出版社，2018.

[10] 刘英林.正常人体学基础.北京：人民卫生出版社，2001.

[11] 梅唯奇，桂勤.正常人体学基础.北京：北京大学医学出版社，2010.

[12] 姚泰.生理学.6版.北京：人民卫生出版社，2003.

[13] 吴博威.生理学.2版.北京：人民卫生出版社，2007.

[14] 彭波，李茂松.生理学.2版.北京：人民卫生出版社，2008.

[15] 葛均波，徐永健.内科学.8版.北京：人民卫生出版社，2013.

[16] 白波.生理学.6版.北京：人民卫生出版社，2010.

[17] 夏广军，陈地龙.正常人体结构.2版.北京：人民卫生出版社，2020.

[18] 窦肇华，吴建清.人体解剖学与组织胚胎学.7版.北京：人民卫生出版社，2014.

实用医学基础课程标准

一、课程性质

实用医学基础是中等卫生职业教育药剂专业和制药技术应用专业的一门重要专业基础课程。本课程的主要内容是讲授正常人体形态结构和功能、常见疾病病因分析、常见疾病症状的初步分析与判断、常见病的诊疗常识。本课程的任务是：使学生获取中等药剂和制药技术应用专门人才所必需的人体形态结构、功能以及常见疾病病因分析、常见疾病症状的初步分析与判断的基本知识、基本理论和基本技能。本课程的后续课程包括中医药基础、临床疾病概要和药物学基础等。

二、课程目标

（一）职业素养目标

1. 具有科学的思维能力，具有分析问题和解决问题的态度和能力。

2. 具有良好的职业道德和救死扶伤、爱岗敬业、乐于奉献、精益求精的职业素质。

3. 具有团结协作、勇于吃苦的良好品德。

（二）专业知识和技能目标

1. 掌握正常人体的形态结构、功能的基本理论和基本概念。

2. 掌握人体主要器官的位置、形态、结构及功能。

3. 熟悉常见疾病病因分析、常见疾病症状的初步分析与判断。

4. 了解常见疾病的诊疗常识。

5. 熟练掌握人体主要器官的位置、形态和结构。

6. 熟练掌握人体主要器官的功能。

7. 学会常见疾病病因分析、常见疾病症状的初步分析与判断。

8. 学会常见疾病的诊疗常识。

三、课程内容和要求

单元	教学内容	教学要求	教学活动参考	参考学时	
				理论	实践
认识实用医学基础	（一）实用医学基础概述	了解	理论讲授	2	
	（二）人体的组成和分部	掌握	情境教学		
	（三）常用解剖学术语和生理学概念	掌握			
	（四）实用医学基础的学习方法	了解			
认识细胞和基本组织	（一）细胞		理论讲授	5	
	1. 细胞的结构	熟悉	情境教学		
	2. 细胞的基本生理过程				
	（1）细胞的增殖	了解			
	（2）细胞膜的生理	熟悉			
	（3）细胞的生物电现象	了解			
	（二）基本组织	熟悉			
	1. 上皮组织				
	2. 结缔组织				
	3. 肌组织				
	4. 神经组织				
	（三）显微镜的使用和基本组织观察	熟练掌握	技能实践		2
认识疾病	（一）健康和疾病	熟悉	理论讲授	1	
	（二）疾病发生的原因	了解	案例教学		
	（三）疾病的经过和转归	熟悉			

单元	教学内容	教学要求	教学活动参考	参考学时 理论	参考学时 实践
运动系统解剖生理及常见病症	（一）运动系统解剖生理概述		理论讲授	3	
	1. 骨与骨连结	掌握	多媒体演示		
	2. 骨骼肌	了解	情境教学		
	（二）运动系统常见病症	熟悉	讨论		
	1. 类风湿关节炎		案例教学		
	2. 骨性关节炎				
	（三）运动系统的观察、病例讨论	学会	技能实践		2
消化系统解剖生理及常见病症	（一）消化系统解剖概述		理论讲授	8	
	1. 消化管	掌握	多媒体演示		
	2. 消化腺	掌握	情境教学		
	3. 腹膜与腹膜腔	了解	讨论		
	（二）消化系统生理概述	熟悉	案例教学		
	1. 消化				
	2. 吸收				
	（三）消化系统常见病症	熟悉			
	1. 消化不良				
	2. 腹泻				
	3. 便秘				
	4. 口腔溃疡				
	5. 肠道寄生虫病				
	6. 消化性溃疡				
	7. 胃食管反流病				
	（四）消化系统的观察、病例讨论	熟练掌握	技能实践		2

单元	教学内容	教学要求	教学活动参考	参考学时 理论	参考学时 实践
呼吸系统解剖生理及常见病症	（一）呼吸系统解剖概述		理论讲授	6	
	1. 呼吸道	掌握	多媒体演示		
	2. 肺	掌握	情境教学		
	3. 胸膜和纵隔	了解	讨论		
	（二）呼吸系统生理概述		案例教学		
	1. 肺通气	掌握			
	2. 肺换气和组织换气	掌握			
	3. 气体在血液中的运输	掌握			
	4. 呼吸运动的调节	熟悉			
	（1）呼吸中枢				
	（2）呼吸的反射性调节				
	（三）呼吸系统常见病症	熟悉			
	1. 过敏性鼻炎				
	2. 咳嗽				
	3. 鼻塞				
	4. 急性上呼吸道感染与流行性感冒				
	5. 慢性阻塞性肺疾病				
	6. 支气管哮喘				
	（四）呼吸系统的观察及肺通气功能的测定、病例讨论	熟练掌握	技能实践		2

单元	教学内容	教学要求	教学活动参考	参考学时	
				理论	实践
泌尿系统解剖生理及常见病症	（一）泌尿系统解剖概述		理论讲授	4	
	1. 肾	掌握	多媒体演示		
	2. 输尿管、膀胱和尿道	熟悉	情境教学		
	（二）泌尿系统生理概述	掌握	讨论		
	1. 尿的生成过程		案例教学		
	2. 尿的浓缩和稀释				
	3. 尿生成的调节				
	（三）泌尿系统常见病症	熟悉			
	1. 尿路感染				
	2. 尿失禁				
	（四）泌尿系统的观察、病例讨论	熟练掌握	技能实践		2
生殖系统解剖生理及常见病症	（一）生殖系统解剖生理概述		理论讲授	4	
	1. 男性生殖系统	熟悉	多媒体演示		
	2. 女性生殖系统	掌握	情境教学		
	（二）生殖系统常见病症	熟悉	讨论		
	1. 良性前列腺增生症		案例教学		
	2. 痛经				
	3. 阴道炎				
	（三）生殖系统的观察、病例讨论	熟练掌握	技能实践		2

单元	教学内容	教学要求	教学活动参考	参考学时 理论	参考学时 实践
循环系统解剖生理及常见病症	（一）循环系统解剖概述		理论讲授	8	
	1. 心血管系统	掌握	多媒体演示		
	2. 淋巴系统	了解	情境教学		
	（二）心血管系统生理概述		讨论		
	1. 心脏功能	掌握	案例教学		
	2. 血管功能	掌握			
	3. 心血管活动的调节	熟悉			
	（1）神经调节				
	（2）体液调节				
	（三）心血管系统常见病症	熟悉			
	1. 高血压				
	2. 冠状动脉粥样硬化性心脏病				
	3. 血脂异常				
	（四）循环系统的观察及人体动脉血压的测量、病例讨论	熟练掌握	技能实践		2
感觉器解剖生理及常见病症	（一）感觉器解剖生理概述		理论讲授	3	
	1. 眼	掌握	多媒体演示		
	2. 耳	了解	情境教学		
	3. 皮肤	熟悉	讨论		
	（二）感觉器常见病症	熟悉	案例教学		
	1. 沙眼				
	2. 急性结膜炎				
	3. 视觉疲劳				

单元	教学内容	教学要求	教学活动参考	参考学时	
				理论	实践
感觉器解剖生理及常见病症	4. 寻常痤疮				
	5. 冻伤				
	6. 手足真菌感染				
	7. 荨麻疹				
	8. 湿疹				
	9. 蚊虫叮咬				
	10. 烫伤				
	（三）感觉器的观察、病例讨论	学会	技能实践		1
内分泌系统解剖生理及常见病症	（一）内分泌系统解剖生理概述		理论讲授	4	
	1. 垂体	熟悉	多媒体演示		
	2. 甲状腺与甲状旁腺	掌握	情境教学		
	3. 肾上腺	熟悉	讨论		
	4. 胰岛	掌握	案例教学		
	（二）内分泌系统常见病症	熟悉			
	1. 甲状腺功能亢进症				
	2. 甲状腺功能减退症				
	3. 糖尿病				
	4. 高尿酸血症与痛风				
	（三）内分泌系统的观察、病例讨论	学会	技能实践		1

单元	教学内容	教学要求	教学活动参考	参考学时 理论	参考学时 实践
神经系统解剖生理及常见病症	（一）神经系统解剖生理概述		理论讲授	6	
	1. 中枢神经系统	熟悉	多媒体演示		
	2. 周围神经系统	了解	情境教学		
	3. 神经系统的功能	了解	讨论		
	（二）神经精神常见病症	熟悉	案例教学		
	1. 失眠症				
	2. 抑郁症				
	3. 痴呆				
	4. 焦虑症				
	（三）神经系统的观察、病例讨论	学会	技能实践		2

四、教学时间分配

教学内容	学时数 理论	学时数 实践	学时数 合计
一、认识实用医学基础	2	0	2
二、认识细胞和基本组织	5	2	7
三、认识疾病	1	0	1
四、运动系统解剖生理及常见病症	3	2	5
五、消化系统解剖生理及常见病症	8	2	10

教学内容	学时数		
	理论	实践	合计
六、呼吸系统解剖生理及常见病症	6	2	8
七、泌尿系统解剖生理及常见病症	4	2	6
八、生殖系统解剖生理及常见病症	4	2	6
九、循环系统解剖生理及常见病症	8	2	10
十、感觉器解剖生理及常见病症	3	1	4
十一、内分泌系统解剖生理及常见病症	4	1	5
十二、神经系统解剖生理及常见病症	6	2	8
合计	54	18	72

五、说明

（一）教学安排

本课程标准主要供中等卫生职业教育药剂专业、制药技术应用专业教学使用，第一学期开设，总学时为72学时，其中理论教学54学时，实践教学18学时。学分为4学分。

（二）教学要求

1. 本课程对理论部分教学要求分为掌握、熟悉、了解3个层次。掌握：指对基本知识、基本理论有较深刻的认识，并能综合、灵活地运用所学的知识解决实际问题。熟悉：指能够领会概念、原理的基本含义，解释临床疾病现象。了解：指对基本知识、基本理论能有一定的认识，能够记忆所学的知识要点。

2. 本课程重点突出以岗位胜任力为导向的教学理念，在实践技能方面分为熟练掌握和学会2个层次。熟练掌握：指能独立、规范地观察人体重要器官的形态、位置和结构，完成各项实验操作。学会：指在教师的指导下能初步实施人体器官形态位置和结构的观察，初步实施常见病病因分析、常见疾病症状的初步分析与判断。

（三）教学建议

1. 本课程依据药剂专业和制药技术应用专业岗位的工作任务、职业能力要求，强化理论实践一体化，突出"做中学、做中教"的职业教育特色，根据培养目标、教学内容和学生的学习特点以及职业资格考核要求，提倡项目教学、案例教学、情境教学、理实一体化教学等方法，将学生的自主学习、合作学习和教师引导教学等教学组织形式有机结合。

2. 教学过程中，可通过测验、观察记录、技能考核和理论考试等多种形式对学生的职业素养、专业知识和技能进行综合考评。应体现评价主体的多元化，评价过程的多元化，评价方式的多元化。评价内容不仅关注学生对知识的理解和技能的掌握，在专业实践中运用与解决实际问题的能力，更要关注对学生的德育渗透，关注职业素质的形成，要充分挖掘专业知识体系中所蕴含的思想价值和精神内涵，巧妙融入课程思政元素，实现"显性教育"和"隐性教育"的结合，实现专业课程"知识传授"和"价值引领"的有机统一，培养学生探索未知、追求真理、勇攀科学高峰的责任感和使命感，让家国情怀、民族自信、环保意识、创新意识、法治意识等体现在各个教学环节，从而实现润物无声的育人功效。

彩　插

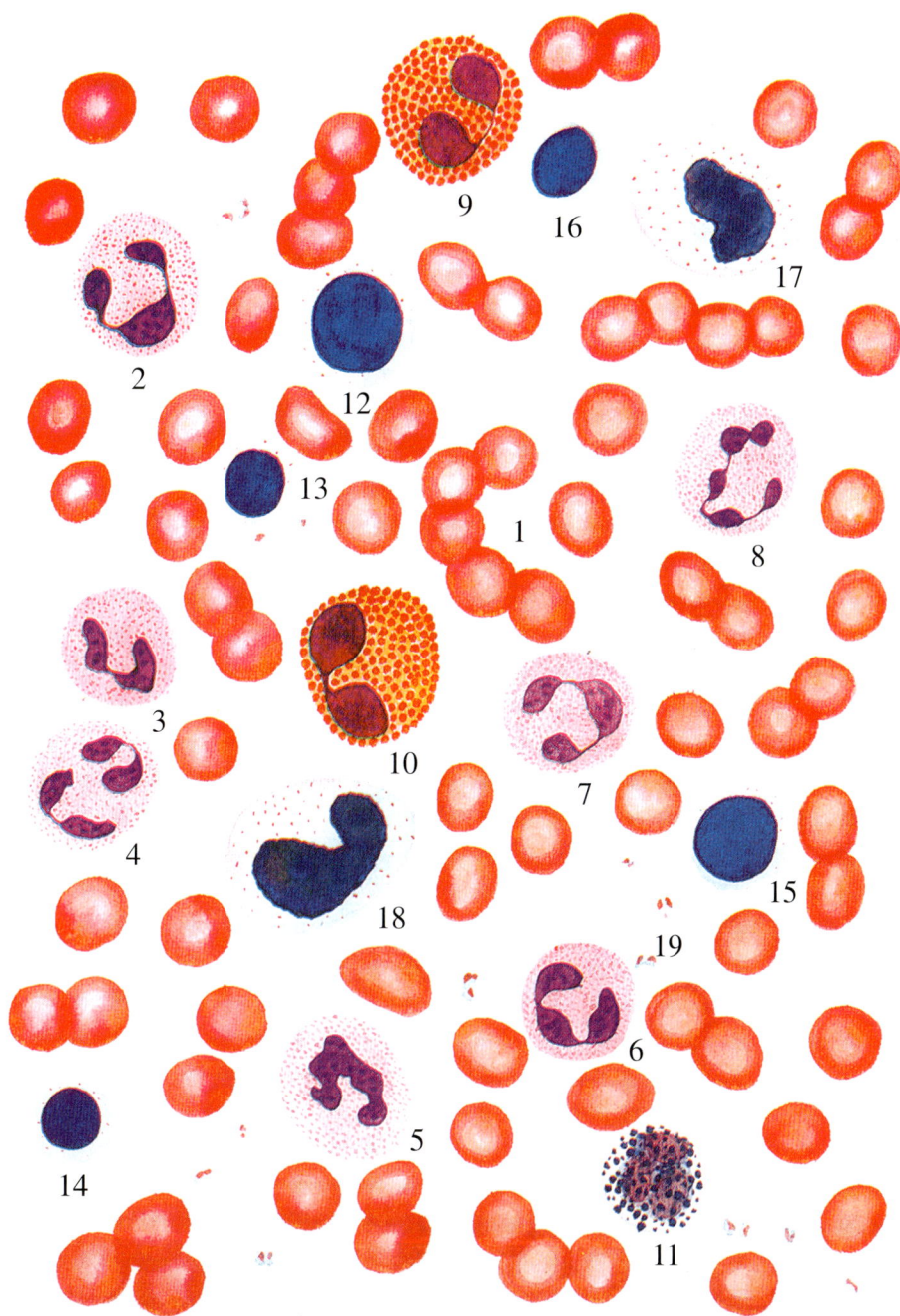

1. 红细胞；2~8. 中性粒细胞；9~10. 嗜酸性粒细胞；
11. 嗜碱性粒细胞；12~16. 淋巴细胞；17~18. 单核细胞；19. 血小板。

彩图　各种血细胞